消化内镜疑难病例治疗精粹

主　　编　姚礼庆　陈巍峰
编　　者（以编写章节为序）
周平红　李　亮　陈巍峰　姚礼庆
李全林　陈世耀　马丽黎　蔡明琰
任　重　钟芸诗　刘靖正　秦文政
徐美东　胡健卫　张轶群　时　强

北京大学医学出版社

XIAOHUA NEIJING YINAN BINGLI ZHILIAO JINGCUI

图书在版编目（CIP）数据

消化内镜疑难病例治疗精粹/姚礼庆，陈巍峰主编. —北京：北京大学医学出版社，2012.1
ISBN 978-7-5659-0207-9

Ⅰ.①消… Ⅱ.①姚… ②陈… Ⅲ.①消化系统疾病：疑难病—内窥镜—诊疗 Ⅳ.①R57

中国版本图书馆CIP数据核字（2011）第114611号

消化内镜疑难病例治疗精粹

主　　编：姚礼庆　陈巍峰
出版发行：北京大学医学出版社（电话：010-82802230）
地　　址：（100191）北京市海淀区学院路38号　北京大学医学部院内
网　　址：http://www.pumpress.com.cn
E-mail：booksale@bjmu.edu.cn
印　　刷：北京画中画印刷有限公司
经　　销：新华书店
责任编辑：药　蓉　　**责任校对**：金彤文　　**责任印制**：张京生
开　　本：889mm×1194mm　1/16　　**印张**：12　　**字数**：299千字
版　　次：2012年1月第1版　2012年1月第1次印刷
书　　号：ISBN 978-7-5659-0207-9
定　　价：99.00元

本书获以下项目资助：

2009卫生部卫生行业公益专项（200902002-3，2009—2012）
——《胃癌早期诊断及内镜下治疗研究》

2009上海市科委医学重大项目（09DZ1950102，2009—2012）
——《基于内镜的胃癌早期诊断与微创治疗研究》

2010上海市科委医学引导重点项目（10411969600，2010—2013）
——《消化道肿瘤内镜微创治疗临床应用研究》

2010上海市科委生物医药重点项目（10411955900，2010—2013）
——《早期食管癌的内镜下诊断和治疗研究》

2011国家科学基金青年基金（811101566，2011—2014）
——《RNA结合蛋白CUGBP1影响大肠癌侵袭转移的分子机制研究》

作者简介

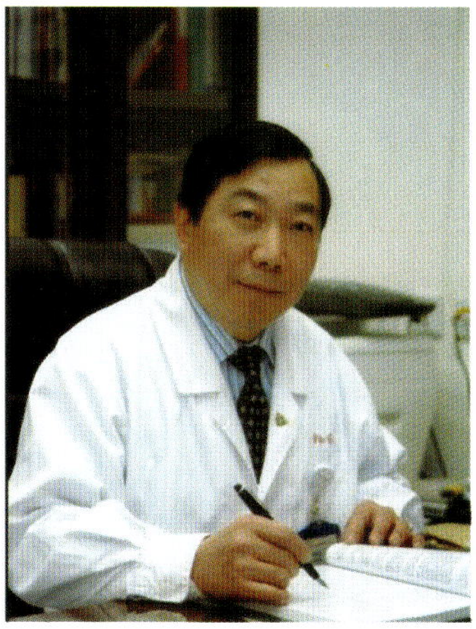

姚礼庆，男，1951年出生。复旦大学附属中山医院内镜中心主任、教授、博士生导师、主任医师；复旦大学内镜诊疗研究所所长；复旦大学大肠癌研究中心顾问；卫生部内镜诊疗技术（上海）消化科培训基地和考试中心主任，兼任卫生部内镜专业技术考评委员会委员；中华医学会消化内镜学分会委员、外科学组组长；中华医学会结直肠肛门外科学组委员；上海市消化内镜专业委员会主任委员。擅长胃食管静脉曲张的内镜治疗、消化道狭窄的内镜下扩张和内支架治疗、经内镜逆行胆胰管造影术、消化道肿瘤的内镜治疗、胃肠道癌症的外科治疗和吻合器痔上黏膜环切术。担任《中华胃肠外科杂志》、《中华消化内镜杂志》、《中国实用外科杂志》等十本杂志编委。发表论文一百八十余篇，其中被科学引文索引（SCI）收录十篇，科普文章七十余篇；主编《现代内镜学》、《外科手术并发症的预防和处理》、《内镜黏膜下剥离术》等专著八部，参与编写著作二十本。2008年获得复旦大学校长奖，2009年获恩德思医学科学技术奖——中国内镜杰出领袖奖，2010年获得上海市医学科技奖一等奖。

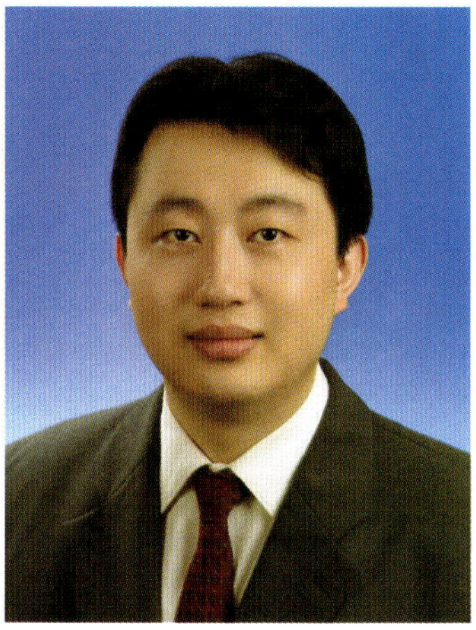

陈巍峰，男，1979年出生。外科学博士，复旦大学附属中山医院普外科、内镜中心主治医师。主要从事消化内镜和普外科工作，擅长各种消化道疾病的内镜诊断与治疗，包括消化道息肉、早期癌和黏膜下肿瘤的内镜下诊断与治疗，消化道良恶性狭窄的扩张及支架治疗，胆胰疾病的内镜逆行胰胆管造影术治疗等。其中“内镜黏膜下剥离术和黏膜下挖除术治疗消化道早期癌和黏膜下肿瘤”获得上海市医学科技奖一等奖（第五完成人）。担任《胃肠病和肝病学杂志》特约编委，近年先后在国内外核心期刊上发表医学论文二十余篇，参加《现代内镜学》、《下消化道内镜学》、《外科手术并发症的预防和处理》、《内镜黏膜下剥离术》等医学专著的编写。

序

一个多世纪以来，临床医生一直在探索通过直接观察内脏病变，从而能够准确诊断各种疾病。内镜的发展历程正体现了这种思路逐步演进，也反映了科学技术的进步对医学发展的推动作用。目前，内镜技术已经在世界范围内得到越来越多的认同，各相关科技人员的积极参与，推动了内镜医学的快速发展。内镜医学应用的仪器、器械和药物，反映了当今世界各个学科的最新科技成就。

内镜医学这门兴起于20世纪60年代末的诊疗技术，已经发展成一门独立的学科。自20世纪80年代以来，该技术已经在我国得到广泛应用，国内的三甲医院，不论是综合医院还是专科医院，都成立了以内镜医学为主的科室，胃镜、肠镜、十二指肠镜等已经成为消化系统疾病诊断和治疗不可缺少的工具。据统计，我国目前从事消化内镜医学的医师已达三十余万人，我国部分医院的内镜诊断与治疗技术已经达到或接近世界先进水平，但总体水平与发达国家仍有差距。

为此，由中华医学会消化内镜学分会委员及外科学组组长、中华医学会结直肠肛门外科学组委员、上海市消化内镜专业委员会主任委员、复旦大学内镜诊疗研究所所长、复旦大学附属中山医院内镜中心主任姚礼庆教授领衔，与中山医院内镜中心陈巍峰博士共同主编了这部《消化内镜疑难病例治疗精粹》。他们同时还邀请了十余位知名专家和专科医师，通力协作编写了这部专著。《消化内镜疑难病例治疗精粹》收录了三十余例复旦大学附属中山医院内镜中心近五年来在消化内镜诊疗工作中接诊的疑难病例。全书共有图片近五百张，以图文并茂的形式展示了每个疑难病例的资料，包括术前情况、内镜手术过程、术后病理和随访等资料，详实地还原了每个病例治疗的全过程。该书还展示了代表目前消化内镜治疗技术最前沿的黏膜下剥离术、黏膜下挖除术、贲门失弛缓症的经口内镜肌切开术、消化道黏膜下肿瘤的内镜隧道切除技术等，是目前展示消化内镜治疗领域中较新颖和全面的一本专著，介绍了较多消化内镜疑难病例的治疗经验，实用性强，有较高的应用价值，可以作为消化内镜专科各级医师的参考书。

《消化内镜疑难病例治疗精粹》的出版，将对推广现代消化内镜治疗技术，扩大内镜治疗适应证，提高我国各级医院消化内镜治疗技术水平，推动我国内镜事业的进一步发展具有重要意义。我相信读者将在本书中获益匪浅。

中国工程院院士

复旦大学附属中山医院肿瘤外科教授

汤钊猷

2011.2.24

前 言

近三十年来，消化道内镜在世界范围内取得了日新月异的发展，并逐渐形成了一门跨学科的专科——内镜学。内镜自问世以来，特别是近年来多种新型内镜的应用，如超声内镜、放大内镜、窄带成像、荧光和共聚焦内镜等，使内镜在消化道肿瘤早期诊断方面起到了不可替代的作用。除了诊断方面外，现代内镜治疗技术的发展，各种新型治疗用内镜和内镜配件的发明和应用，使内镜越来越多地扮演着治疗者的角色。目前内镜能开展许多微创手术治疗，效果可与外科手术媲美，有的甚至优于外科手术。但对患者的创伤、风险、医疗费用和住院时间却远低于外科手术，如内镜下胃小肠造瘘术、食管静脉曲张出血内镜治疗、内镜下取异物、内镜下取胆道结石、各种消化道狭窄的内镜下支架和扩张术、胃肠道早期癌和癌前病变的切除等，深受广大患者的欢迎。

我国内镜治疗的普及程度、开展的新项目和内镜治疗技术水平在医院与医院之间有较大的差距。好多疾病在复旦大学附属中山医院已经能够通过内镜微创手术治愈，而在有的医院仍只能通过外科开放手术治愈，有的甚至无法治愈。这种局面与医院没有实现内外科合作、开展内镜诊疗工作时间短、医疗经费短缺、专科医师培训不足等因素有关。值得欣慰的是，国内许多医院的管理层和同行已经看到了这方面的差距，并做了很多工作，越来越多的大型综合性医院、医学院附属医院和教学医院相继扩大了内镜诊疗规模，购置了新型内镜及相关治疗设备，成立专门的内镜中心，配备了专业的医师、护师、技师队伍，努力缩短医院与医院之间的差距。

目前国内有关内镜诊断方面的书籍很多，但专门介绍内镜治疗方面的书籍很少。鉴于此，我们组织编写了这本《消化内镜疑难病例治疗精粹》。全书分为两个部分：第一篇简要介绍消化内镜常用的治疗器械，并附相应图片；第二篇收录了三十余例我们近五年来在内镜诊疗工作中遇到的疑难治疗病例，每份病例资料提供了患者的基本病史、内镜治疗过程中的精彩图片、病理资料、术后处理及随访情况。内镜治疗是一个连续动态的过程，静态的图片可能无法完整地介绍内镜治疗技术的原理和精髓，在不久的将来，我们还将推出一套各种内镜治疗技术的视频资料，希望以此来弥补本书的缺憾。

我们希望能通过这本《消化内镜疑难病例治疗精粹》，为全国消化内镜领域的同道提供一些启示和帮助。因编写时间仓促，本书难免会有一些差错和笔误，请读者不吝指正，让我们能够在今后的工作中做得更好。

编者

2011.2.24

目 录

第一篇 消化内镜治疗常用器械

第二篇 疑难病例治疗篇

第一篇
消化内镜治疗常用器械

内镜黏膜下剥离术、黏膜下挖除术、全层切除术及其他内镜切除手术常用器械

第一章

消化内镜的应用为消化道疾病的诊断提供了新的方法。随着相关科学技术的发展与内镜的结合，内镜已经从原来单纯的诊断功能逐渐扩大至消化道疾病的治疗方面，如普遍开展的息肉切除、食管静脉曲张套扎和硬化剂注射、消化道出血的内镜止血等。从某种角度来讲，内镜治疗器械的进步促进了内镜治疗技术的进步，如IT刀、Hook刀等内镜黏膜下剥离术（endoscopic submucosal dissection，ESD）治疗器械的问世，使得内镜切除技术从原来的电圈套器大块切除发展至精细的黏膜和黏膜下剥离，术者可以更精确地控制内镜切除的范围和深度，大大拓宽了内镜治疗的适应证，原先许多需要外科手术切除的消化道病变现在可以通过内镜进行微创切除。

在下面的章节中我们将介绍常用的新型内镜切除用手术器械。

第一节　常用切开、剥离器械

一、针形切开刀

针形切开刀（needle knife）先端部呈针状，适用于对组织的切除、对病灶的标记、黏膜层及黏膜下层的切开，可操作性较好，但易发生穿孔（图1-1-1）。

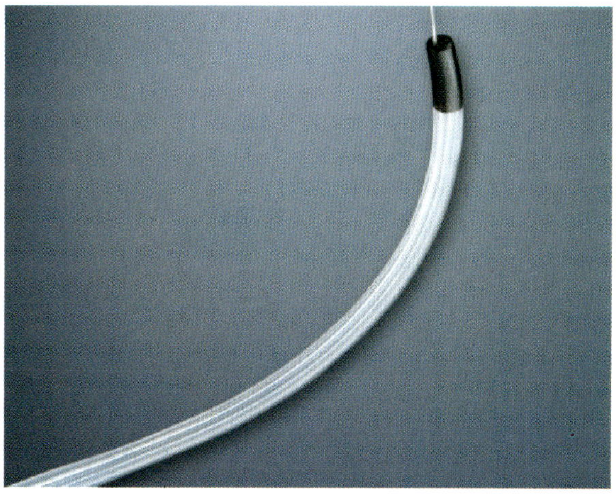

图 1-1-1　针形切开刀

二、IT刀

IT刀（insulation-tipped electrosurgical diathermic knife）的全称是“带绝缘头的高频切开刀”，为最早、最常使用的切开刀，其先端为陶瓷绝缘部。有效长度1650mm，刀丝长度4mm，电极长度0.7mm（图1-1-2）。

IT刀的优点：

1．纵向切开较为方便。

2．由于刀体切开部分可以进行全方位、较长距离的切开或剥离，技术熟练的医生可进行快速切开，大大节约ESD操作时间。

3．即使无法看到切入点，绝缘头也可以防止穿孔。

4．一旦习惯使用IT刀后，可以采用一把IT刀进行黏膜切开和黏膜下剥离。

5．虽然有时穿孔不可避免，但由于前端装有绝缘陶瓷，沿垂直方向切开时不会因进入太深造成穿孔，与其他切开刀相比要安全得多。

IT刀的缺点：

1．横向切开有一定难度，需要熟练的内镜配合。

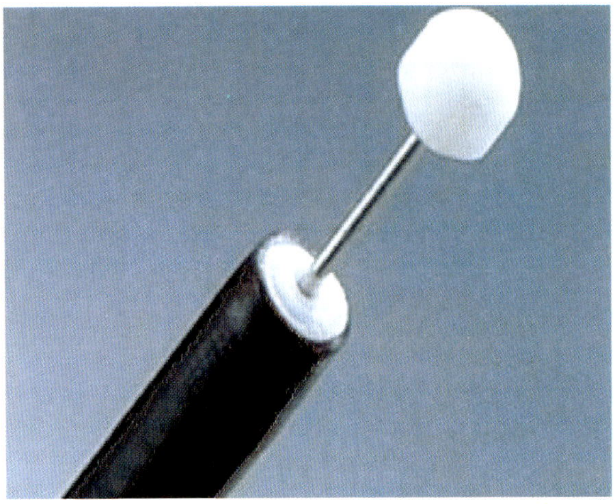

图 1-1-2 IT 刀

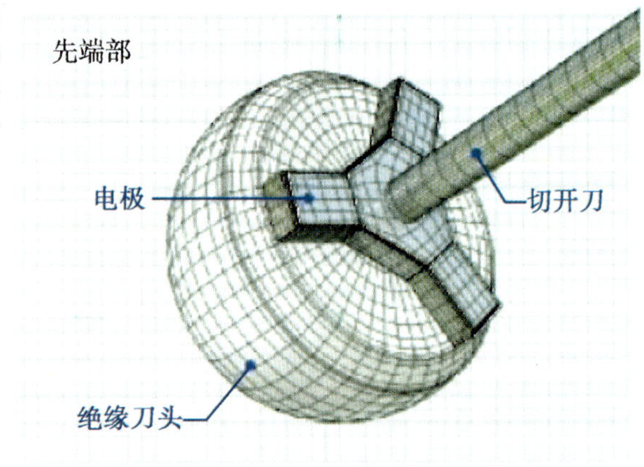

图 1-1-3 IT Knife 2 示意图

2. 有时不能在直视下进行剥离，存在盲区。

最新推出的 IT Knife 2（KD-611L）（图 1-1-3）在 IT 刀的基础上作了适当改进，绝缘陶瓷底部设计有 3 个电极，可轻松实施横向切开。在大幅度提高切开和剥离性能的同时，绝缘刀头可避免进入黏膜过深，减轻对深层组织不必要的切开，降低穿孔危险性。

三、Hook 刀

Hook 刀（hooking-knife）前端为“L”形先端，刀丝长度 4.5mm，钩形刀头长度 1.3mm。用 Hook 刀先端钩住组织纤维并提起黏膜，可以实现黏膜的安全切开和黏膜下剥离。它的先端可以 360° 旋转，易于定位并可从理想角度进行切开（图 1-1-4）。

Hook 刀的优点：

1. 旋转功能易于对切开部位进行准确定位，并进行横向或纵向切开、剥离。

2. 切开前将黏膜提起，能将穿孔危险降到最低，比针形切开刀要安全得多。

3. 刀背部分可以直接进行电凝标记切除范围，降低穿孔的发生率。

4. 直视下剥离时可以对可见黏膜下层小血管进行电凝，因而可以保证视野的清晰，降低出血量。

5. 熟练者可以应用 Hook 刀进行病变四周的黏膜切开。

6. 将黏膜下肿瘤从黏膜下完整挖除。

Hook 刀的缺点：

1. 将弯曲刀头旋转到理想方向，对助手技术要求高。

2. Hook 刀先端钩形刀尖的宽度为 1.3mm，因为要钩住黏膜下层纤维并一点一点地切开，所以虽然安全但耗时。

3. 剥离过程中弯曲刀头不能指向肌层，操作中如麻醉不稳定、患者咳嗽等，刀头可能刺向肌层引起穿孔，尤其在食管和胃底部位。

四、Flex 刀

Flex 刀（flex-knife）的刀丝和外鞘均采用柔软材质，先端为环状，操作安全而简单，它可以从任意角度切开黏膜，并可控制刀头伸出长度，可用于多种操作，从标记、切开四周黏膜到黏膜下剥离均可。它的环状先端与针形切开刀相比，由于与黏膜接触面积更大，因此切割能力更好。外鞘先端的“折叠设计”有效防止刀头意外伸出，因进入黏膜过深而导致穿孔。有效长度 1650mm，刀丝长度可调节，刀丝宽度 0.8mm（图

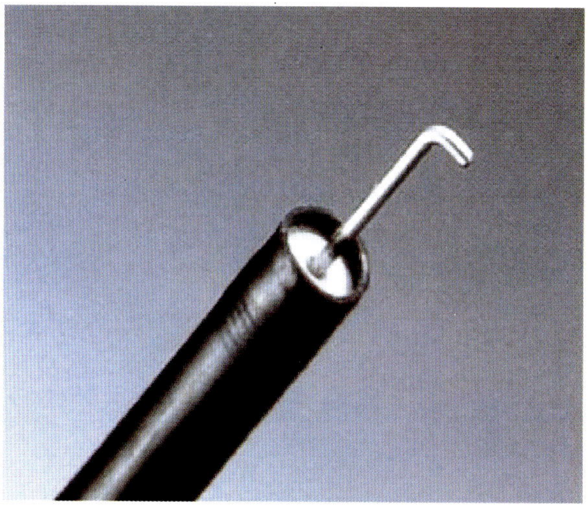

图 1-1-4　Hook 刀

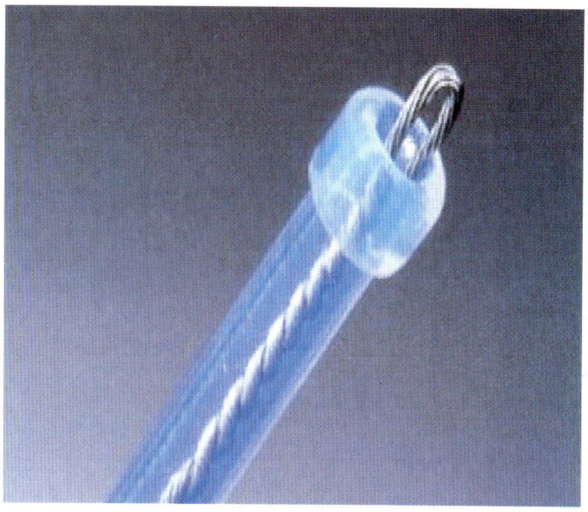

图 1-1-5　Flex 刀

1-1-5）。

Flex 刀的优点：

1．容易操控。

2．通过摆动刀身和外鞘，可以从各个方位（水平、垂直或斜向）切割黏膜和黏膜下剥离。

3．可以相对较快地切割。

4．可调节的刀丝伸出长度及外鞘先端的“折叠设计”保证了切开的安全性。

Flex 刀的缺点：

1．对初学者而言，精确的调节刀头长度可能比较困难。

2．需要靠近病变，才能将力度顺软质外鞘传输至刀头。

3. 当病变已切开一大部分而悬垂于体腔内时，很难将余下的连接部分完全切开。

4．需要随时把控好刀头的伸出长度，以防止穿孔。

在操作过程中 Flex 刀的外鞘应该只伸出内镜一点点，在内镜视野下调整刀头的伸出长度。较短的伸出长度用于在病变周围作标记；较长的伸出长度用于病变的全周切开和黏膜下层的剥离。

五、三角形电刀

三角形电刀（triangle tip knife），又称 TT 刀是一种头端为三角形金属的切割刀，其有效长度 1650mm，刀丝长度 4.5mm，三角头的宽度 1.8mm，厚度 0.4mm，与被切割的黏膜平行。其主要特点是能在切割过程中，无需旋转切开刀改变切割方向也可从理想方向切割黏膜。它可用于多种操作，从标记到剥离等，在最近开展的经口内镜肌切开术中，用于切断食管固有肌层的环形肌层，使用较为方便（图 1-1-6）。

TT 刀的优点：

1．无需旋转附件。

2．像 Hook 刀那样在切开前将黏膜拉起，将穿孔的危险性降到最低。

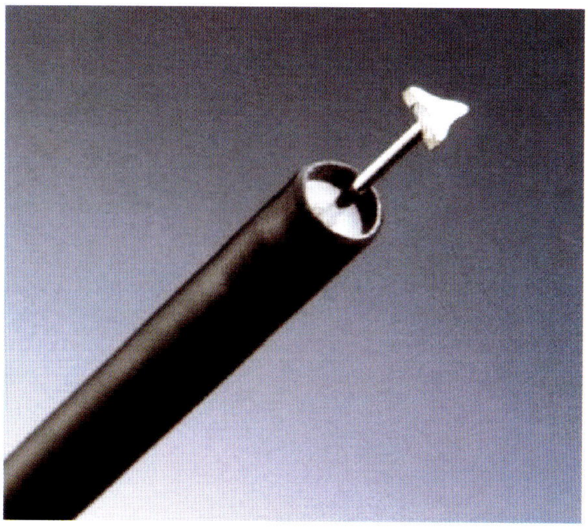

图 1-1-6　TT 刀

3. 切开刀适应于ESD任一步骤，包括标记、预切开、切开、剥离、止血等过程。

4. 在内镜先端部安装透明先端帽，能保持清晰的内镜视野。

TT 刀的缺点：

1. 相比其他类型的切开刀，TT 刀的刀头会造成更大的灼伤效果。

2. 同 Hook 刀使用一样，因为一点一点切开所以花费时间较长。

3. 将其作为 IT 刀使用时应更加注意，防止穿孔和意外灼伤。

4. 如果黏膜下层有严重的纤维化，最好使用 Hook 刀，因为 Hook 刀的头端比 TT 刀要薄。

六、海博刀系统

海博刀（hybrid knife）为德国爱尔博（ERBE）公司新近研发出的一种专用于 ESD 的电切刀，它隶属于海博刀系统。海博刀系统（图 1-1-7）为模块化设计，拥有内镜外科模块、氩气刀模块、精细水束分离模块、内镜冲洗模块等，将精细水束分离技术整合至海博刀系统，应用选择性组织隆起技术（selective tissue elevation by pressure injection，STEP）行黏膜下层无针隆起，不同解剖部位压力设置各异。海博刀手柄将精细水束分离技术与电外科技术有机融合，集染色、标记、黏膜隆起、黏膜切开、切圆、黏膜下层剥离、冲洗、止血八大功能于一身，专用于 ESD。

目前海博刀手柄分为 3 型：

I 型海博刀，直径 2.3mm，先端部为 I 型设计，针刀直径 1mm，电极长度可在 0~5mm 之间自由调控，可行 STEP 和水束分离，常用于胃与食管手术（图 1-1-8）。

T 型海博刀，直径 2.3mm，先端部为 T 型设计，T 型头端直径 1.6mm，电极长度可在 0~5mm 之间自由调控，可行 STEP 和水束分离，常用于直肠与结肠手术（图 1-1-9）。

O 型海博刀，直径 2.3mm，先端部为半球形的绝缘头，设计类似 IT 刀，电极长度可在 0~5mm 之间自由调控，可行 STEP 和水束分离，因刀头为绝缘体，进行 ESD 操作时更为安全（图 1-1-10）。

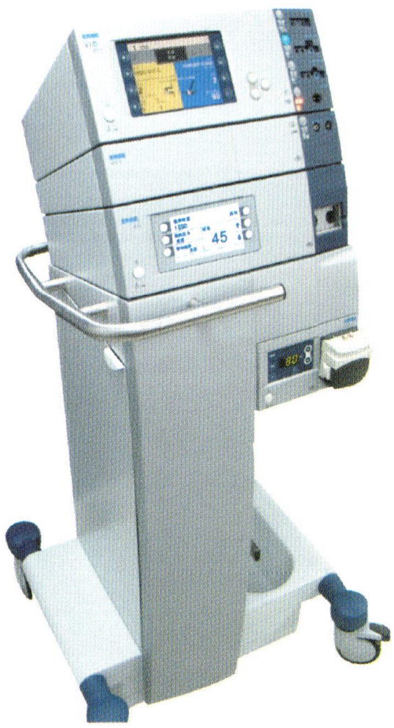

图 1-1-7 VIO 消化内镜海博刀工作站

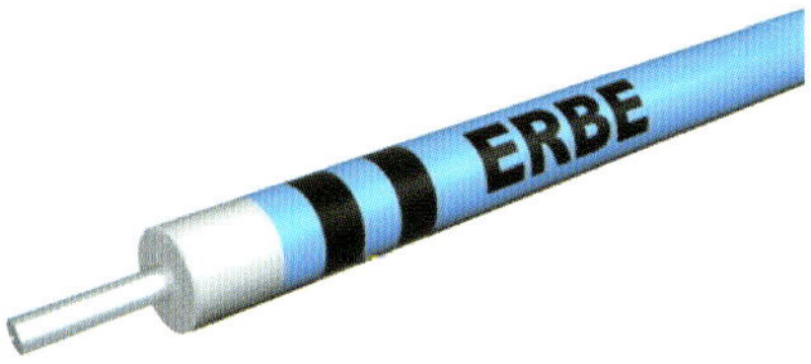

图 1-1-8 I 型海博刀

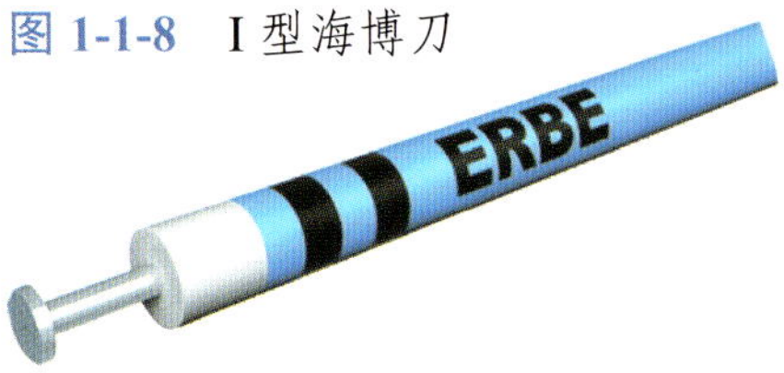

图 1-1-9 T 型海博刀

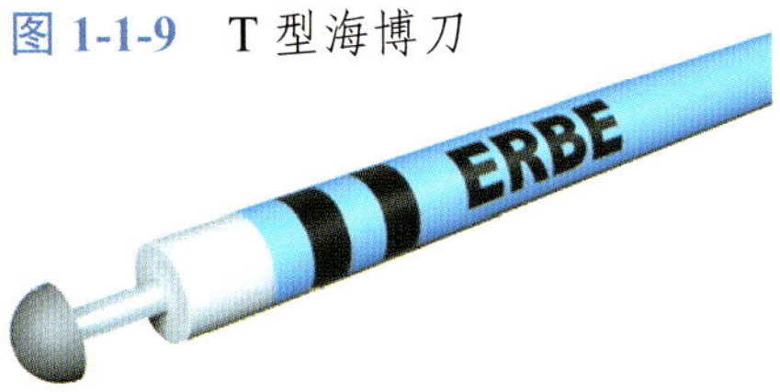

图 1-1-10 O 型海博刀

（李亮 周平红）

第二节　常用附件

一、先端帽

ESD治疗过程中内镜头端常常附加透明先端帽（图1-2-1、2）。内镜头端透明先端帽在ESD中所起作用：

1．充分显露黏膜下层，提供剥离空间；

2．保持ESD过程中良好的剥离视野；

3．对于食管胃结合部、横跨胃角或结直肠皱襞的病变，ESD剥离较为困难，先端帽可以展平病变；

4．食管黏膜下层较为疏松，ESD过程中可以应用先端帽推开黏膜下层，从而部分代替剥离操作。

二、黏膜下注射针

黏膜下注射是内镜治疗中不可缺少的步骤之一，特别是ESD治疗过程中，黏膜下注射可以形成黏膜下水垫，将病灶抬起与肌层分离，有利于ESD完整地切除病灶，而不损伤固有肌层，减少穿孔和出血等并发症的发生。行黏膜下注射还可观察病灶的抬举征，无抬举征或抬举不良的病灶不适合行ESD治疗。注射针针径21～25G不等，针长4～8mm不等，适用于管道直径2.0～2.8mm的各型内镜（图1-2-3）。

三、钛夹

所有金属夹均由两部分组成：金属夹和置放操作器。金属夹安装在置放操作器的头部，通过内镜钳道推送至内镜前端，置放操作器手柄部控制着金属夹的张开、夹闭和释放。金属夹按其功能不同，分为止血用和结扎组织用，主要是金属夹臂长度和前端角度不同。

Olympus公司最新开发的EZ-CLIP可旋转金属止血夹装置器，仅为单层外鞘，无按钮，安装较为容易，只要滑动手柄就能方便地安装和释放金属夹。止血夹装置器长度有3种：HX-110LR（1650mm），HX-110QR（1950mm），HX-110UR（2300mm），旋转黄色手柄可调节夹子方向（图1-2-4、5）。

Boston Scientific公司最新推出了止血夹Resolution™（图1-2-6）。该止血夹已预装于推送装置中，一体化的设计使得止血操作更为迅速和快捷；止血夹张口直径宽到11mm，能够有效抓取更多的组织，止血效果更加高效、持久和确切；在释放前可反复打开和闭合5次，便于止血夹重新定位；操控手柄类似于活检钳，“掌开则开，掌合则合”。目前主要应用于溃疡性出血和

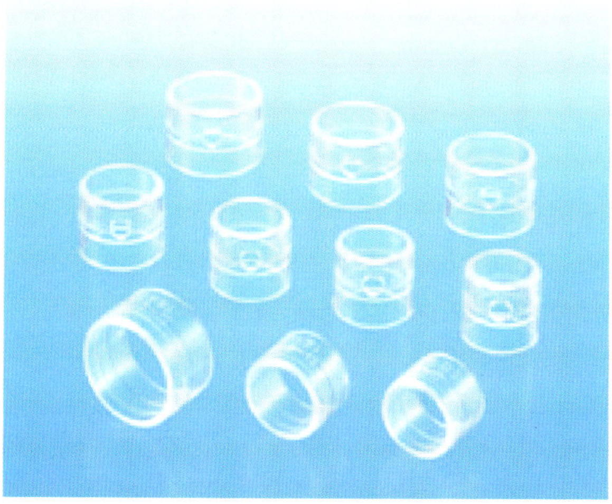

图1-2-1　ESD常用的透明先端帽

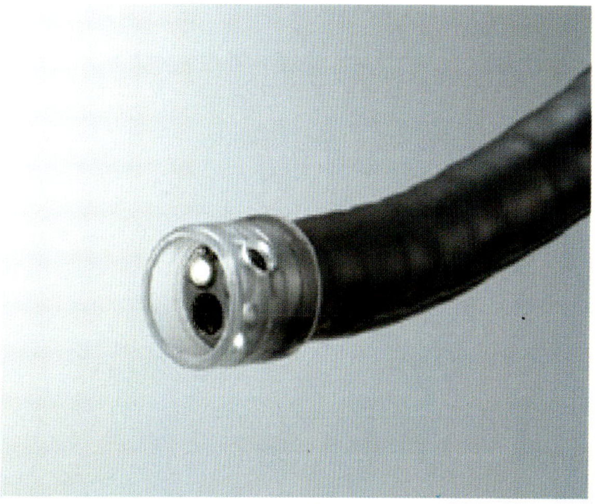

图1-2-2　内镜头端附加透明先端帽

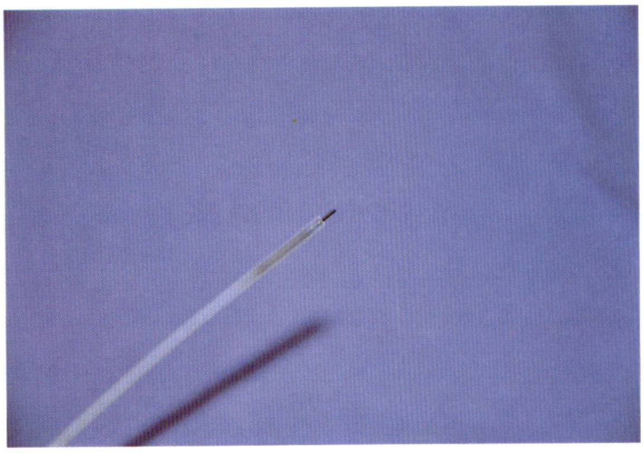

图 1-2-3 黏膜下注射针

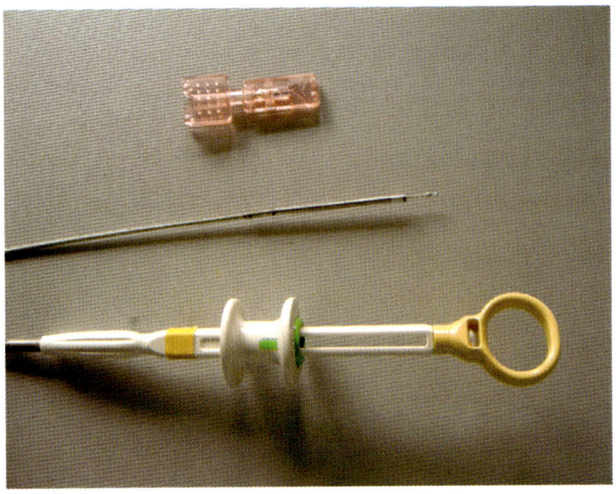

图 1-2-4 HX-110 系列金属夹手柄和夹子

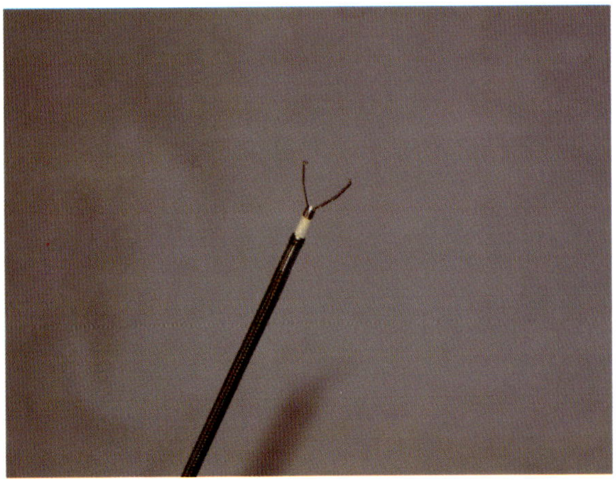

图 1-2-5 安装好的金属夹

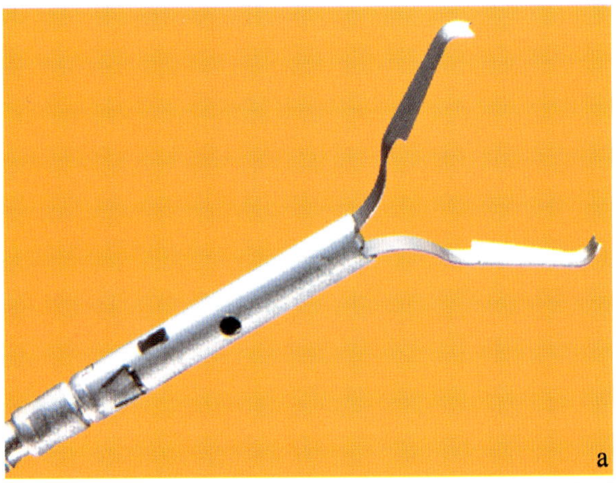

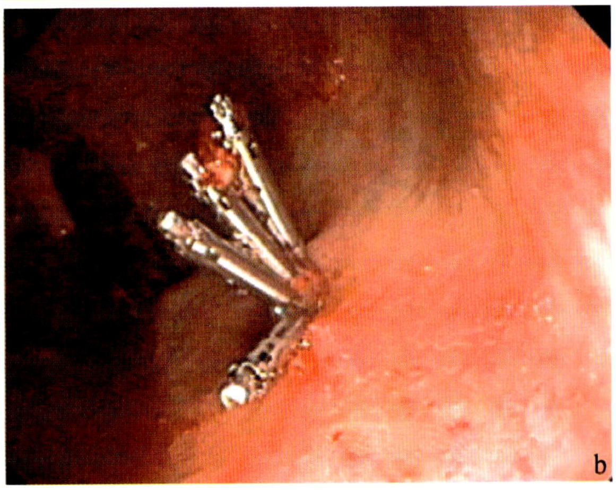

图 1-2-6 Boston 公司 Resolution™ 止血夹（图片来自 Boston Scientific 公司官方网站）

小动脉出血的止血治疗；修补<3cm 的黏膜和黏膜下缺损，闭合胃肠壁<2cm 的穿孔；固定空肠营养管于小肠壁上；内镜治疗中标记部位等。

四、高频治疗钳

1．Coagrasper：是一款带有旋转功能的止血钳，钳杯具有防滑功能，能够精确地抓住出血点，实施快速高效的止血。钳杯中央的凹槽设计使电流集中在钳杯外延部，实施有效止血（图 1-2-7）。

2．Hotclaw：先端的爪型钳能够稳固地抓住黏膜组织，先端可以旋转，可向各个方向实施切开操作。由于在实施操作之前，黏膜表层组织被拉起，大大减少了对深层组织不必要的切开

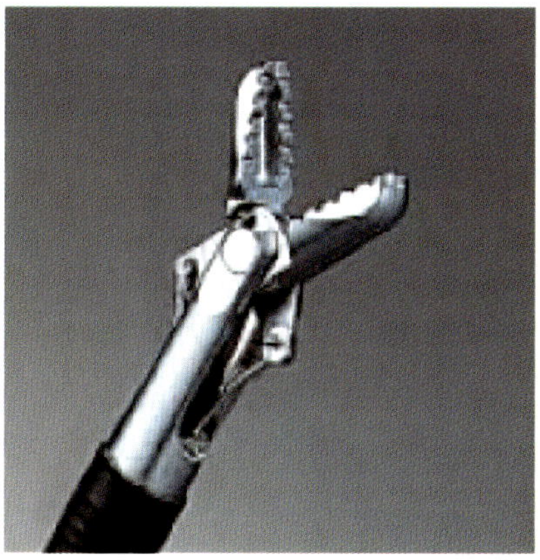

图 1-2-7　Coagrasper 钳

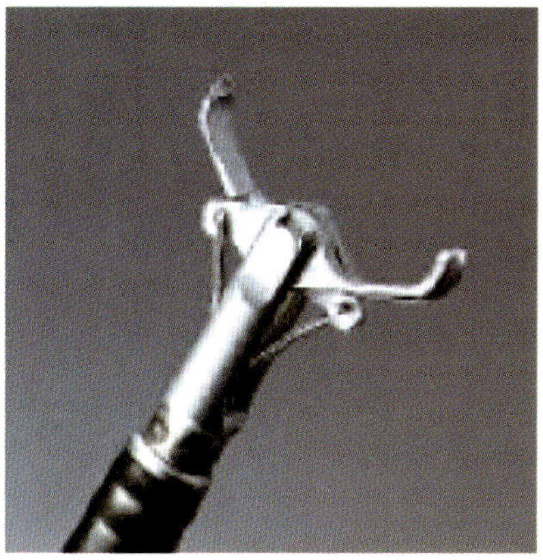

图 1-2-8　Hotclaw

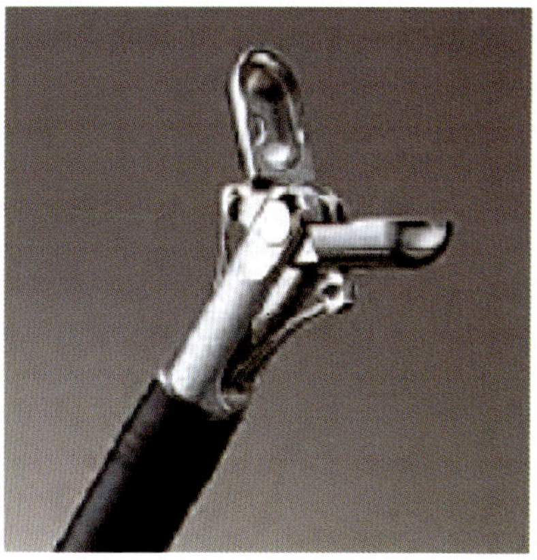

图 1-2-9　Hotbite

（图 1-2-8）。

3．Hotbite：操作方式类似活检钳，适合实施预切开，使 IT 刀的先端能够顺利进入黏膜进行全周切开。与针形切开刀相比，可以有效避免穿孔的发生（图 1-2-9）。

五、氩离子血浆凝固术

氩离子血浆凝固术（argon plasma coagulation，APC）也是一种热能凝固术，但它不是通过治疗器具与组织接触而起作用，是通过气体将热能转化致组织凝固而起作用，因此其具有特殊性。氩离子血浆凝固术 20 世纪 90 年代初期由德国学者 Grund 首先应用于临床内镜治疗。其特点是作用表浅，对周围组织损伤小（图 1-2-10）。

氩离子血浆凝固术的设备包括一台高频电发生器、一个氩气源、一条可以通过内镜活检管道的氩气喷射管、电极板和脚踏开关（图 1-2-11、12）。

1．高频电发生器是电能的转换源，即接入

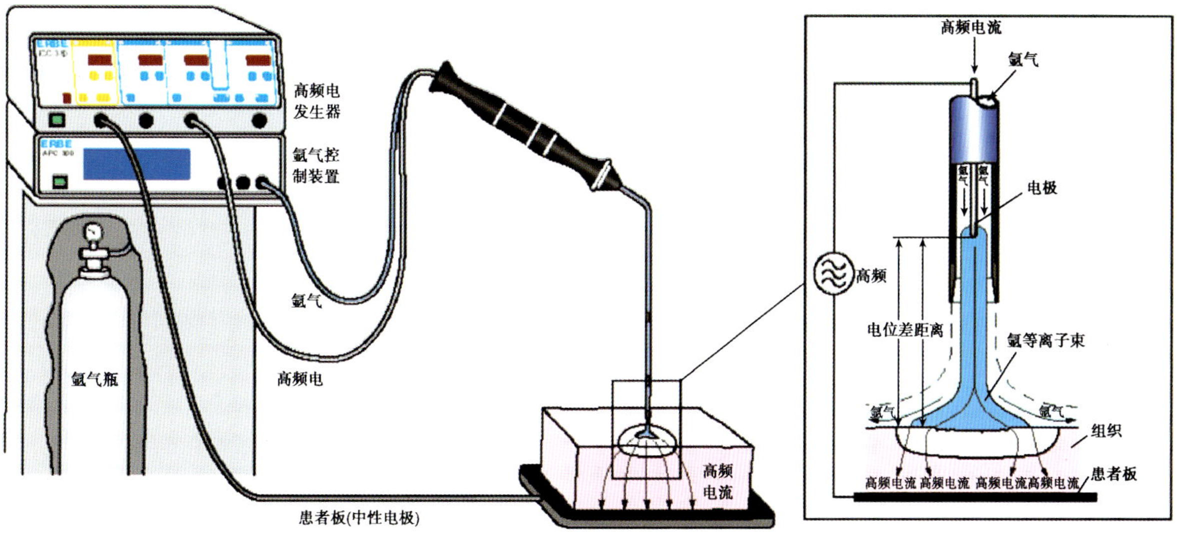

图 1-2-10　氩离子血浆凝固术工作原理

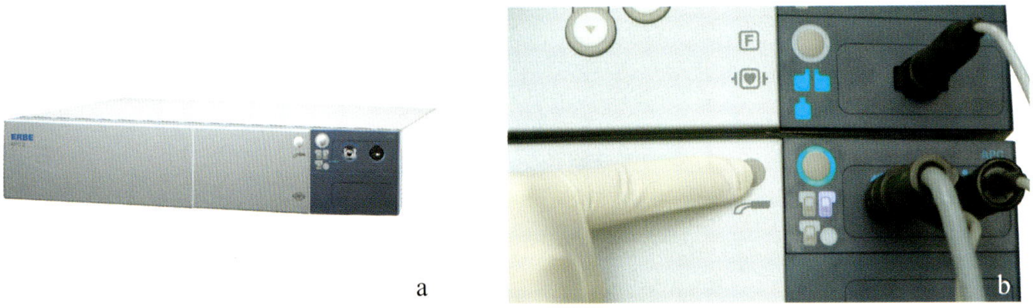

图 1-2-11 ERBE 电外科工作站的氩离子血浆凝固术控制模块

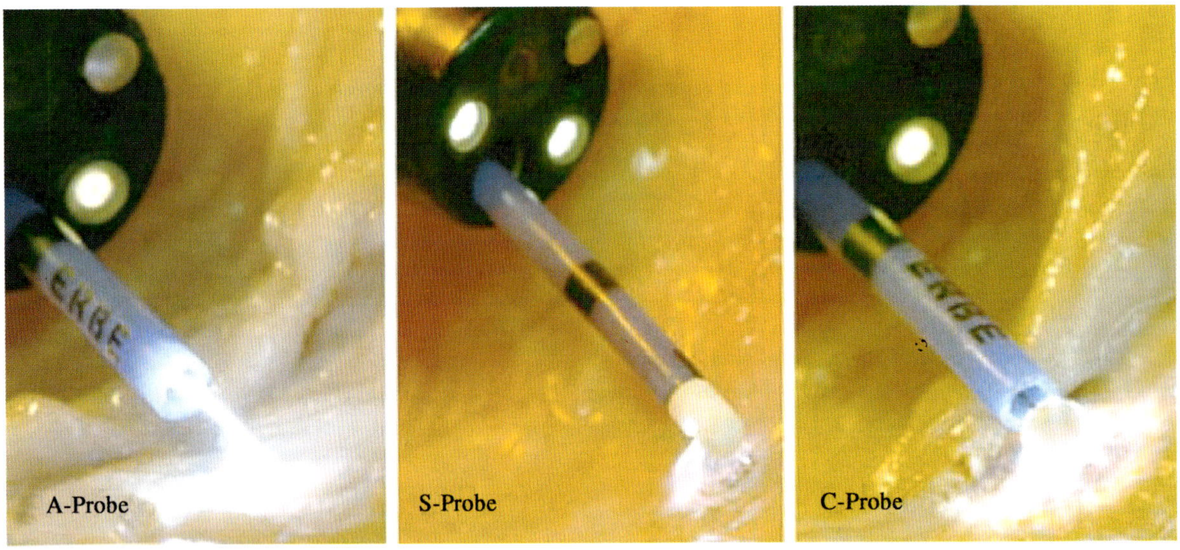

图 1-2-12 不同开口方向的氩气探头

220V+2250Hz 的电源，输出功率 0 ~ 300W。

2. 氩气源实际上是一个氩气储气罐。

3. 氩气喷射管是该设备的关键装置之一。该管管身是 Teflon 材料，内径约 1.5mm，外径约 2.2mm，管身远端装有一个陶瓷管，内有钨丝电极。氩气通过喷射管喷出，经过喷射管远端电极与组织产生的电场时，氩气被离子化形成氩离子束，氩离子束将钨丝电极产生的高频电能量传到组织而起到凝固作用。

高频电热能通过氩离子束传导致组织凝固，因此不需喷射管接触组织，避免了接触治疗引起的导管头粘连堵塞及治疗后结痂随导管脱离后引起创面的再次出血；它利用特殊装置通过氩气的离子化将能量导向靶组织表面，产生高温凝固起到止血和治疗组织作用，能在短时间内有效地制止大面积出血；高频电流随氩离子束自动流向尚未凝固或未完全凝固的创面，可连续性凝固，避免了过度电凝；它能有效控制凝固深度，一般达

0.5 ~ 3.0mm（为高频电刀的 1/3），最深处仅达黏膜下层，不易发生消化道穿孔；氩气为保护性惰性气体，对机体无毒无害；因氩气流的自动导向性，氩离子血浆凝固术有止血快、无氧化和焦痂等优点，利于伤口的愈合；无汽化现象，降低了消化道穿孔的危险性；术中产生的烟雾少，手术野清晰。

（李亮 陈巍峰）

第三节 特殊治疗用内镜

一、带副送水功能的电子胃镜

以往内镜下治疗发现创面出血时，往往采用经活检孔注射器注射冲洗的方法，当冲洗明确出血点后止血器械进入消化道腔内时，视野往往因出血再次模糊，不能进行及时、有效的止血。内镜治疗配件中最好带有注水装置，对出血的创面进行有效冲洗、明确出血的同时，可以进行及时、有效的止血，止血效率大为提高。

Olympus 公司开发的 GIF-260J 电子胃镜即带有副送水功能（waterjet）。通常诊断时，副送水功能能够有效地冲洗黏膜表层的黏液，有利于微小病变的发现，避免漏诊。在发生出血时，副送水功能能够及时发现出血点进行迅速止血。GIF-260J 拥有 3.2mm 的大钳道，是一款从常规诊断到治疗的多用途内镜（图 1-3-1）。内镜诊断和治疗中插入附件的同时，能进行有效吸引。

二、多弯曲功能的电子胃镜

对于胃底、穹隆部、胃体上部等部位病变进行诊断和治疗时，有时观察较为困难，内镜也不能有效地到达病变部位进行相应的治疗。Olympus 公司开发的 GIF-2TQ260M 电子胃镜，内镜头端能进行多功能弯曲（multi-bending），同时拥有副送水功能和 3.2mm 的双钳道（图 1-3-2）。多弯曲功能有利于观察和治疗胃内各部位的病变。副送水功能也能有效地冲洗黏膜表层的黏液，及时冲洗出血点进行迅速止血。3.2mm 的双钳道设计提高了内镜的可操作性，附件占用一个钳道时，另一钳道可同时进行吸引。

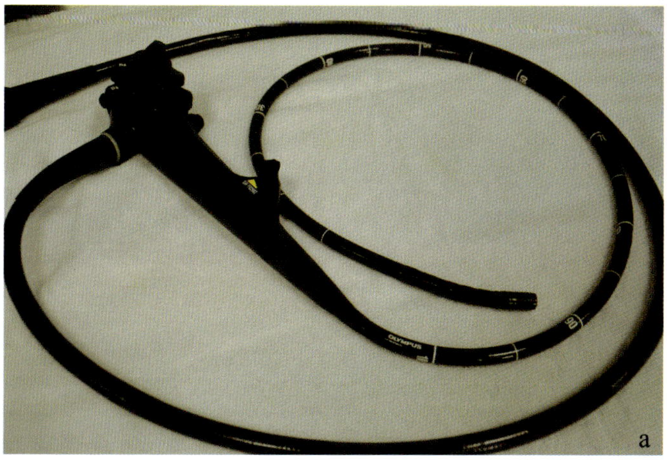
a

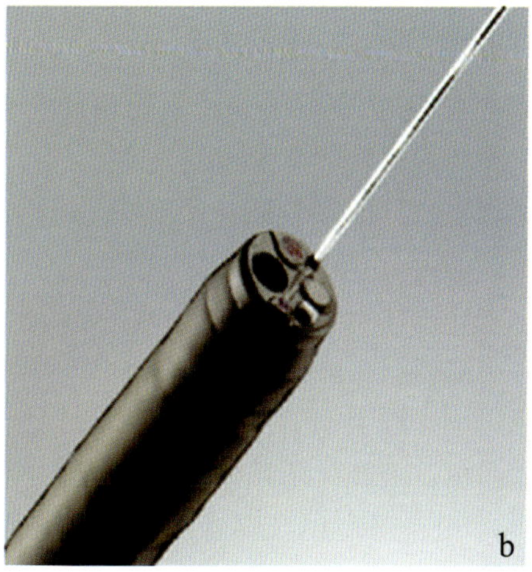
b

图 1-3-1 带有副送水功能的 GIF-260J 电子胃镜

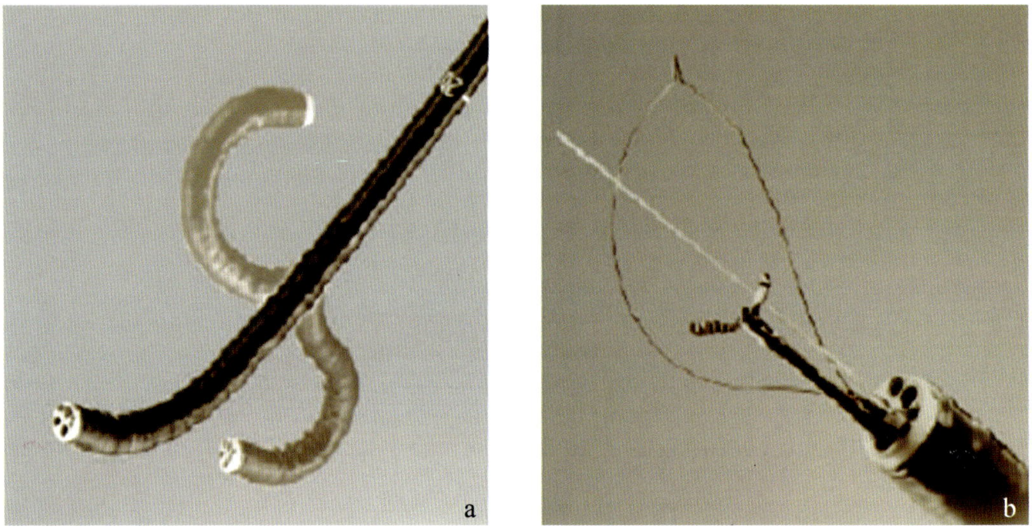

图 1-3-2 GIF-2TQ260M 电子胃镜

（姚礼庆）

第四节 黏膜下注射液

黏膜下注射液对于 ESD 的顺利实施是非常重要的。消化道黏膜层发生于内胚层，而固有肌层发生于中胚层，中间以疏松结缔组织相连构成黏膜下层。在病灶的下方（黏膜下层）及周围注射液体，可以将病灶抬起与肌层分离，有利于 ESD 完整地切除病灶，而不损伤固有肌层，可减少穿孔和出血等并发症的发生。行黏膜下注射还可观察病灶的抬举征，无抬举征或抬举不良的病灶不适合行 ESD 治疗。

现在临床上使用的任何一种黏膜下注射液均各有优缺点，很难达到上述理想的标准。如何合理地选用黏膜下注射液，要依据各个医院的实际情况而定。下文介绍几种常用的黏膜下注射液。

一、生理盐水

生理盐水价格便宜，非常容易得到，保存条件很简单，可以广泛使用，笔者所在医院开展四千余例 ESD 治疗，采用的黏膜下注射液就是用生理盐水配制的溶液。生理盐水中加用少量肾上腺素和靛胭脂，肾上腺素浓度约为 0.0005%，能使局部血管收缩以止血及减少出血，而加用靛胭脂可以使术者更容易地分辨剥离范围，时刻监测剥离的深度，减少穿孔并发症的发生。

生理盐水是等渗的，进行黏膜下注射时，很难维持理想的高度，而且生理盐水很快就会被周围组织吸收，生理盐水维持的时间大概只有几分钟，需要反复注射，而且注射的剂量比较大。我们认为，只要 ESD 过程中医护紧密配合，缩短手术时间，生理盐水还是能满足日常 ESD 治疗需要的。

二、高渗盐水或高渗葡萄糖液

高渗盐水或高渗葡萄糖液价格便宜，比较容易得到，易于保存。由于高渗溶液渗透压高，进行黏膜下注射时，能够维持较为理想的高度，维持的时间也远远优于生理盐水，注射的次数及量也少于生理盐水，是一个较为理想的黏膜下注射液。但也有学者报道，高渗溶液会对猪的黏膜及组织造成明显的损伤，高渗盐水或高渗葡萄糖液的安全性还有待观察，但是到目前为止，还没有任何病理学家有关继发于高渗溶液黏膜下注射损伤的报道。

三、甘油果糖

甘油果糖也是一种高渗性的溶液，临床上静脉点滴用于治疗脑水肿等疾病。甘油果糖使用安全，价格相对便宜，容易得到，保存条件简单，可以广泛使用。和高渗盐水或葡萄糖液一样，进行黏膜下注射时，黏膜下液体垫能够维持理想的高度，维持时间也较长，注射次数及注射量也少于生理盐水，是一种理想的黏膜下注射液。但是，甘油果糖是否也会像其他高渗溶液一样损伤黏膜及周围组织，从而影响切除标本的病理判断，甚至造成 ESD 术后较为严重的并发症，至今还没有相关的文献报道。

四、透明质酸钠

透明质酸钠在日本使用较为广泛。最初在结缔组织中发现，是一种稠厚的高黏性物质，对人类没有免疫原性，也没有毒性，而且它和细胞外液体是等渗的，对组织没有损伤性。临床上关节内注射后无毒、无抗原反应，安全性较高。透明质酸钠具有高黏性和保水性，局部注射后使黏膜下层厚度＞10mm，能长时间维持黏膜下层隆起，隆起的持续时间明显高于高渗溶液；与肾上腺素混合液注射后，局部滞留时间延长，有利于控制 ESD 过程中的黏膜下剥离和剥离时出血。临床实践表明，透明质酸钠可以较好地保证病变的完整切除。

但是它也有几个缺点：价格昂贵；需要特殊的保存条件，不能广泛使用；部分动物实验提示，透明质酸钠有可能促进残留肿瘤细胞的生长。这些不利条件限制了透明质酸钠在临床上的广泛使用。

五、纤维蛋白

纤维蛋白原是发现最早的一种凝血因子，是一种球蛋白，是 3 对多肽链（1 对 α 链、1 对 β 链、1 对 γ 链）以二硫键连接而成的二聚物，其分子量约为 34 万。在肝中合成后进入血浆，以溶解形式存在。每 100ml 人血浆中含量约 0.3g。血管损伤后，纤维蛋白原迅速转化为纤维蛋白，它是血凝块中最主要的成分，可以起到止血的作用。用于 ESD 治疗的纤维蛋白混合液的特点是黏性高，维持时间长，黏膜切除后，注射液也不会从黏膜下渗出，这一点和透明质酸钠很相似，对微血管有止血作用，视野更为清晰，切除边界更为清楚，视野的清晰保证了 ESD 手术顺利完成。ESD 手术注重肿瘤切除的完整性以及安全性，纤维蛋白混合液的使用保证了 ESD 安全、完整切除病变。和透明质酸钠相比，纤维蛋白混合液的价格更为便宜，更适合在临床上使用，但是它是否会对周围组织产生损伤，目前还没有相关的报道，还需要进一步的研究资料证实。

（李全林　周平红）

内镜逆行胰胆管造影术常用器械

第二章

内镜逆行胰胆管造影术（endoscopic retrograde cholangiopancreatography，ERCP）一直是诊断胆管、胰管病变的金标准，同时随着技术的发展，它已从单纯的诊断性技术发展为以治疗为主的综合性技术，是现代胆胰病学的重要组成部分。ERCP 技术主要包括：胰胆管造影术，十二指肠乳头括约肌切开术及扩张术，胆管、胰管结石碎石取石术，胆管、胰管狭窄扩张术，鼻胆管、鼻胰管引流术，胆管支架、胰管支架置入引流术等。

第一节 插管、造影及切开器械

一、造影管

造影管通常为一种直径 6F 或 7F 的塑料管，超细造影管的直径可为 4.5F，头部略细，并标有刻度和不透 X 线的标志，用于注射造影剂。造影管头端可分为标准头端、圆形头端、锥形尖头端、锥形长尖头端、金属头端及带侧孔头端等，根据不同的用途可选用不同的导管，带金属头端的导管，便于在 X 线透视下显示导管和十二指肠轴的关系。造影管的腔道可通过直径 0.025 ~ 0.035 英寸（0.64 ~ 0.89mm）的导丝和注射造影剂（图 2-1-1、2）。

二、乳头切开刀

1．针式切开刀：针式切开刀是困难 ERCP 经十二指肠乳头插管不成功后，行预切开时使用的器械（图 2-1-3）。Olympus 公司的 KD-441Q 针式切开刀目前使用比较广泛，针形刀头长约 5mm，可以提供良好的乳头切开效果，刀头的软管圆滑设计，在切开乳头后可进行插管造影，切开刀的管道是三腔道设计，可以通过直径 0.035

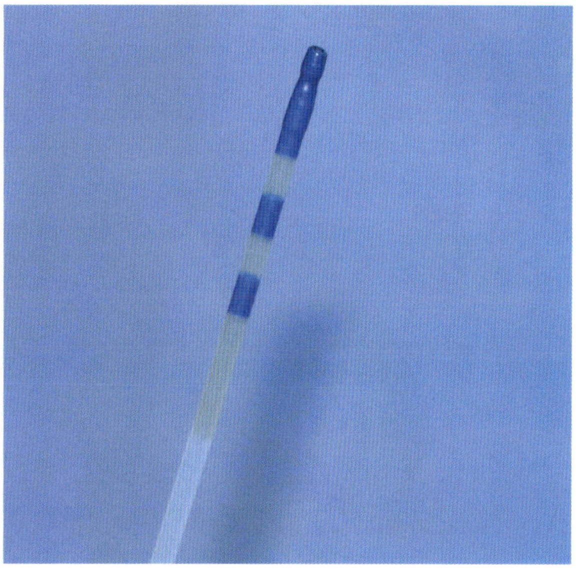

图 2-1-1　造影管

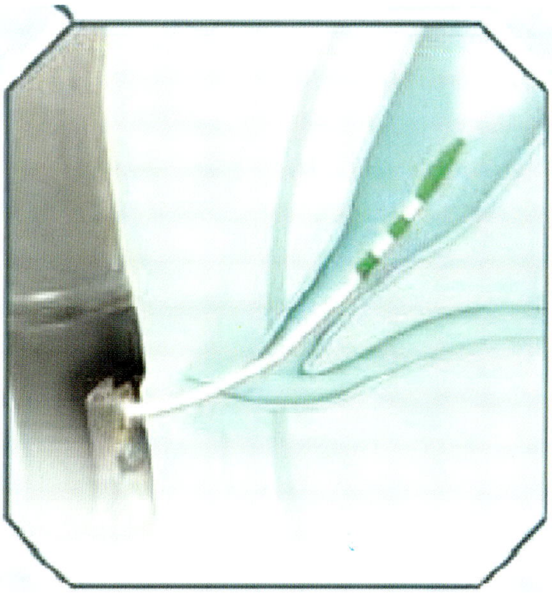

图 2-1-2　造影示意图

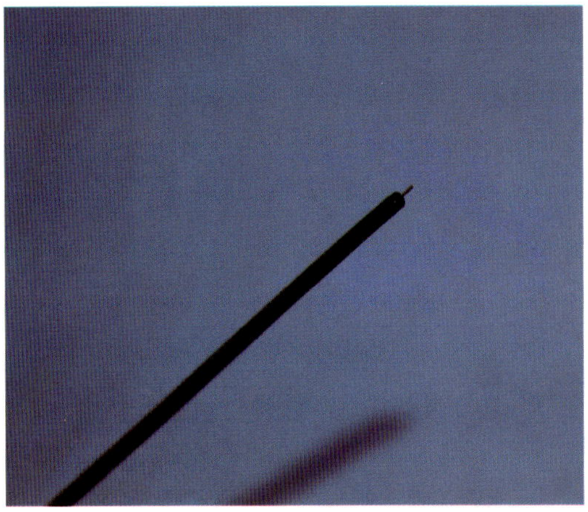

图 2-1-3 KD-441Q 针式切开刀

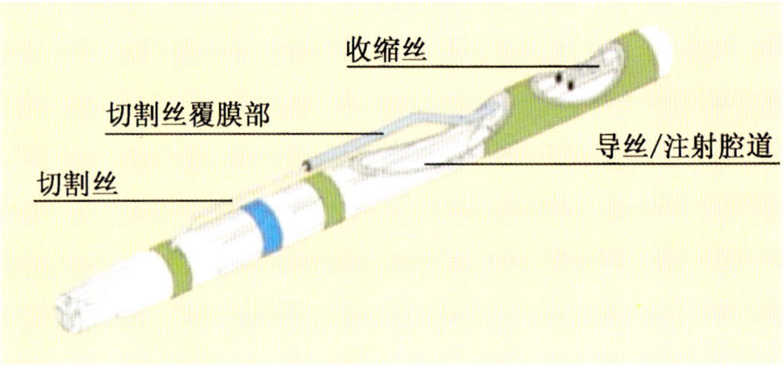

图 2-1-4 聪明刀的刀头结构图

英寸（0.89mm）的导丝，在插导丝的同时进行造影。切开刀可通过直径 2.8mm 的内镜管道。

2．拉式切开刀：目前，世界范围内 ERCP 插管最常用的是拉式切开刀，最有代表性的是 Olympus 公司的聪明刀（CleverCut）（图 2-1-4、5、6）。这种切开刀的刀头弧度可通过刀丝来调节，刀头活动范围大，插管方便，刀丝尾部镀有涂层，在乳头切开时，可减少对附近正常组织造成创伤，更为安全。刀内的管道可通过直径 0.035 英寸（0.89mm）的导丝或注射造影剂，切开刀本身可通过直径 2.8mm 的内镜钳道。

3．乳头柱状扩张水囊：20 世纪 90 年代，内镜下十二指肠乳头球囊扩张术（endoscopic papillary balloon dilation，EPBD）逐步应用于治疗胆总管结石，它的优势在于出血和穿孔的并发症发生率低，且保留了十二指肠乳头括约肌功能，而术后急性胰腺炎的发生率相对较高。EPBD 使用专用的柱状水囊，在收缩状态下，水囊及导管可通过直径 2.8mm 的内镜管道，水囊

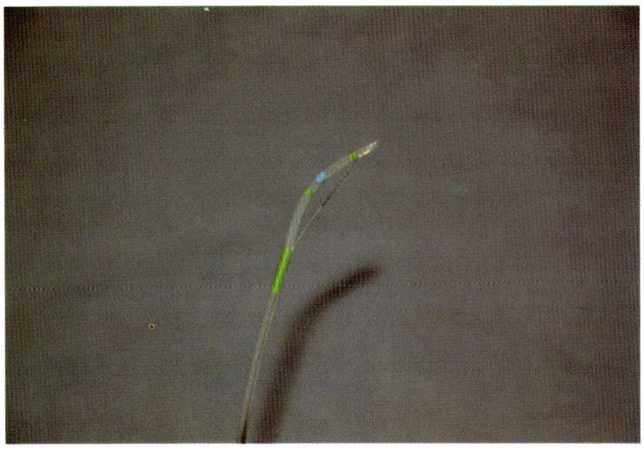

图 2-1-5 Olympus 公司的聪明刀

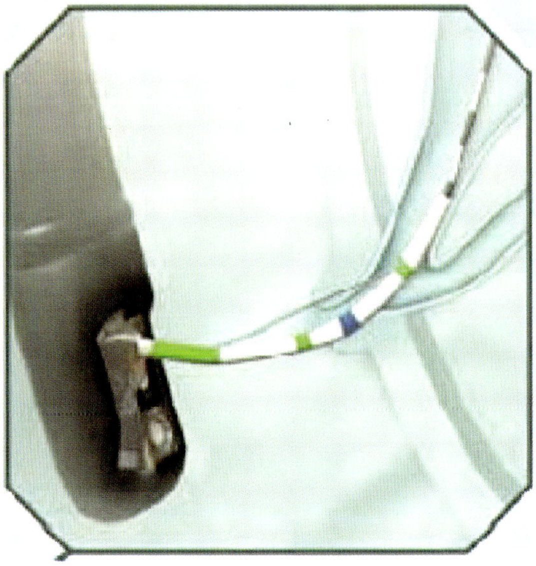

图 2-1-6 聪明刀乳头切开示意图

内部的管道可通过直径 0.035 英寸（0.89mm）的导丝，水囊顶部有 X 线下可见的标记物（图 2-1-7）。水囊注水后，长度约 200mm，直径 4 ~ 18mm。与水囊配套使用的有专用的压力阀，可以控制水囊扩张的压力（图 2-1-8）。

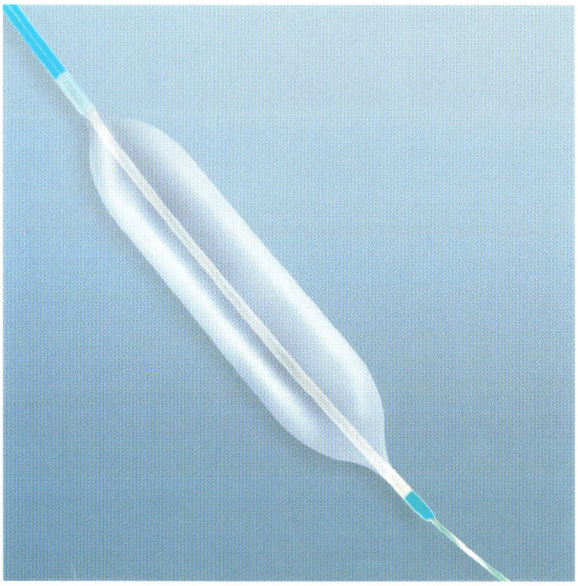

图 2-1-7　十二指肠乳头扩张用的柱状水囊

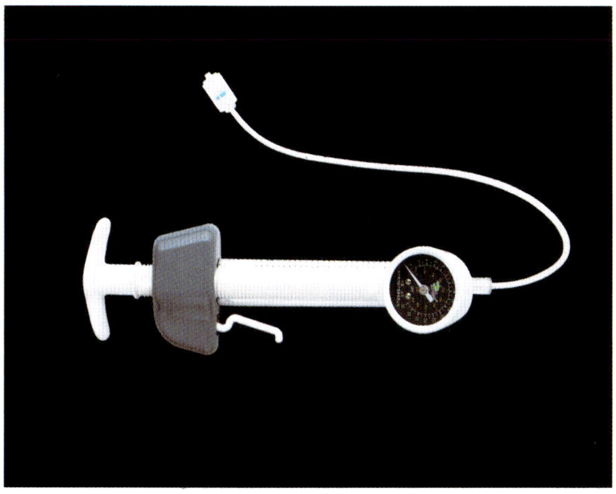

图 2-1-8　与柱状水囊配套使用的压力阀

（李亮　姚礼庆）

第二节　取石器械

一、网篮

网篮主要用于胆胰管结石进行 ERCP 取石治疗的患者。网篮的先端部有 4 ~ 8 束具有记忆功能的金属网丝，隐藏在外套管内，当外套管通过内镜的管道进入胆胰管后，其先端部被推出套管后自动张开，网丝形成一个网篮进行取石等一系列治疗。网篮按其用途分为取石网篮和碎石网篮。

取石网篮在 ERCP 中应用极为广泛，不同公司的产品其网丝数量、形态、大小等均不相同，用途也略有不同。有 4 根网丝组成的普通网篮（图 2-2-1）、8 根网丝组成的花形网篮(图 2-2-2)、网丝呈螺旋形走向的螺旋形网篮（图 2-2-3)、先端部可旋转的网篮、可通过导丝引导的网篮等（图 2-2-4）。

碎石网篮外形和取石网篮类似，主要用于将胆胰管内较大的、难以直接取出的结石粉碎后分块取出。网篮包括手柄、导管及网篮 3 个主要部分，工作长度为 180cm，由标准纯银、镍钛合金、不锈钢、聚四氟乙烯等材料制成，其网丝较普通取石网篮网丝更为坚韧，套管亦由金属制成，在网篮将结石套住收紧的过程中，网丝和套管能对结石形成一定的切割力，使结石碎裂，从而能分块取出 (图 2-2-5、6)。

二、取石球囊

取石球囊的结构和柱形扩张球囊相似，但取石球囊体积更小，导管更细，较易通过胆胰管内的结石或狭窄部位（图 2-2-7、8)。快速交换取石球囊为三腔导管，导管前端装有乳胶球囊，球囊近端有一条不透射线标记。导管的 3 个腔分别为：导丝管腔、注射管腔和球囊管腔。导丝管腔的出口位于导管的末端，可通过一根规格为 0.035 英寸（0.89mm）的导丝或在导丝取出的

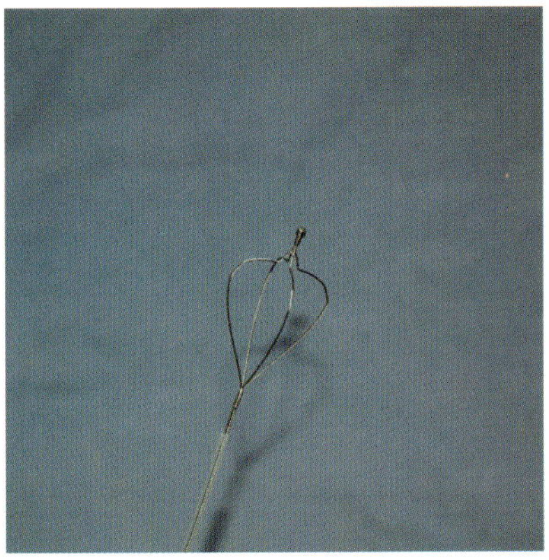

图 2-2-1　普通取石网篮

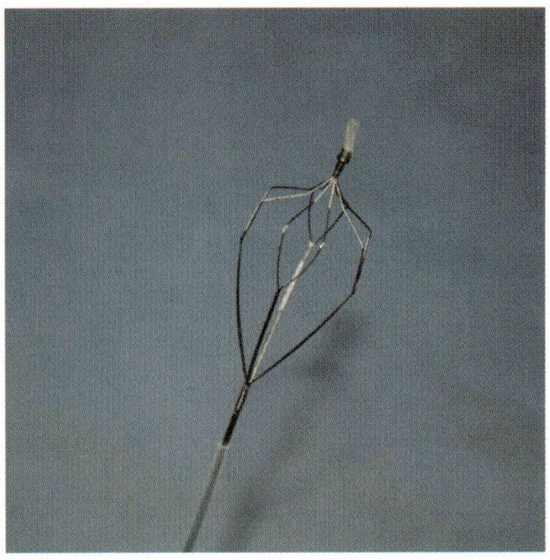

图 2-2-2　八角花形网篮

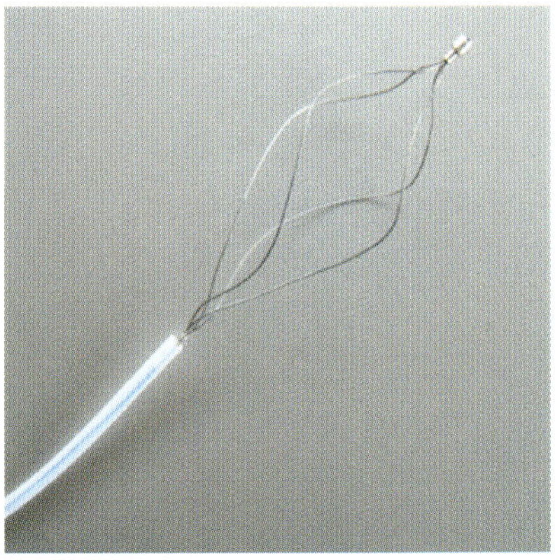

图 2-2-3　螺旋形网篮

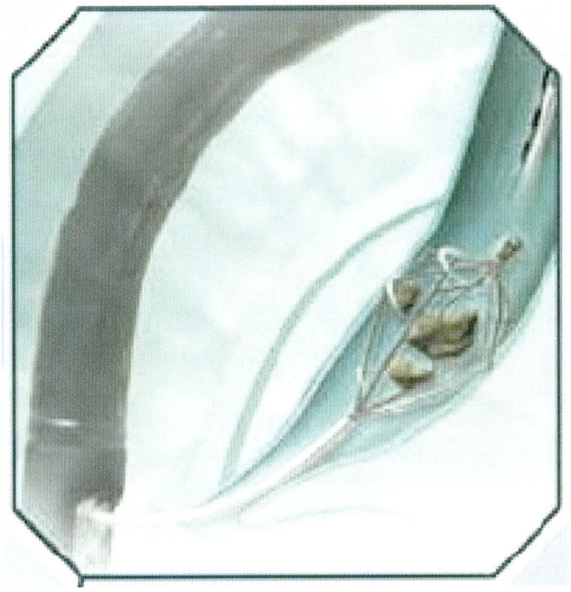

图 2-2-4　网篮取石示意图

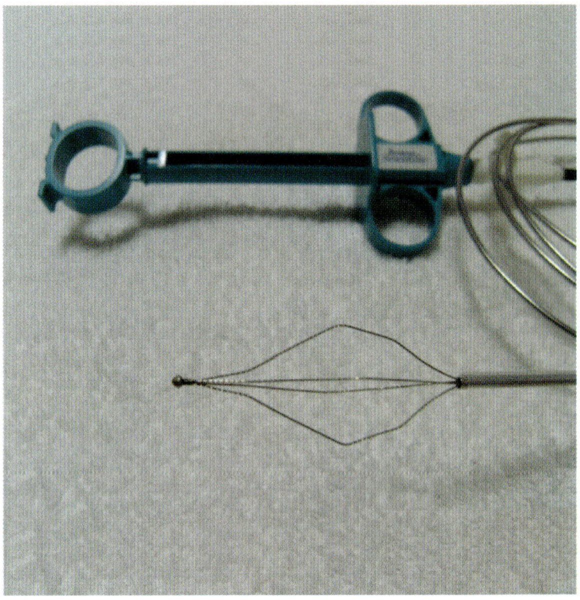

图 2-2-5　Boston Scientific 公司的 Trapezoid RX 一体式碎石网篮

情况下注射造影剂。球囊管腔用于充盈球囊。在十二指肠镜及 X 线透视的监视下，将球囊端送过结石远端后，可注气扩张球囊，使结石位于球囊的下方，即可将结石拉出。还可使用球囊闭塞胆胰管远端后注射造影剂，使胆胰管近端获得更好的造影效果。

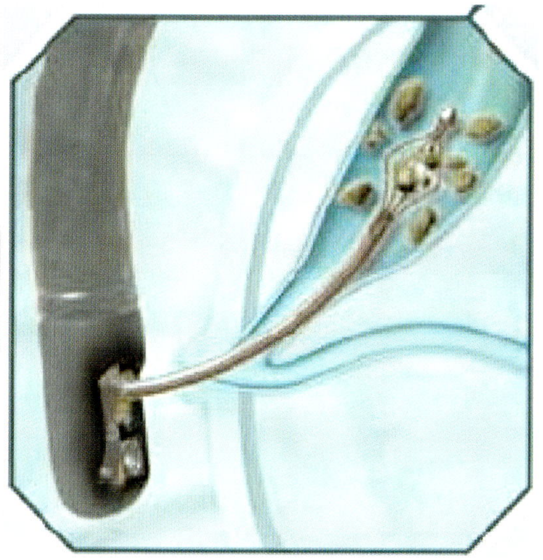

图 2-2-6　网篮碎石示意图

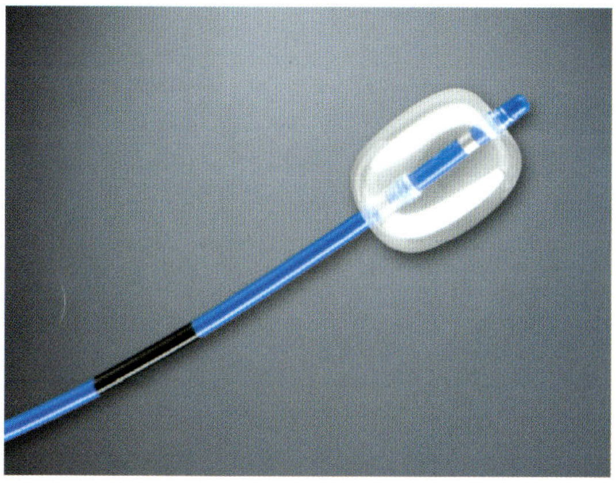

图 2-2-7　取石球囊

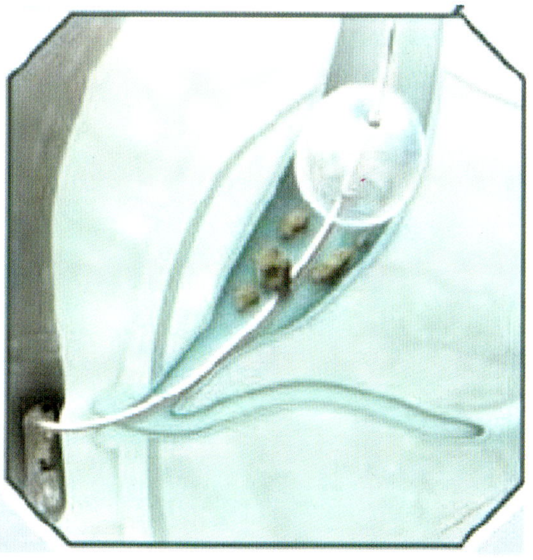

图 2-2-8　球囊取石示意图

（陈巍峰）

第三节　胆胰管引流器械

对于结石、炎性狭窄、胆管癌等所致的胆管内阻塞，以及肝癌、胰腺癌及转移癌等恶性肿瘤所致的胆管外压迫所致胆道梗阻，胆道支架植入到狭窄或阻塞部位或是留置鼻胆管是目前较好的方法。

胆道支架按其材质和用途，分为临时性的塑料支架和永久性金属支架两种。

一、胆道塑料支架

胆道塑料支架用于治疗胆胰管良性狭窄、癌性狭窄的术前减轻黄疸，急性化脓性胆管炎的胆道引流等。塑料支架需与支架推送器（包括一个推送套管和一个导引导管组成）配合使用。目前许多公司推出一体式胆道支架系统，由一根共轴的聚全氟乙丙烯材质的导引导管和一根坚硬、可以推送的定位器组成，两者均与一个手柄连接。一体式支架的优点在于输送系统内预装支架使医生能够重新定位支架，帮助确保支架放置于准确的位置（图 2-3-1、2）。

二、胆道金属支架

金属支架主要用于原发性或转移性晚期恶性肿瘤引起的恶性胆道梗阻，引流胆汁，减轻黄疸，改善患者生活质量。金属支架完全扩张后的口径可达 7 ~ 12mm，远非传统塑料支架可比，加之金属材料光洁度较高，并可为胆道上皮细胞覆盖，使得细菌和胆泥物质不易黏附，因而不易发生阻塞和移位，持久通畅性能较佳。

目前应用最广泛的胆道金属支架是钛镍形状记忆合金丝编织成网状的自膨式支架，放入不大于 10F 的推送器内，操作医师将推送器经内镜管道放至胆胰管狭窄部位后，在 X 线的监视下，退出推送管，释放支架，在释放过程中根据 X 线监视图像，不断调整支架位置，使支架位置完全覆盖狭窄段，起到支撑作用。释放后的支架形状为直圆柱，支架一端或两端为喇叭口，分别位于狭窄段的两端。支架推出后，在33℃以上可立即恢复到原来形状，产生持续柔和的径向扩张力，作用在胆道内壁上，使狭窄部位恢复通畅（图 2-3-3、4）。

三、鼻胆管

内镜下鼻胆管外引流术（endoscopic nasobiliary drainage，ENBD）是在诊断性ERCP技术的基础上建立起来的，是较为常用的内镜胆道引流方法。它采用一根细长的塑料管在内镜下经十二指肠乳头插入胆管中，另一端经十二指肠、胃、食管、咽等从鼻孔引出体外，建立胆汁的体外引流途径（图 2-3-5）。ENBD是简便有效的解除胆道梗阻的方法，通过引流达到胆道减压、减轻黄疸的目的。ENBD主要用于治疗急性化脓性梗阻性胆管炎、胆管梗阻、胆道结石嵌顿，减轻梗阻性黄疸、胆源性胰腺炎，胆瘘的预防、治疗性ERCP术后胆管炎的预防。

鼻胆管用于经鼻胆汁外引流。管道直径为3.2mm，长度一般为2550mm。根据需要引流的

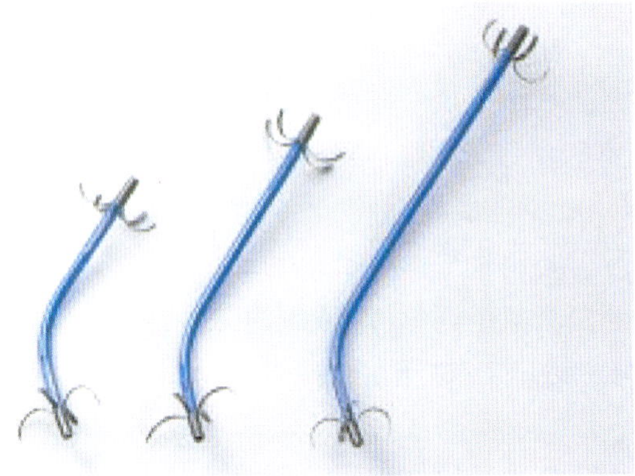

图 2-3-1 胆道“圣诞树形”塑料支架

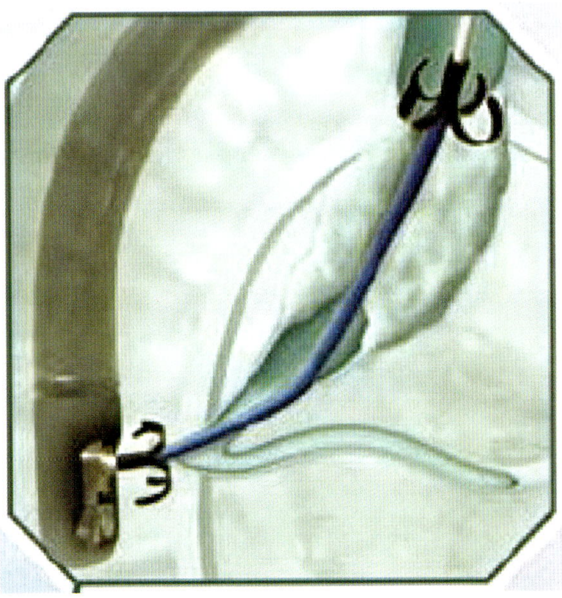

图 2-3-2 塑料支架示意图

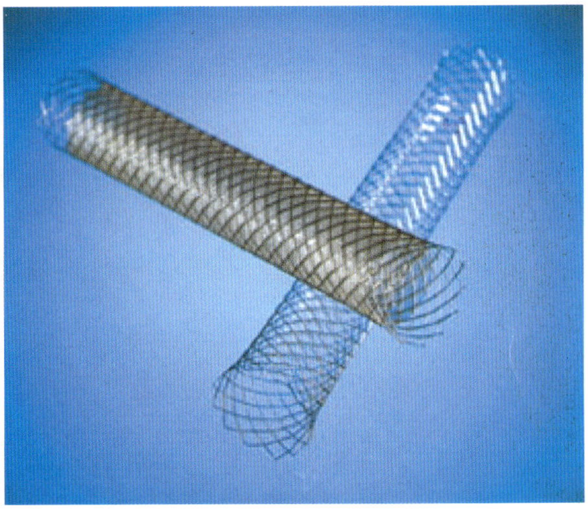

图 2-3-3 胆道金属支架

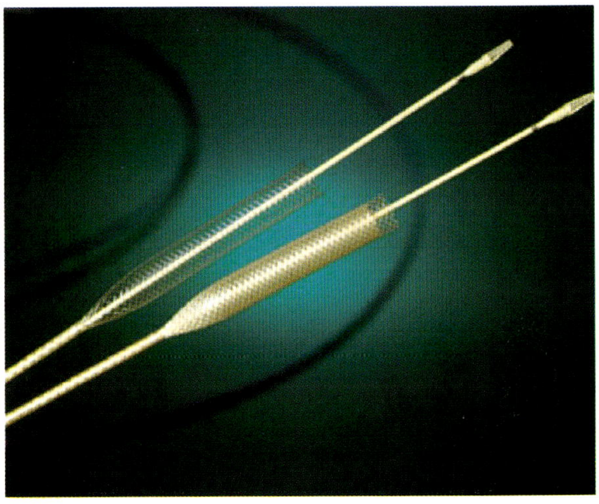

图 2-3-4 金属支架和推送装置

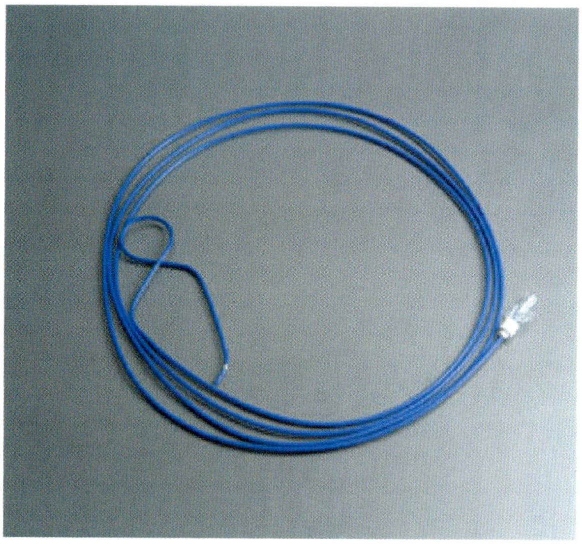

图 2-3-5 鼻胆管

胆管位置不同，具有不同的曲度。短 α 型和猪尾型适用于需要将支架置于胆总管内的 ENBD 病例；α 型便于将支架先端部牢固插入右肝管；逆 α 型便于将支架先端部牢固插入左肝管。

在置管前，先使用治疗型十二指肠镜常规行 ERCP 诊断，了解病变性质及其部位，确定 ENBD 的必要性及其引流部位。经造影导管插入导丝，选择进入所需引流的胆管。退出导管，留置导丝，再经导丝逐渐送入鼻胆管至引流部位，在透视下边插管边退出内镜，将鼻胆管从口中引出。将一根导管插入鼻中并从口中取出，借助这一导管的引导将鼻胆管引出鼻孔，妥为固定。

（姚礼庆）

其他常用治疗器械

第三章

一、活检钳

活检钳是消化内镜诊疗中最常用的附属器械，主要用于内镜下活组织标本的钳取，也用于一些微小病变的直接摘除，还可用于接触病灶，明确病灶的硬度、活动度等情况。

活检钳根据其不同的使用部位和用途，有多种分类。如活检杯有小孔，可提高活检量；活检杯之间有小针，能有效地将活检钳固定，使活检更准确；活检杯有鳄齿钳口型，边缘呈锯齿状、鼠齿状等，能让活检钳更好地咬住组织；有的使用特制的金属外套管能有效地使钳子保持流畅的旋转，使活检更准确；有的是单开型，活检杯单开设计，有利于将钳子固定在斜面上进行活检；有的使用可摇摆活检杯，有利于将钳子固定在斜面上进行活检；特大的活检杯，有利于提高活检量，适合大钳道内镜（钳道直径 3.7mm 以上）使用（图 3-0-1）。

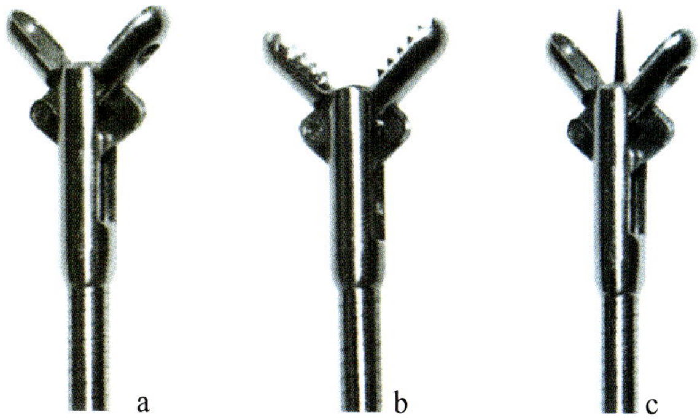

图 3-0-1　各种活检钳。a. 圆钳口型；b. 椭圆鳄齿钳口型；c. 带针型

近年来内镜检查、治疗的设备和人员不断普及，由此带来的院内感染备受重视，所以内镜及其附件的消毒灭菌越来越受重视，需寻找有效的内镜附件消毒灭菌方法以预防院内交叉感染。《消毒技术规范》中规定：活检钳是直接接触机体黏膜组织的内镜附件，需达到灭菌标准。越来越多的单位使用一次性活检钳，以彻底杜绝交叉感染的可能。

二、电圈套器

电圈套器与内镜配套使用，临床用于消化道腔内隆起性组织、息肉等的切除使用，是内镜下使用最广泛的电切设备。按其用途的不同，有多种分类（图 3-0-2）。

三、异物钳

异物钳由夹持异物的钳头、与钳头相连的软杆，以及控制钳头开合的手柄组成，临床常用于胃镜下取异物时夹持异物，使之不易滑脱而便于取出。内镜下切除的标本较大，无法通过负压吸引、网篮等物取出时，也可通过使用异物钳取出。在放置消化管内金属支架时，如支架欠佳，亦可使用异物钳钳夹金属支架的钢丝调整支架的位置。

异物钳因不同用途，有多种分类（图 3-0-3）。

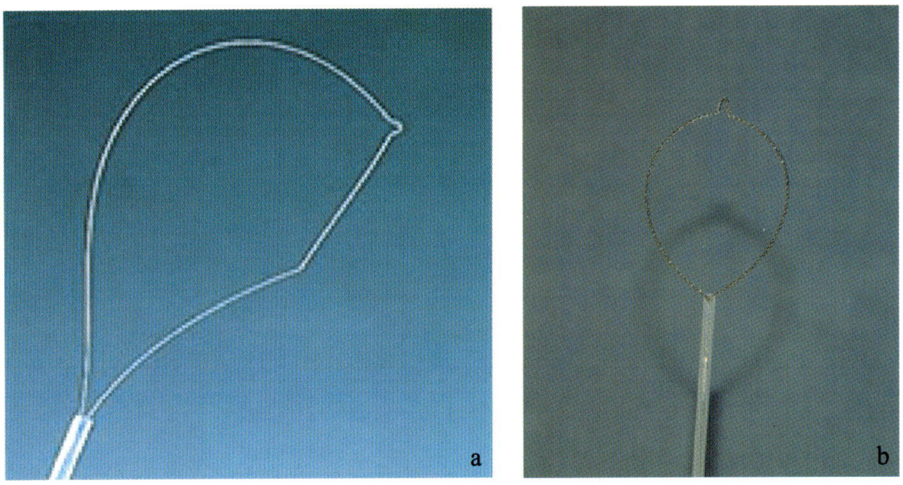

图 3-0-2　a．半月形电圈套器（环径 25mm）；b．椭圆形电圈套器（环径 10、15、25mm）

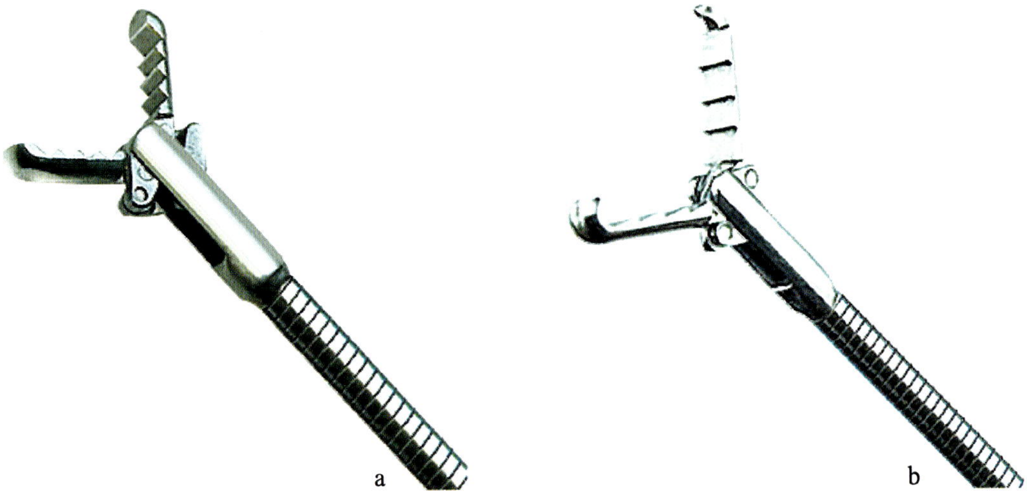

图 3-0-3　不同型号的异物钳

（李全林　陈巍峰）

第二篇
疑难病例治疗篇

第四章 胃、食管疾病

第一节　食管胃底静脉曲张的内镜治疗

【病史简介】

患者，男性，62 岁，因“慢性肝病 30 年，呕血、黑便 1 次”就诊。患者有乙型肝炎后肝硬化史 30 年，2 周前因进食干硬食物后出现呕血约 200ml，解柏油样大便约 500ml，临床考虑“乙型肝炎后肝硬化、门脉高压症、食管胃底静脉曲张破裂出血”，因患者肝功能 Child 分级为 C 级，无法耐受手术，故行内科保守治疗。胃镜检查提示食管距门齿 25 ~ 40cm 见 4 条曲张静脉，迂曲呈串珠样，表面有红色征，胃底贲门周围可见两条曲张静脉团（图 4-1-1、2）。

【术前诊断】

重度食管胃底静脉曲张，乙型肝炎后肝硬化，门脉高压症，肝功能 Child C 级。

【内镜治疗方案】

食管胃底静脉曲张内镜下治疗（组织黏合剂注射联合套扎治疗）。

【内镜治疗器械】

静脉曲张套扎器、内镜注射针、硬化剂、组织黏合剂、碘油等（图 4-1-3 ~ 5）。

【治疗过程】

见图 4-1-6 ~ 10。

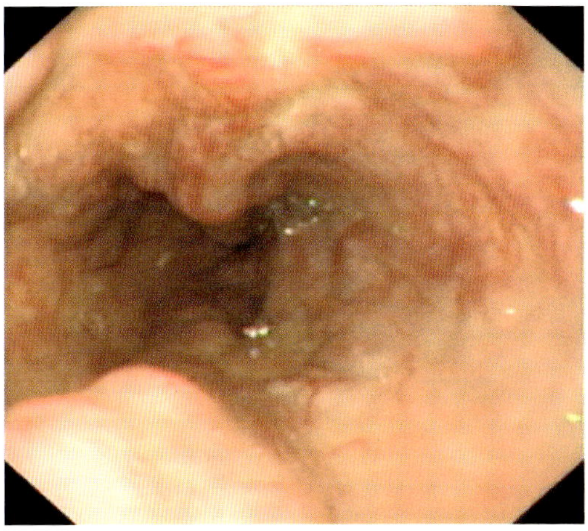

图 4-1-1　食管距门齿 25 ~ 40cm 见 4 条曲张静脉，迂曲呈串珠样，表面有红色征。内镜诊断为重度食管静脉曲张

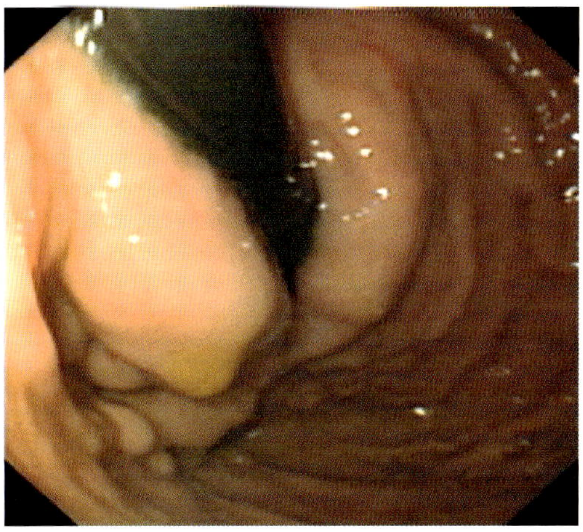

图 4-1-2　胃底贲门周围可见两条曲张静脉团

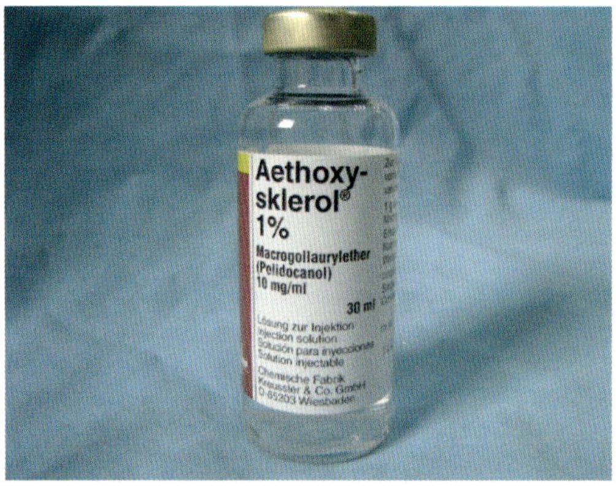

图 4-1-3 硬化剂（1% 乙氧硬化醇）

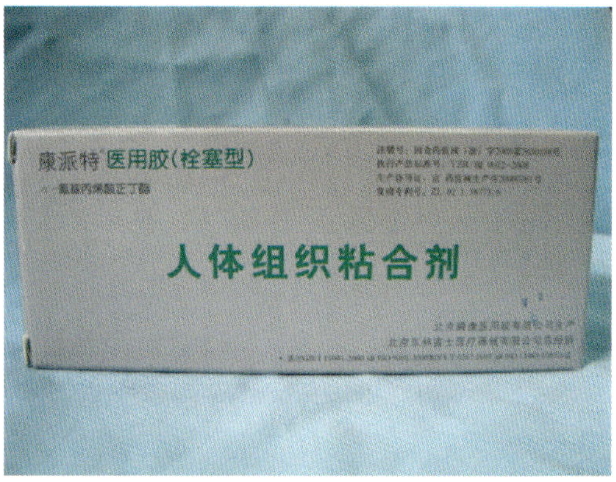

图 4-1-4 组织黏合剂

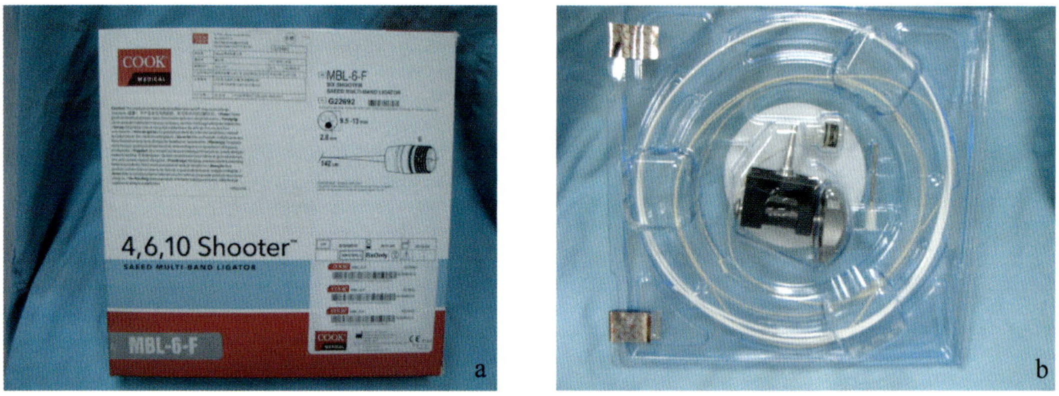

图 4-1-5 食管静脉曲张套扎器套件（美国 Cook 公司）

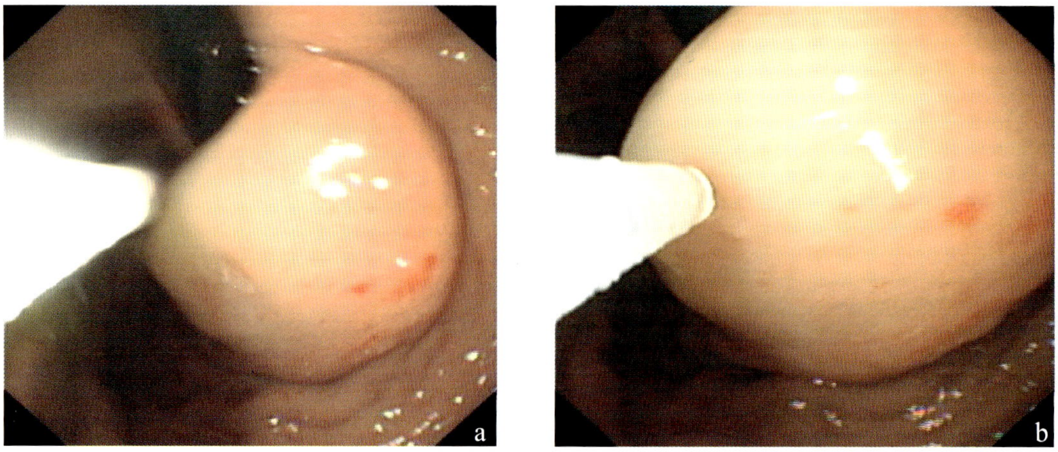

图 4-1-6 应用“改良三明治”注射法（硬化剂 + 碘油 + 组织黏合剂 + 碘油的注射顺序）分别对胃底两条曲张静脉团进行注射

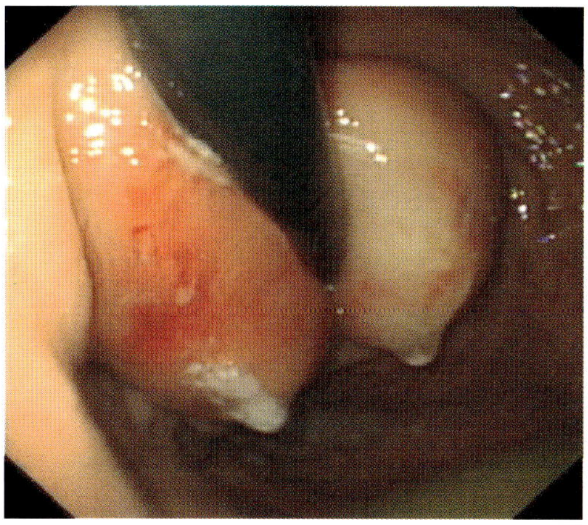

图 4-1-7　经“改良三明治夹心”注射治疗后，曲张的静脉团质地变硬

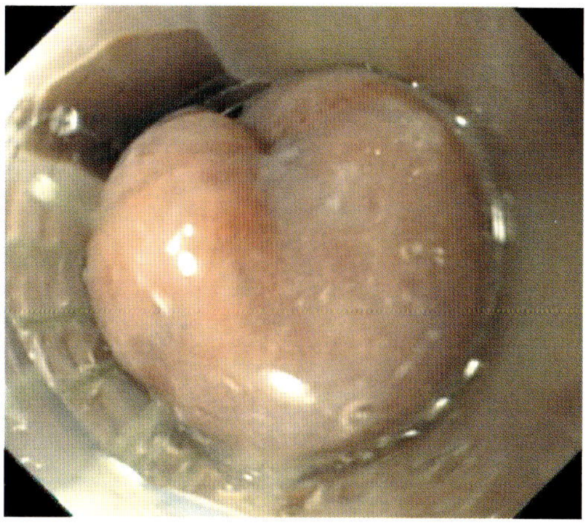

图 4-1-8　退出胃镜，在胃镜前端安装套扎器后重新进镜至食管腔，从齿状线开始进行套扎治疗，将透明帽对准靶静脉，负压吸引，将曲张静脉团吸入透明帽内

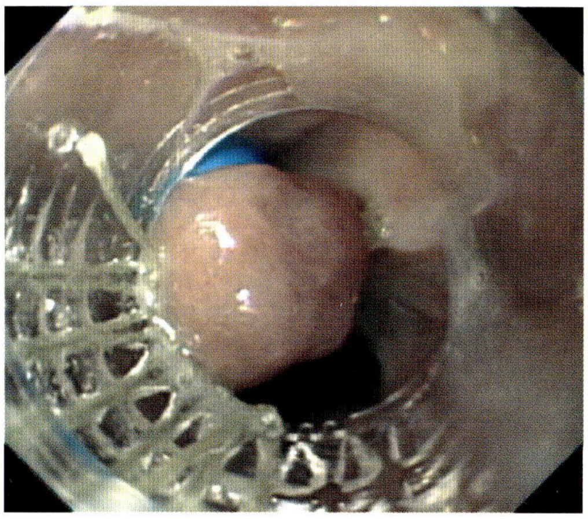

图 4-1-9　击发套扎器手柄旋钮，将套扎环扎住吸入透明帽内的曲张静脉团。

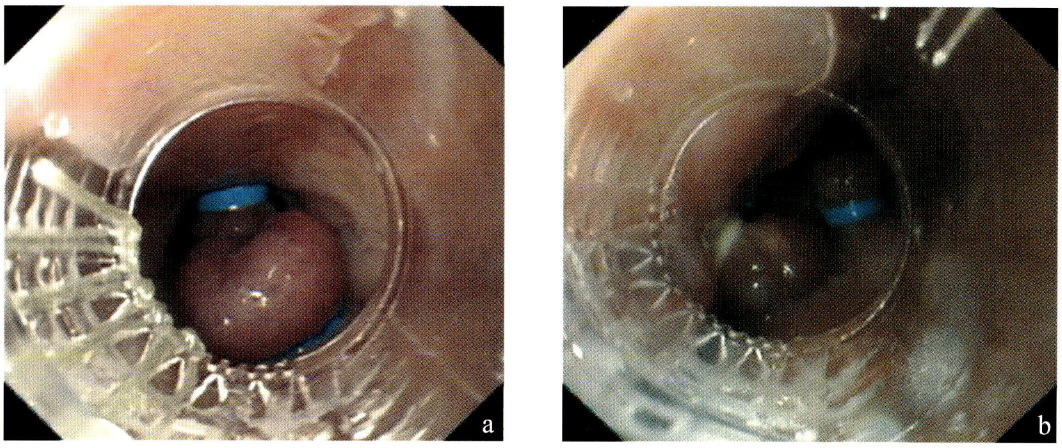

图 4-1-10　在距门齿 30 ~ 40cm 不同平面上套扎，每处套扎部位距离约 2cm，自肛侧向口侧呈螺旋式，尽量避开糜烂、溃疡面。如发现血栓者，可在其下方套扎，避免在同一平面上套扎两次，以免形成食管腔狭窄

【术后处理和随访】

术后禁食 4 小时，以后进冷流质饮食，质子泵抑制剂治疗 2 周，患者术后一般情况好，无呕血、黑便等。术后随访 1 年，未出现呕血、黑便等上消化道出血症状（图 4-1-11、12）。

【术后诊断】

重度食管胃底静脉曲张，乙型肝炎后肝硬化，门脉高压症，肝功能 Child C 级。

【专家点评】

食管胃底静脉曲张为门静脉高压症的主要临床表现，而食管胃底曲张静脉破裂出血是门脉高压症的主要并发症之一，病死率很高。门脉高压症主要是由肝硬化引起的，亦是肝硬化的主要病理生理变化之一。

进入 20 世纪 90 年代，内镜下食管静脉曲张结扎（endoscopic varicenal ligation，EVL）和内镜下食管静脉曲张硬化（endoscopic injection sclerotherapy，EIS）疗法是两种常用的内镜治疗方法，其疗效和安全性逐渐为学术界所认可。两种治疗方法的曲张静脉消失率无差别，但一般认为 EVL 更为安全。Binmoekker 和 Soehendra 等认为，EVL 是治疗食管静脉曲张破裂出血的首选方法，除非该患者曾接受过 EIS，使食管壁僵硬不易行 EVL。

根据中华医学会消化内镜学分会 2000 年制定的指南规定，对于胃底静脉曲张原则上以手术治疗为主，对于急诊破裂出血或无手术条件者，可采用硬化治疗。目前认为胃底静脉曲张注射组织黏合剂（Histoacryl）疗效优于硬化剂。组织黏合剂是一种快速固化水样物质，与血液接触后即时聚合反应，闭塞血管控制出血。在注射前先在注射针管道内注入 1ml 碘化油，使碘化油在导管内有一层油性薄膜，预防组织黏合剂堵塞导管，然后将配制好的黏合剂和碘油快速注入静脉内，黏合剂注射量根据静脉曲张直径估计，一般 1cm 直径血管至少注射 0.5ml 组织黏合剂。临床经验表明，联合乙氧硬化醇注射可以减少组织黏合剂用量，增加疗效。该患者在临床常用的“三明治夹心法”即碘油 1ml+ 组织黏合剂 + 碘油 1ml 之前增加了注射乙氧硬化醇，获得了较好的疗效。

本例患者有长期的乙型肝炎后肝硬化病史，

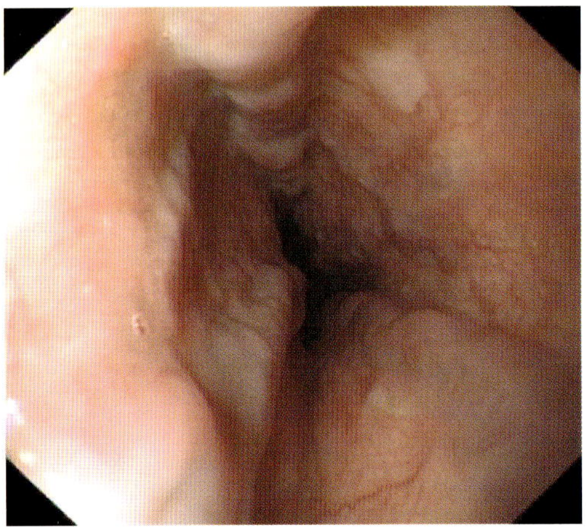

图 4-1-11 术后 3 个月，复查胃镜可见食管中下段静脉曲张程度较套扎前明显好转，无活动性出血，无红色征，并可见瘢痕形成

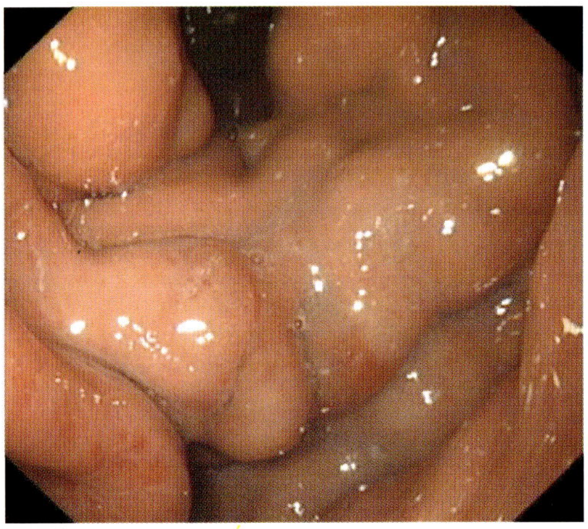

图 4-1-12 术后 3 个月，复查胃镜可见胃底曲张静脉较组织黏合剂治疗前明显好转，无活动性出血，无红色征，可见红色瘢痕形成

胃镜检查有明确的重度食管静脉曲张合并胃底静脉曲张，并有出血史，肝功能Child分级为C级，无法耐受外科手术治疗，故首选内镜下治疗。对于这类食管静脉曲张合并胃底静脉曲张的患者，单纯进行食管曲张静脉EVL或EIS会升高胃底曲张静脉的压力，增加其破裂出血的风险，我们采用胃底曲张静脉“改良三明治夹心”注射法，再联合食管曲张静脉套扎治疗，取得良好的近期效果。

因肝硬化、门脉高压症是一个不可逆的进展过程，内镜下治疗仅能降低曲张静脉破裂出血的发生率，并不能改变疾病的转归。只有采用包括肝移植在内的更新治疗方法改变或逆转肝硬化和门脉高压，才有可能从根本上治疗食管胃底静脉曲张。

（马丽黎　陈世耀）

第二节　早期食管癌的黏膜下剥离术

【病史简介】

患者，男性，70岁，因“反复胸骨后痛、反酸、胃灼热感6个多月”就诊。胃镜检查见食管距门齿25～30cm处大片不规则糜烂。复方卢戈液染色可见食管距门齿25～30cm处大片地图样不规则不染区和淡染区，占管腔1周。活检病理提示：食管上皮内高级别瘤变（图4-2-1～3）。

【初步诊断】

食管黏膜高级别瘤变。

【内镜治疗方案】

ESD。

【内镜治疗器械】

ESD治疗器械、海博刀等。

【治疗过程】

见图4-2-4～11。

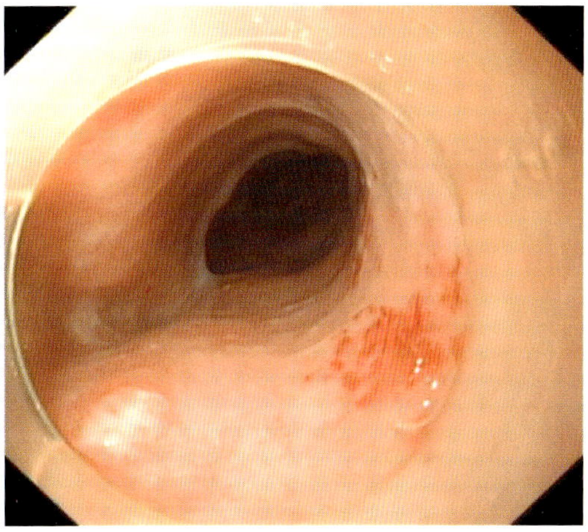

图4-2-1　胃镜检查至食管距门齿25～30cm，常规白光下见大片糜烂灶，边缘不规则，与正常食管黏膜边界不清

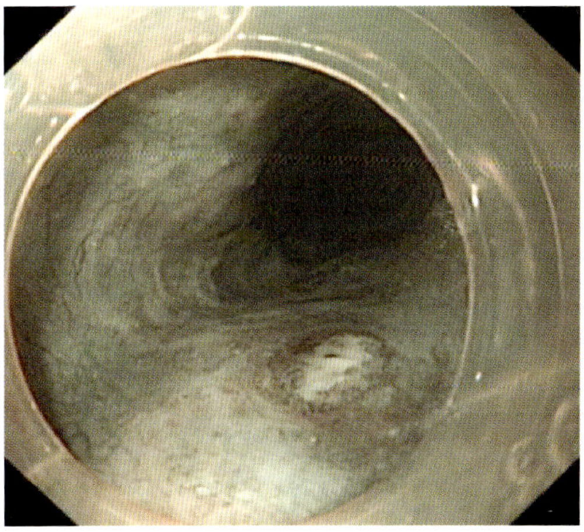

图4-2-2　窄带成像（narrow band imaging，NBI）可见食管黏膜不规则片状病灶，与周围正常食管黏膜边界较清晰，NBI下病灶区色泽较深，提示病灶区血管较正常食管黏膜更为丰富，上皮乳头内毛细血管袢（intrapapillary capillary loops，IPCL）：Ⅳ型

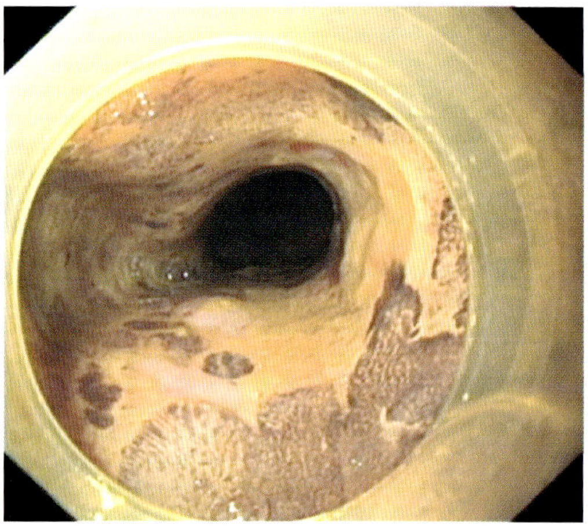

图 4-2-3 同一部位复方卢戈液染色，可见食管距门齿 25 ~ 30cm 处大片地图样不规则不染区和淡染区，累及食管腔近 1 周，与周围正常食管黏膜边界清晰。根据染色和活检病理结果，决定行 ESD

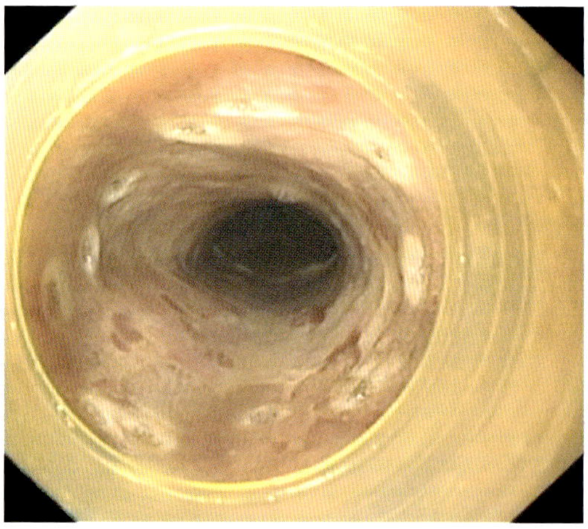

图 4-2-4 根据复方卢戈液染色结果，以 APC 分别于病灶上缘和下缘作标记，标明切除范围

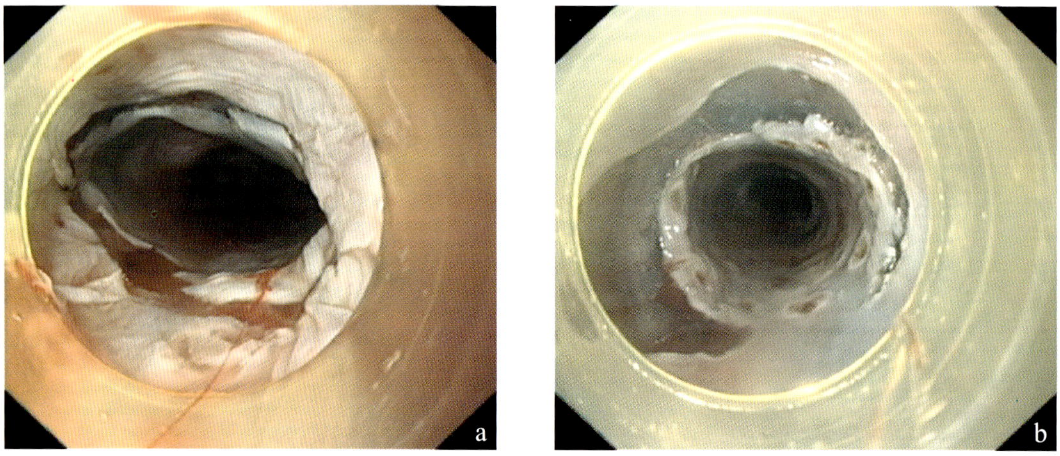

图 4-2-5 黏膜下注射靛胭脂 + 生理盐水 + 肾上腺素混合溶液后，在标记点上方 0.5cm 处，以钩形切开刀切开黏膜层，暴露黏膜下层（切开的黏膜层下方淡蓝色的组织层即为黏膜下层）

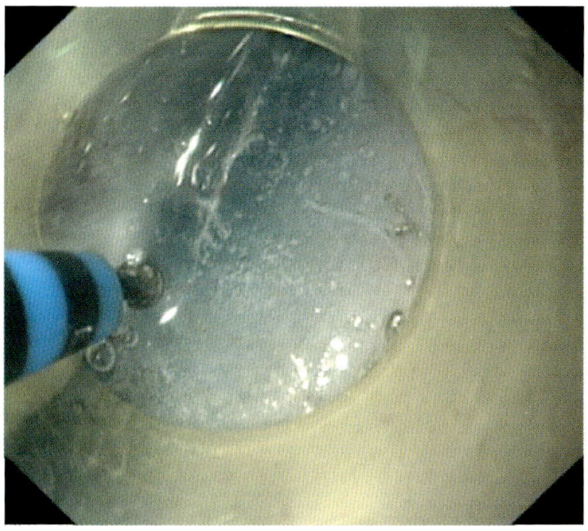

图 4-2-6 黏膜下注水后，黏膜下层形成水垫（图中淡蓝色的组织层即为黏膜下层），以海博刀逐步分离黏膜下层，剥离黏膜层

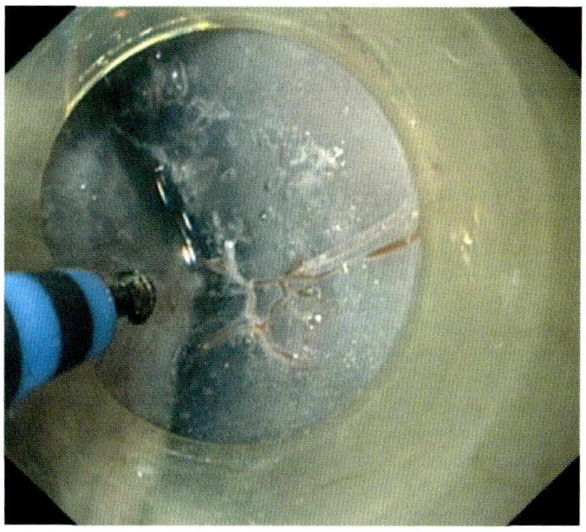

图 4-2-7 在分离黏膜下层过程中，遇到黏膜下微血管，以电凝凝固，防止在分离过程中引起出血，影响视野，延长操作时间

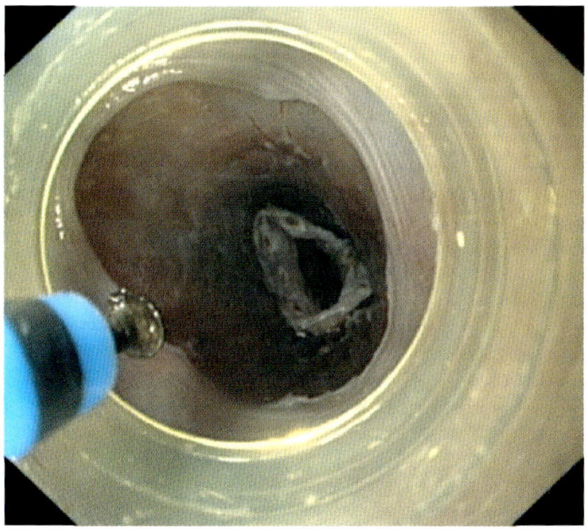

图 4-2-8 以海博刀从口侧向肛侧逐步分离黏膜层。海博刀的优势在于可以同时完成注水、切割、冲洗、止血等功能，不必更换治疗器械，使手术视野更为清晰，出血更少，剥离过程更为迅速

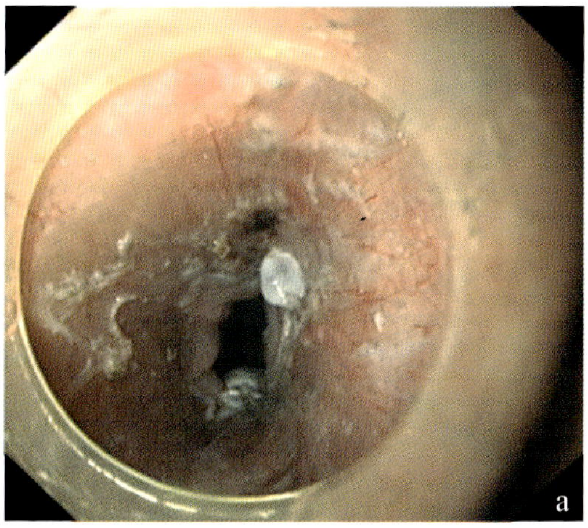

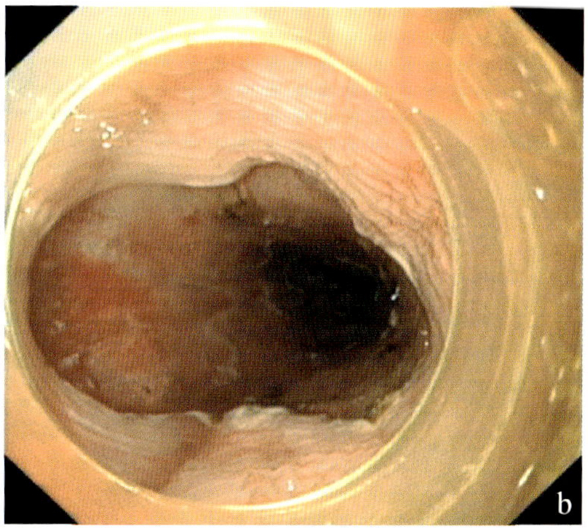

图 4-2-9 完整剥离病变的黏膜层，暴露食管肌层，仔细检查创面，以热活检钳将活动性出血点凝固止血；对于暴露的血管，亦应用 APC 电灼，将血管凝固，预防术后迟发性出血，对于肌层有破损的部位，可应用金属夹将食管壁菲薄的部位缝合

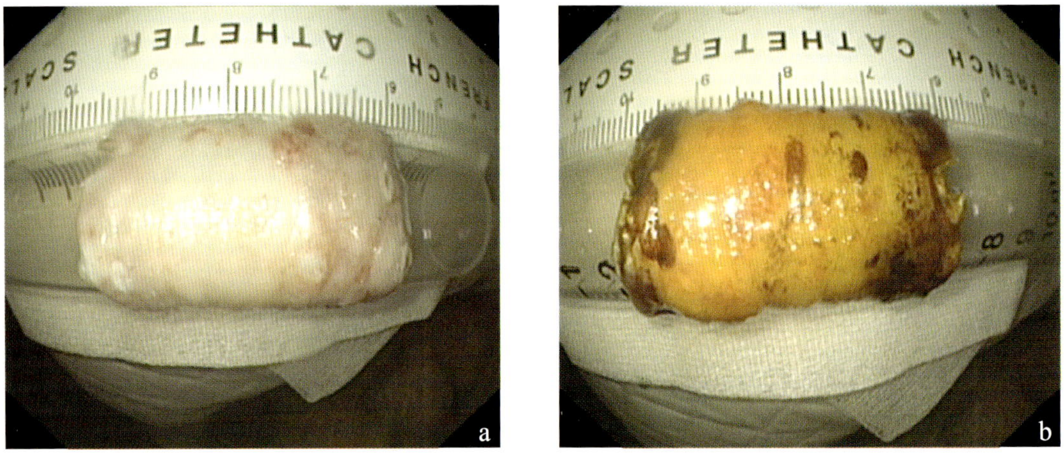

图 4-2-10 一圈完整切除的食管黏膜标本固定于针筒。图 a 为未染色的标本，标本可见术中的 APC 标记点；图 b 标本经过复方卢戈液染色，可见表面大片状的不染区，切缘部位为染色区

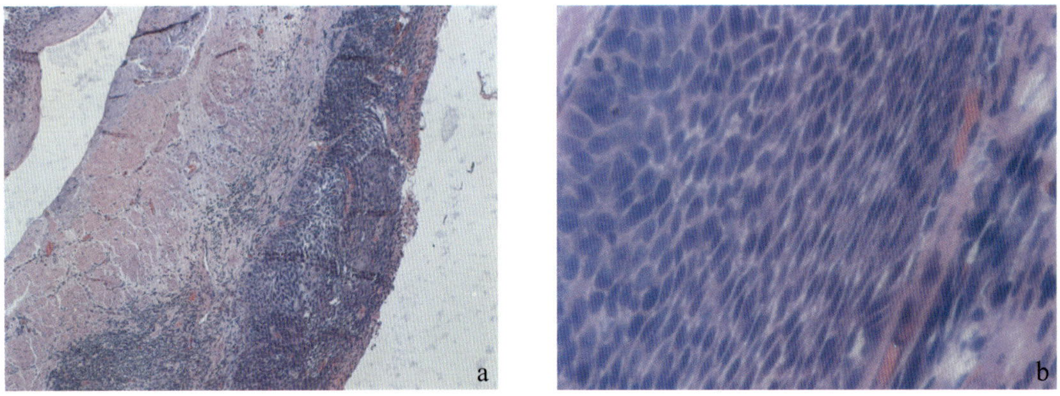

图 4-2-11 病理诊断:（食管 ESD 切除标本）黏膜鳞状上皮重度异型增生，小灶区癌变，癌组织浸润黏膜肌层，切缘及基底未见肿瘤累及

【术后处理】

术后禁食、胃肠减压、抑酸和补液等治疗，患者术后无呕血、黑便，无皮下气肿等。术后 48 小时进食流质，术后 3 天出院。

【随访】

术后 1 周：患者出现吞咽困难，来院复诊，胃镜提示距门齿 25 ~ 30cm 处食管 ESD 创面充血糜烂，管腔轻度狭窄，胃镜尚能通过。应用水囊扩张管腔，过程顺利，创面少量渗血。扩张术后，患者吞咽困难症状好转（图 4-2-12、13）。

术后 4 周：患者吞咽困难加重，再行内镜下水囊扩张，扩张后患者症状好转（图 4-2-14）。

术后 5 周：患者吞咽困难再次加重，再行内镜下水囊扩张，扩张后症状好转（图 4-2-15）。

术后 7 周：患者吞咽困难再次加重，再行内镜下水囊扩张，扩张后好转（图 4-2-16）。

术后 9 周：患者再次出现吞咽困难加重，再行内镜下水囊扩张，扩张后患者症状好转（图 4-2-17）。

术后 15 周：患者吞咽困难又加重，再行内

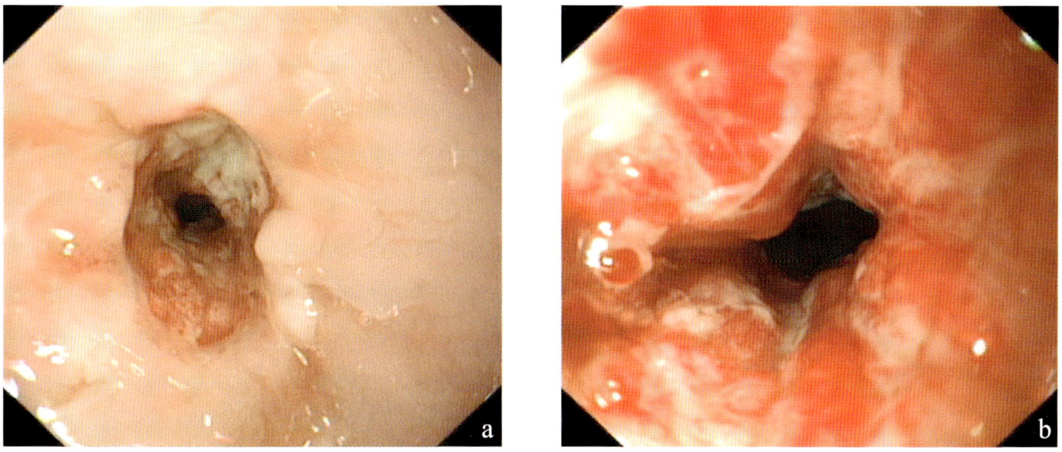

图 4-2-12　术后 1 周随访，ESD 创面充血糜烂，管腔轻度狭窄

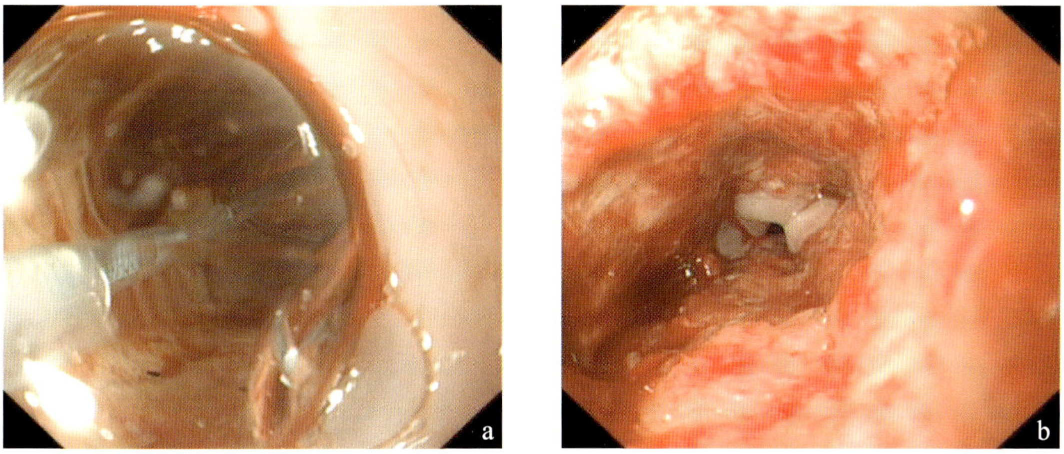

图 4-2-13　应用水囊扩张管腔，过程顺利，创面少量渗血，扩张后管腔明显增大

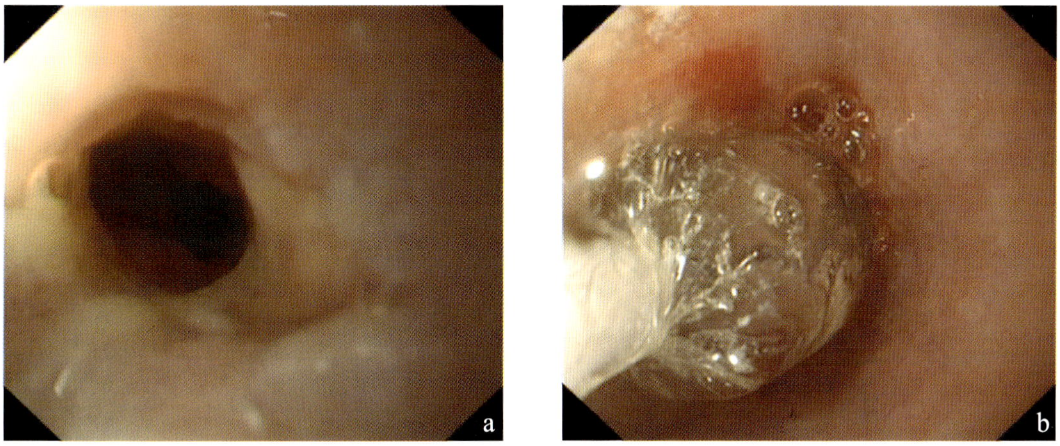

图 4-2-14　术后 4 周随访，距门齿 25 ~ 30cm 处创面仍有较多糜烂溃疡灶，管腔狭窄，胃镜无法通过，行水囊扩张

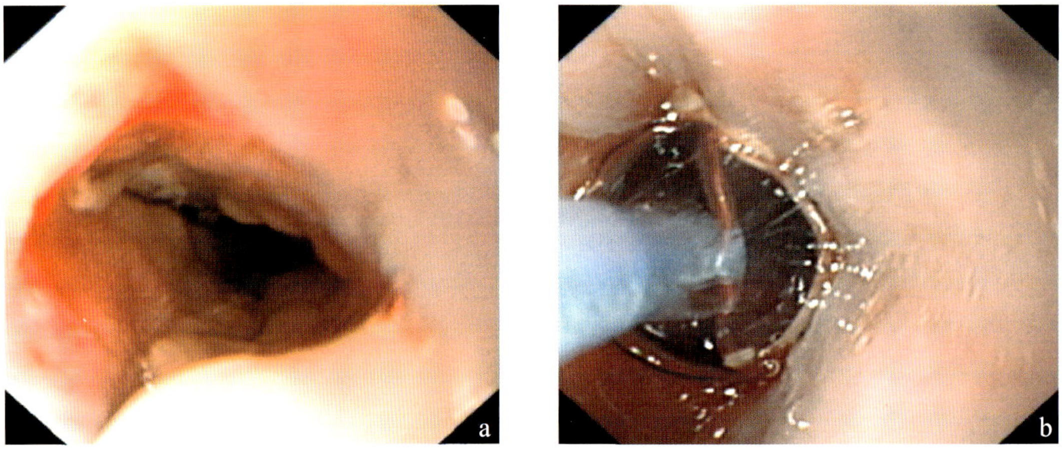

图 4-2-15 术后 5 周随访，距门齿 25 ~ 30cm 处创面仍有少许糜烂溃疡，管腔轻度狭窄，胃镜勉强通过，行水囊扩张

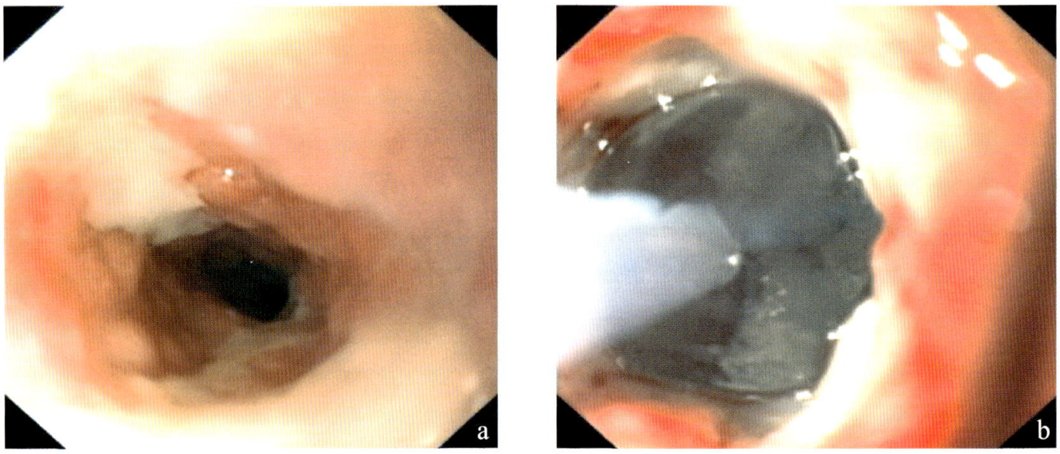

图 4-2-16 术后 7 周随访，创面仍有少许糜烂溃疡，管腔轻度狭窄，与术后 5 周狭窄情况相仿，胃镜勉强通过，行水囊扩张

镜下水囊扩张，扩张后好转（图 4-2-18）。

术后 6 个月：患者吞咽困难较上次扩张治疗后加重，只能进流质，来院复诊，胃镜提示距门齿 27cm 处管腔呈环形，胃镜通过困难，其余手术部位狭窄缓解。应用水囊扩张管腔，扩张术后，患者吞咽困难症状好转（图 4-2-19）。

术后 9 个月：患者再次出现吞咽困难加重，内镜检查，狭窄段仍位于距门齿 27cm 处，但较上次复查，狭窄明显好转。行内镜下扩张，扩张后患者吞咽困难症状好转，随访至今，未再出现明显吞咽困难（4-2-20）。

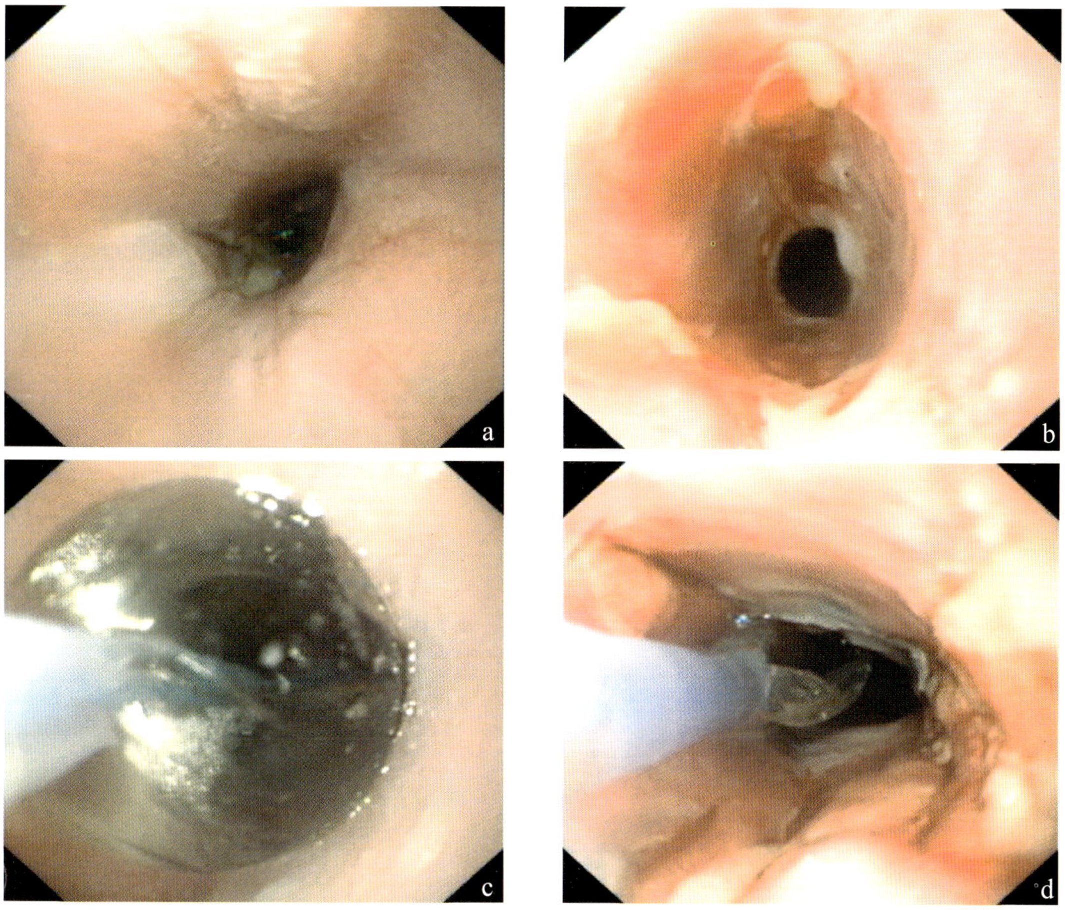

图 4-2-17 术后 9 周随访，创面仍有少许散在糜烂，表面覆有脓苔，管腔狭窄，胃镜无法通过，再次行水囊扩张，扩张后管腔明显增大，胃镜可通过

【治疗和随访结果】

ESD 术后 1 周至 9 个月，经过 8 次扩张治疗，患者吞咽困难缓解，未再复发，可进食半流质食物，手术区无复发。

【术后诊断】

早期食管癌。

【专家点评】

几十年来食管癌的发病率和死亡率一直居高不下，总体 5 年生存率不足 10%，其主要原因是到医院就诊的病例几乎均为中晚期。而早期食管癌的 5 年生存率高达 90% 左右，由此可见开展食管癌的早期诊断、早期治疗是降低食管癌死亡率的关键措施。食管黏膜重度不典型增生是食管癌的癌前病变，对此进行有效治疗，则有助于切断癌前病变的发展趋势，根除食管癌的主要来源，从而降低食管癌的发病率。

内镜下食管黏膜碘染色技术的应用，使早期食管癌检出率有了明显的提高。早期食管癌的治疗现状是大多数早期食管癌患者接受微创治疗，

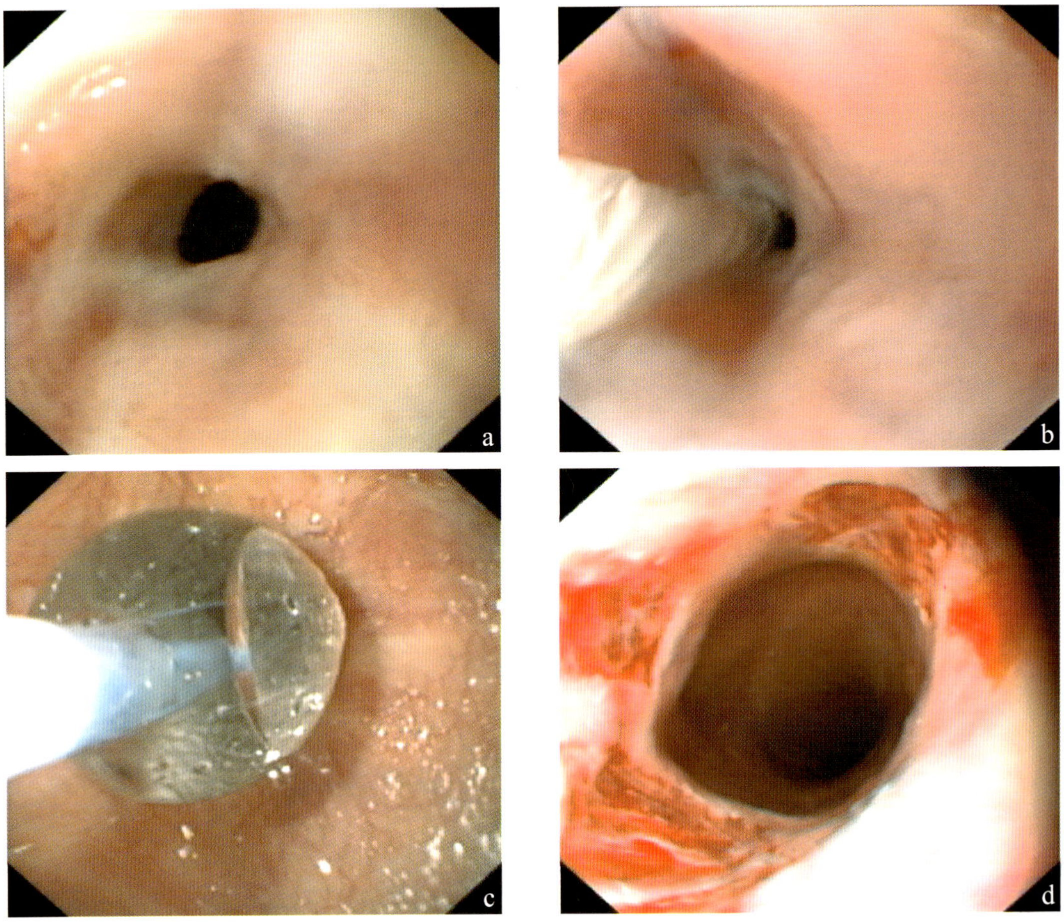

图 4-2-18　术后 15 周随访，创面已愈合，可见明显的瘢痕形成，管腔狭窄，胃镜无法通过。水囊扩张后，管腔增大，胃镜可顺利通过

少数患者接受外科手术；重度不典型增生与早期癌的治疗原则一致。在以往，对于直径小于 2cm 的病灶，一般采取内镜黏膜切除术（endoscopic mucosal resection, EMR）的方法；对于大于 2cm 的病灶，一部分患者接受外科手术治疗，手术创伤大，并发症多，生活质量差，医疗费用高；一部分患者接受内镜黏膜分块切除术（endoscopic piecemeal mucosal resection，EPMR）。EPMR 这种治疗方法虽然可以微创切除病灶，但是分块切除过程中易有岛状的病灶残留，据报道术后复发率高达 10% ~ 40%，手术切除的标本破碎，也无法进行完整的病理学检查，无法评价病灶是否完全切除。ESD 的应用，使完整切除直径大于 2cm 的病灶成为可能。

本例患者食管病变长度达 5cm，累及食管全周，而活检病理提示重度不典型增生。ESD 完整切除了病灶，但由于病变范围较大，手术切除全周食管黏膜，术后 1 周即出现食管狭窄的症状，术后 1 周至 9 周的多次胃镜检查，都可观察到创面明显的炎症反应。这段时间的狭窄原因，我们认为是创面的炎症反应引起组织肿胀所致。术后 15 周至 9 个月，我们观察到创面瘢痕的形成，这段时期也正是组织瘢痕形成和收缩期，此时的狭窄原因我们认为是创面瘢痕形成所致。因

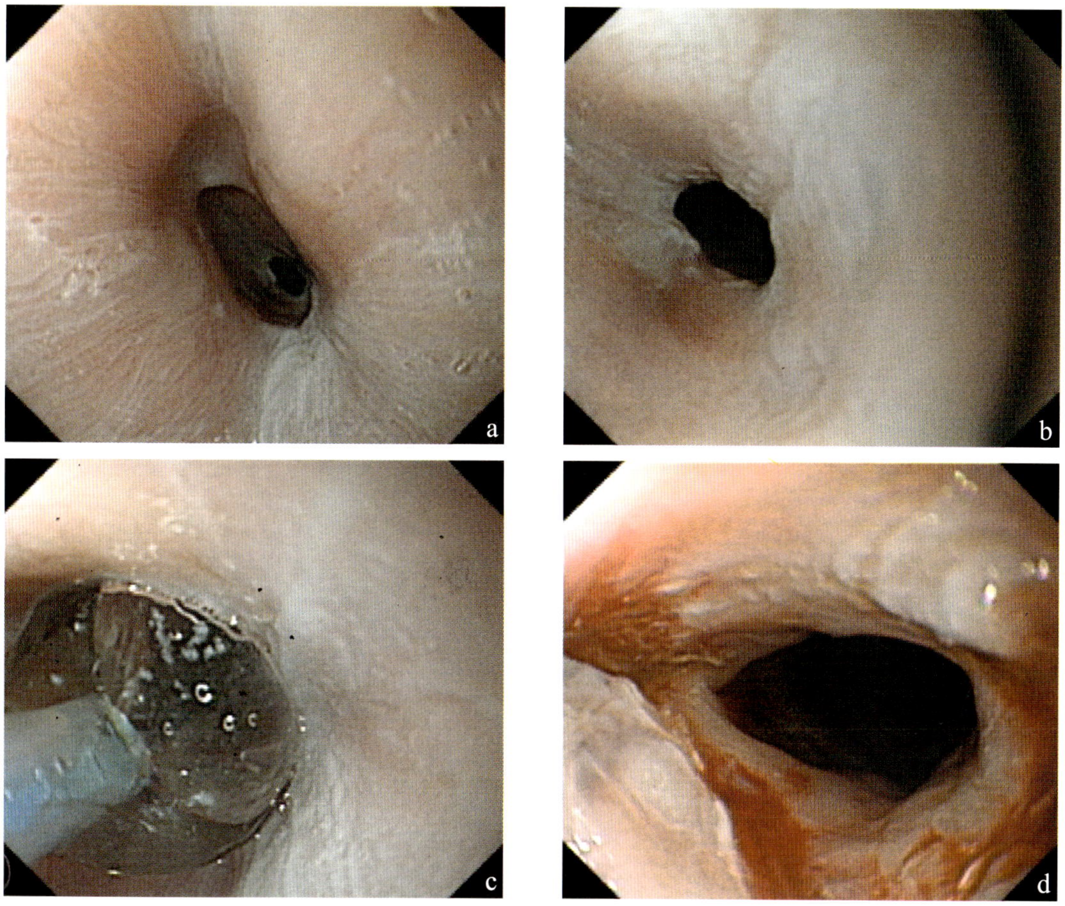

图 4-2-19　术后 6 个月随访，创面完全愈合，于距门齿 27cm 处见环形狭窄，胃镜无法通过，应用水囊扩张管腔，创面少量渗血，扩张后管腔明显增大，胃镜可顺利过

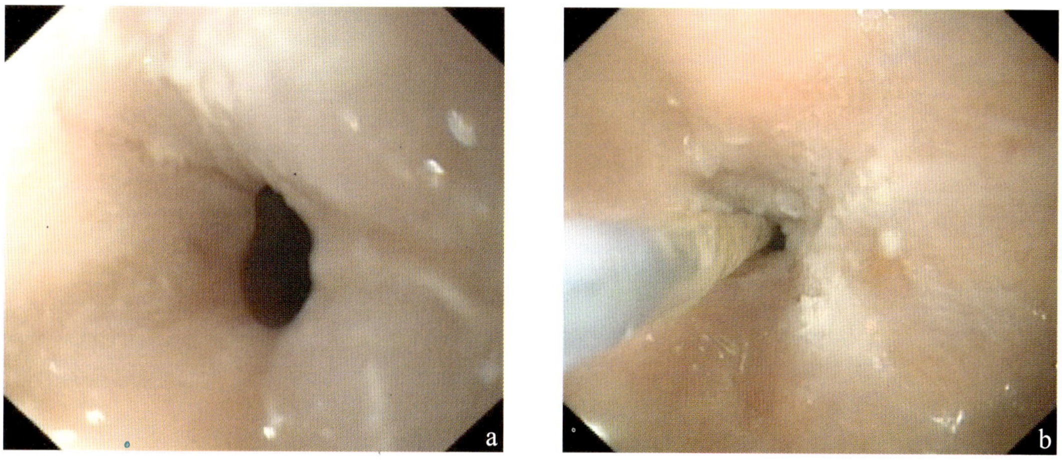

图 4-2-20　术后 9 个月随访，距门齿 27cm 达食管狭窄处，无法通过胃镜，应用水囊扩张管腔，扩张后管腔明显增大

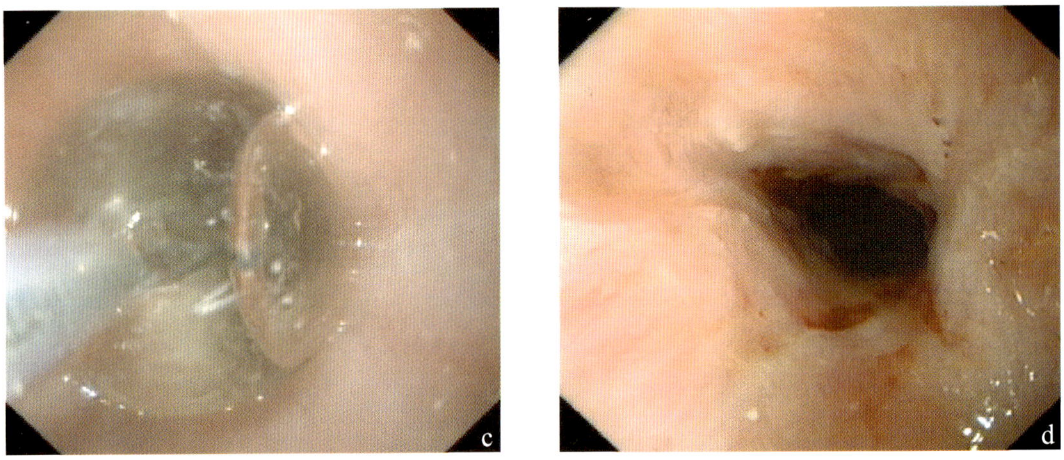

图 4-2-20 续　术后 9 个月随访，距门齿 27cm 达食管狭窄处，无法通过胃镜，应用水囊扩张管腔，扩张后管腔明显增大

为 ESD 只切除病灶区的黏膜和黏膜下层，固有肌完整，故手术引起的瘢痕狭窄仅限于黏膜层和黏膜下层，狭窄程度和治疗难度远低于外科食管切断再吻合形成的食管全层瘢痕。本例患者通过 8 次内镜下扩张治疗，使 ESD 术后所致的食管狭窄得以缓解。对于 ESD 术后所致食管狭窄的诊治，本中心的经验是，病变累及食管 1/2 周以上的，ESD 术后均会不同程度地出现管腔狭窄，内镜下水囊扩张是治疗狭窄的有效措施。

本例 ESD 治疗采用海博刀进行，手术耗时 65 分钟，可见海博刀在 ESD 治疗中具有独到的优势。

（蔡明琰　周平红）

第三节　食管固有肌层来源肿瘤的黏膜下挖除术

【病史简介】

患者，男性，58 岁，因“体检发现食管黏膜下肿瘤 2 周余”就诊。胃镜检查提示食管距门齿 26cm 处可见 1.5cm × 2.0cm 的黏膜下隆起，表面黏膜完整光滑，质地硬，固定。小探头超声胃镜检查，于食管距门齿 26cm 处探得 1.5cm × 2.0cm 大小固有肌层来源的低回声肿瘤，内部回声均匀，边界清。结合胃镜及超声胃镜检查结果，临床诊断为食管平滑肌瘤，来源于固有肌层（图 4-3-1、2）。

【初步诊断】

食管黏膜下肿瘤，平滑肌瘤可能。

【内镜治疗方法】

内镜黏膜下挖除术（endoscopic submucosa excavation, ESE）。

【内镜治疗器械】

ESD 治疗器械。

【治疗过程】

见图 4-3-3 ～ 10。

【术后诊断】

食管固有肌层来源平滑肌瘤。

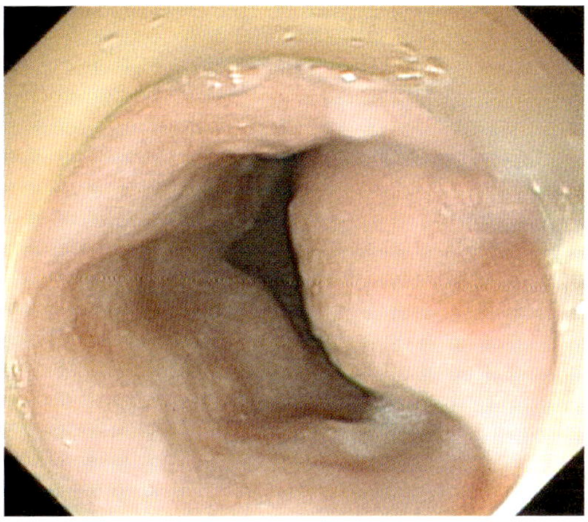

图 4-3-1　胃镜检查至食管距门齿 26cm 处，可见 1.5cm×2.0cm 的黏膜下隆起，表面黏膜完整光滑，质地硬，固定

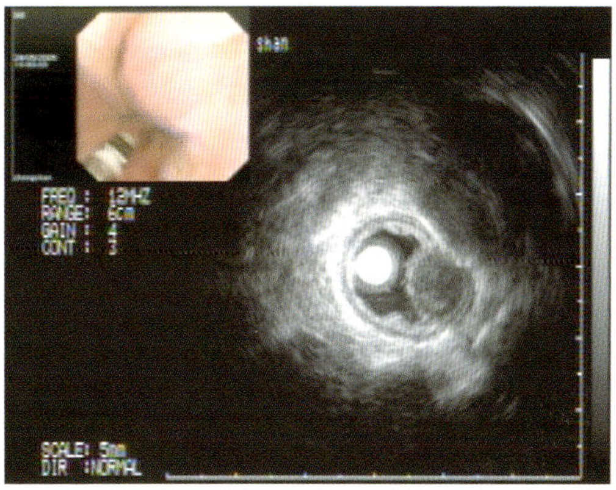

图 4-3-2　小探头超声胃镜检查，于食管距门齿 26cm 处探得 1.5cm×2.0cm 大小固有肌层来源的低回声肿瘤，突向食管腔内，肿瘤内部回声均匀，边界清

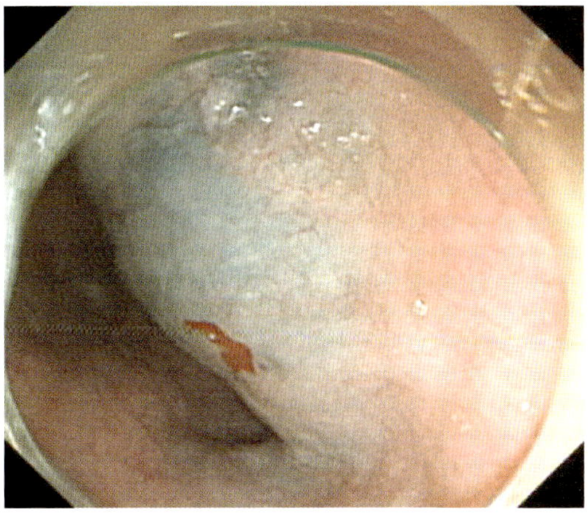

图 4-3-3　在黏膜下肿瘤部位黏膜下注射靛胭脂 + 生理盐水 + 肾上腺素混合溶液，使肿瘤部位的黏膜层和黏膜下层抬举，便于切除肿块

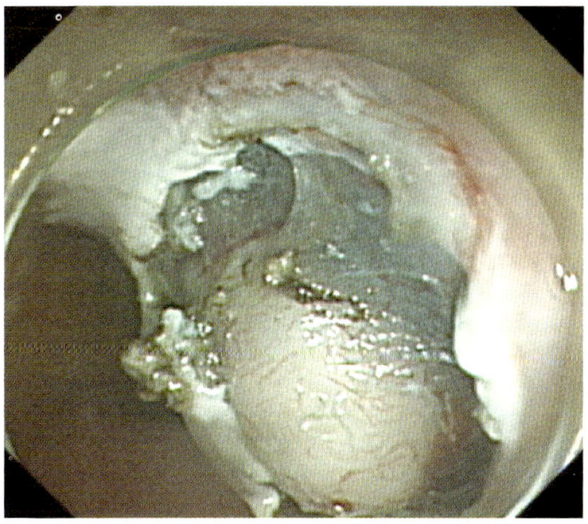

图 4-3-4　黏膜下注射后，以钩形切开刀逐步切开黏膜层和黏膜下层，显露肿块（图中椭圆形的白色肿块即为本次手术需要切除的固有肌层来源平滑肌瘤，周围淡蓝色组织为黏膜下层）

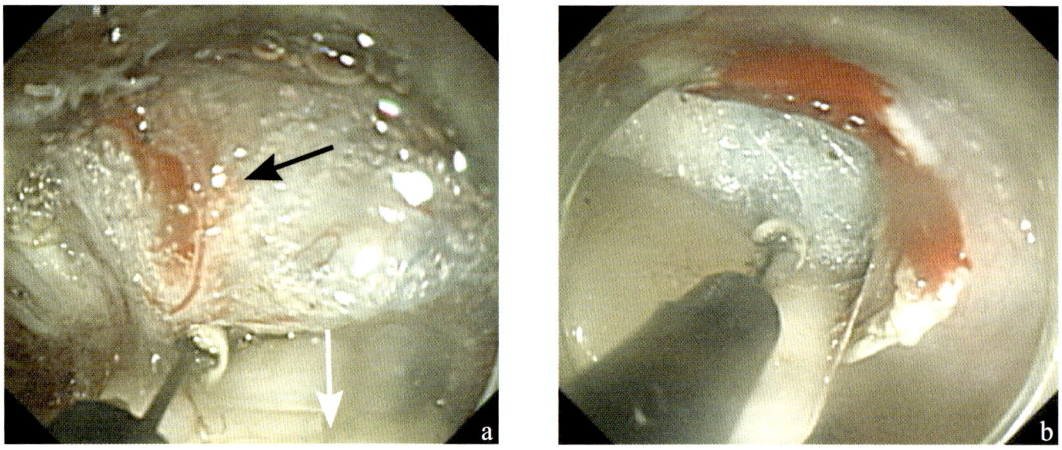

图 4-3-5 以 IT 刀紧贴肿瘤缘逐步分离肿瘤周围的黏膜下层组织。分离过程中如有黏膜下层血管，应及时以 IT 刀或热活检钳电凝烧灼，防止在分离过程出血（白色箭头所指为瘤体，黑色箭头所指为黏膜下层中的血管）

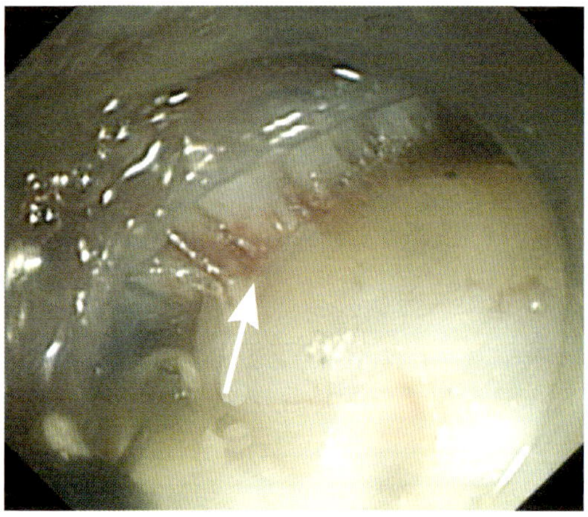

图 4-3-6 分离至固有肌层，可见肿瘤与固有肌层紧密粘连，以 IT 刀紧贴肿瘤组织分离粘连固有肌层组织，此时分离的关键是切开刀紧贴肿瘤面，可有效地防止食管穿孔（图中箭头所指即为与肿瘤粘连的固有肌层组织，IT 刀紧贴肿瘤逐步分离与之粘连的固有肌层）

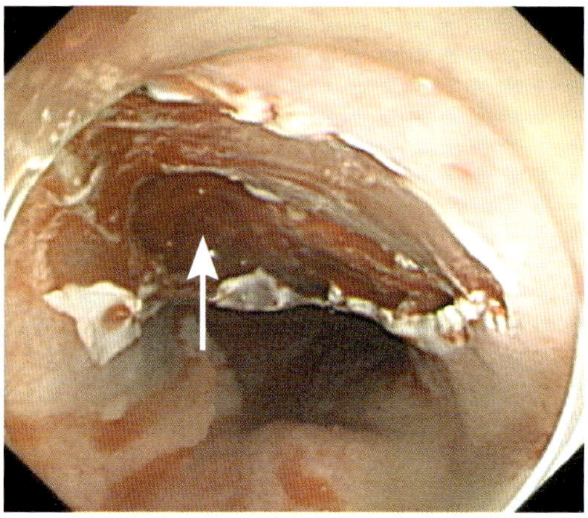

图 4-3-7 以 IT 刀完整剥除肿瘤，可见食管固有肌层局部缺损变薄（如箭头所指），但未发生穿孔

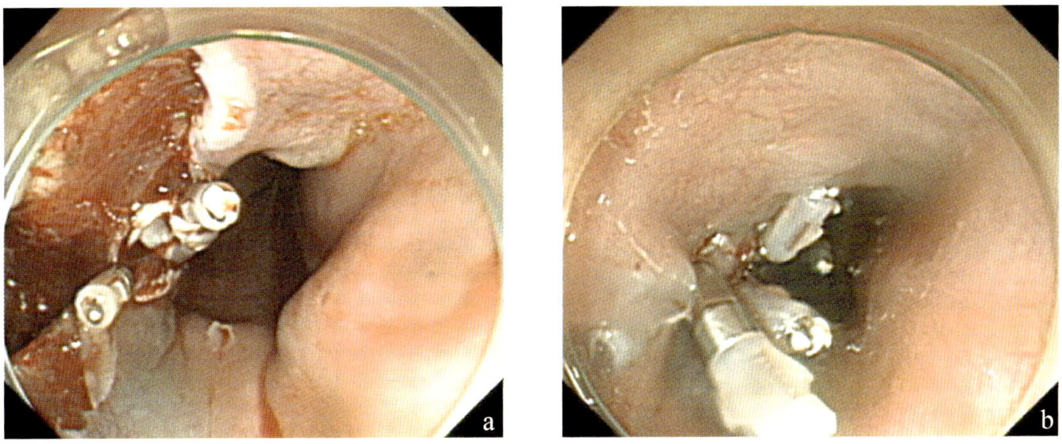

图 4-3-8 以金属夹逐步线性缝合创面

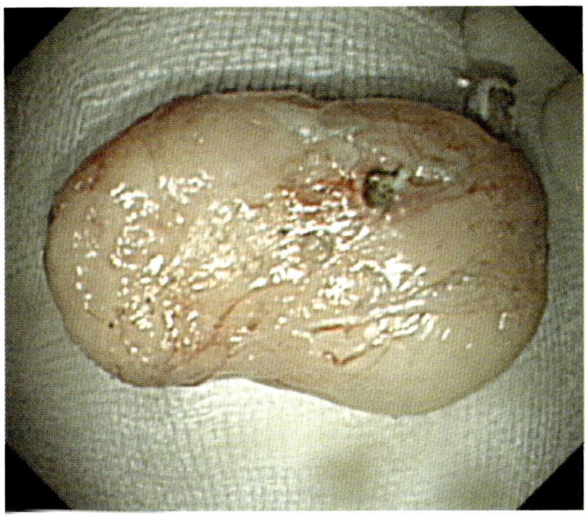

图 4-3-9 完整切除的平滑肌瘤标本

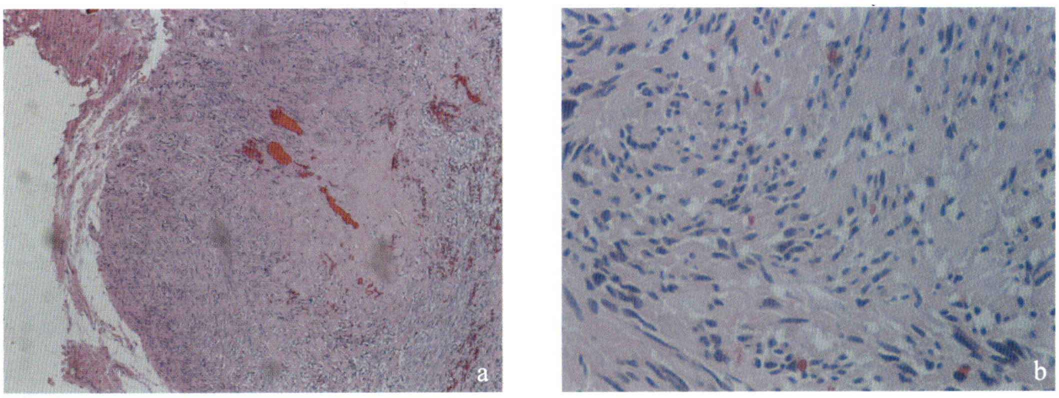

图 4-3-10 病理切片提示为平滑肌瘤

【术后处理和随访】

患者安返病房，无明显皮下气肿，无气胸，予禁食、胃肠减压、抑酸、补液等治疗，患者恢复情况好，术后 48 小时拔除胃管后进食流质，无特殊不适，术后 3 天出院。随访至今，一般情况良好，多次内镜检查，创面愈合良好，无复发征象（图 4-3-11）。

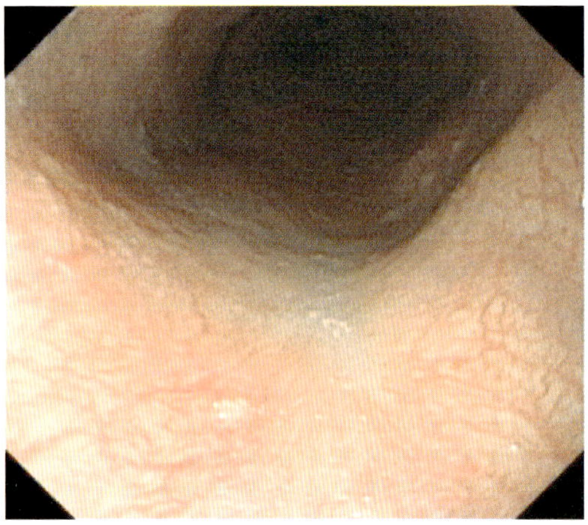

图 4-3-11　术后 1 年胃镜复查，提示伤口愈合良好，无复发征象

【专家点评】

食管黏膜下肿瘤常因无症状或症状较轻，为临床医师所忽视。近年来由于内镜技术及其他临床检测技术进步，食管黏膜下肿瘤的检出率有所提高，其中 90% 为食管平滑肌瘤。食管平滑肌瘤发病原因尚不清楚，可发生于食管固有肌层，也可来自食管壁内的血管肌层和迷走的胚胎肌组织。对食管平滑肌瘤的研究显示约 74% 的平滑肌瘤起源于内环行肌，18% 起源于黏膜下肌层，8% 起源于外纵行肌。肿瘤呈膨胀性向腔内、外生长，97% 肿瘤为壁内生长，2% 向纵隔生长，1% 肿瘤突入食管腔，带蒂如息肉。起源于内环行肌的平滑肌瘤多沿食管长径在肌肉内生长，因黏膜和黏膜下层阻力低而向腔内突出。起源于黏膜下肌层的平滑肌瘤则更易突入腔内，甚至呈息肉状。起源于外纵行肌的平滑肌瘤可向食管外生长，有时被误认为纵隔肿物。

内镜检查也是诊断本病的主要手段，可以明确肿瘤的部位、大小、形状和数目。镜下可见凸入腔内的圆形、椭圆形或不规则形肿物，表面黏膜光滑完整，色泽正常，在吞咽动作时可见肿物有轻微的上下移动。肿物周围的食管柔软，运动正常。肿瘤大时食管腔呈偏心性狭窄，但管壁不僵硬，内镜仍可通过无阻力。因为平滑肌瘤质地坚硬，疑为平滑肌瘤时，不应该取活检，以免引起局部黏膜下组织炎症或感染，还可发生肿瘤与周围组织粘连，在剥离黏膜时易致黏膜破损，增加并发症的机会。超声内镜可见边界明确的均质低回声或弱回声，偶呈无回声病变，少数患者有不均质回声和不规则的边缘。表面为超声扫描正常表现的黏膜，伴有不均质回声、边缘不清晰或不规则的黏膜下肿瘤多考虑为平滑肌瘤或平滑肌肉瘤。发现壁间异常及附近淋巴结的影像，有助于鉴别食管恶性肿瘤、食管静脉曲张、食管黏膜下肿瘤和后纵隔肿瘤。

在治疗方面，以往的观点是一经诊断均宜首选手术治疗，术式主要为黏膜外肿瘤摘除术。传统的内镜治疗仅限于用圈套器或透明帽法进行圈套切除及结扎使其坏死脱落，以上方法对于来源于黏膜肌层及黏膜下层较浅部位的肿瘤能够切除，但对于来源于固有肌层的肿瘤却难以完整切除。

近年来，我中心在开展 ESD 治疗食管黏膜病变的基础上，将 ESD 技术应用于切除食管固有肌层肿瘤，并将其命名为 ESE。我们应用 ESD 的黏膜剥离技术，先剥除黏膜下肿瘤表面的“黏膜帽”，暴露肿瘤后仔细分离肿瘤与周围正常组织，从而切除肿瘤。我们的经验是，大部分食管平滑肌瘤经过仔细分离，可将其从食管固有肌层剥离而不引起食管壁穿孔，有些跨壁生长的肿瘤，即使剥离后有食管壁的破损，也可通过金属夹将其缝合，而不造成严重的胸膜腔或纵隔感染等，术中漏入胸膜腔的气体可通过短时间放置胸管而去除。中山医院内镜中心自 2006 年以来，累计完成食管黏膜下肿瘤的 ESE 手术逾 500 例，病变切除率 95% 以上，食管穿孔率 3% 以下。这些患者中仅有 1 例因胸管引流不畅而通过胸腔镜放置引流管，其余患者均经保守治疗康复。

（周平红）

第四节 食管巨大肿块的内镜切除术

【病史简介】

患者，女性，57 岁，因“反复进食后哽噎感 2 年”就诊。患者于 2 年前无明显诱因下出现进食后轻度哽噎感，可自行缓解，当时未重视，2 年来哽噎感渐加重，来我院就诊，行胃镜检查于食管距门齿 15cm 处见带蒂息肉样病变，长约 10cm，表面光滑，稍充血、水肿，无明显糜烂、坏死及出血。内镜诊断无法确定病变性质（图 4-4-1）。

【初步诊断】

食管息肉样新生物（性质待定）。

【内镜治疗方案】

由于病灶较长，且蒂部较粗，圈套器直接圈套电切困难，拟使用 ESD 器械从病灶蒂部逐步分离切除病灶。

【内镜治疗器械】

ESD 治疗器械、网篮等。

【治疗过程】

见图 4-4-2 ~ 9。

【术后处理和随访】

术后禁食 12 小时，抑酸、补液对症支持治疗，12 小时后进食流质，无特殊不适，术后 2 天出院。随访至今 1 年余，无复发（图 4-4-10）。

【术后诊断】

食管脉管瘤。

【专家点评】

脉管瘤是血管瘤（hemangioma）和淋巴管瘤（lymphangioma）的统称，是一种来自中胚叶的血管或淋巴管形成时的错构瘤，其实质是脉管内皮细胞异常增生。血管瘤是软组织中最多见的良性肿瘤，多为先天性，小儿多见，可发生在身体的任何部位。淋巴管瘤亦多为先天性，是淋巴管早期发育阶段所产生的组织畸形，常见于小儿和青少年，好发于舌、唇、颊及颌颈部。脉管瘤

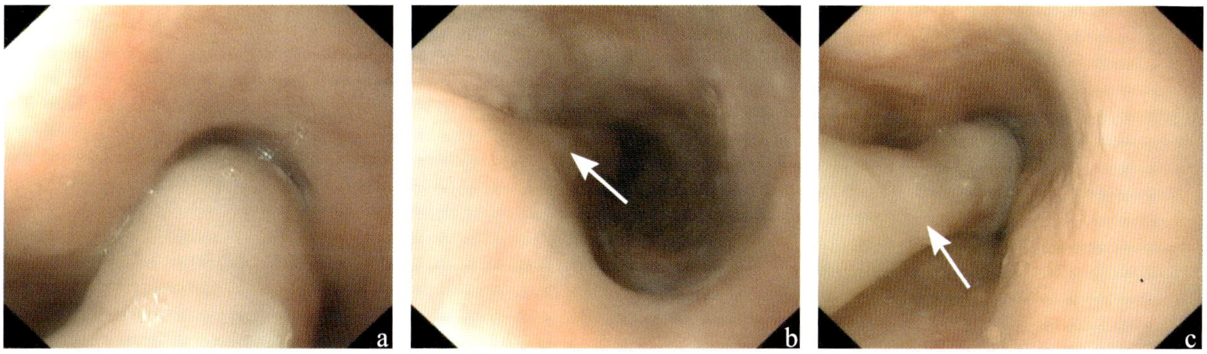

图 4-4-1 胃镜检查提示食管开口处距门齿 15cm 可见巨大的息肉样肿块，长约 10cm，蒂粗约 1cm（白色箭头均为粗大的蒂部），表面光滑，稍充血、水肿，食管腔稍狭窄，胃镜尚可通过

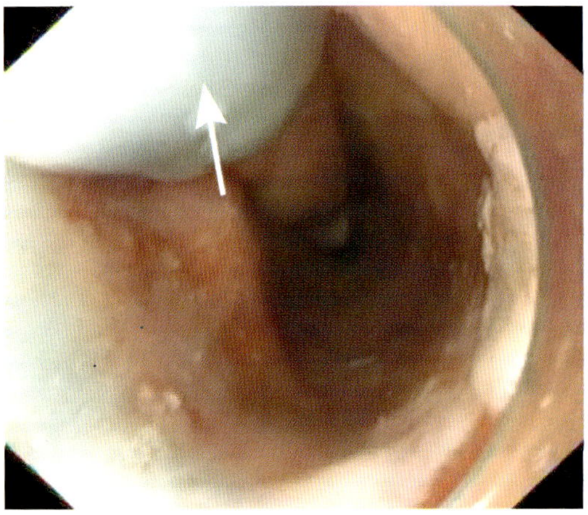

图 4-4-2 于病灶蒂部近食管壁处进行黏膜下注射，使病灶基底部黏膜下形成水垫，便于内镜下剥离（白色箭头所指为黏膜下注射形成病灶蒂部的水垫）

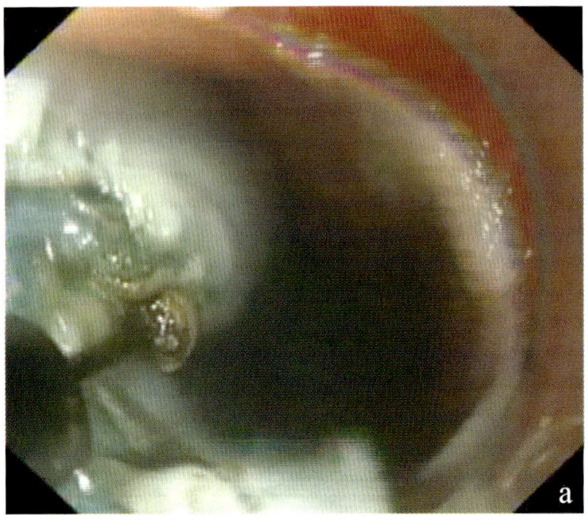

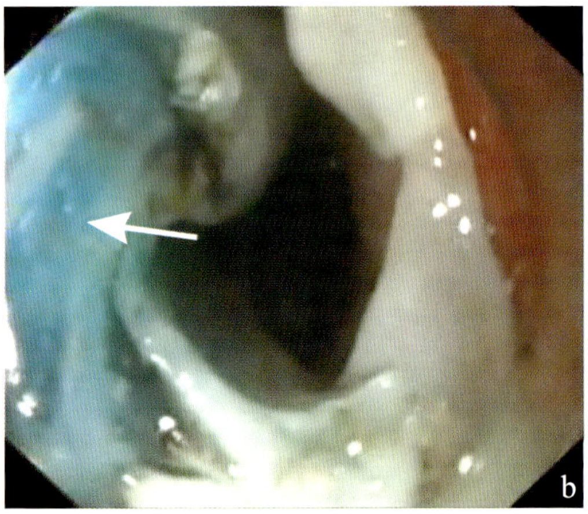

图 4-4-3 IT 刀切开病灶基底部的黏膜层，逐步分离黏膜下层（白色箭头所指的蓝色组织为黏膜层切开后暴露的黏膜下层，黏膜下层内充满淡蓝色的黏膜下注射液）

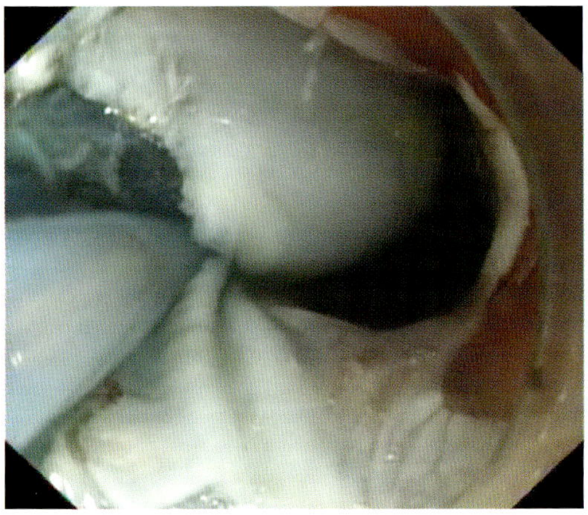

图 4-4-4 剥离过程中需反复进行黏膜下注射，维持黏膜下层水垫的存在，防止剥离过程中损伤食管固有肌层

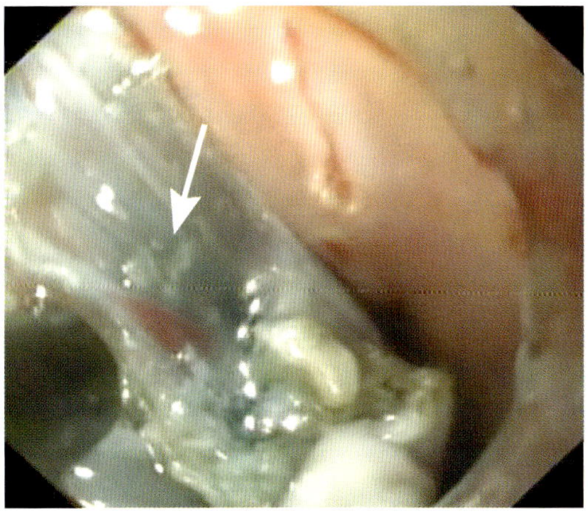

图 4-4-5　食管组织的黏膜下血管较为丰富，在剥离过程中应及时用电刀电凝烧灼所有的活动性出血点和暴露的小血管，防止术中出血影响视野，也可防止术后迟发性出血（白色箭头处为剥离过程中暴露的黏膜下血管）

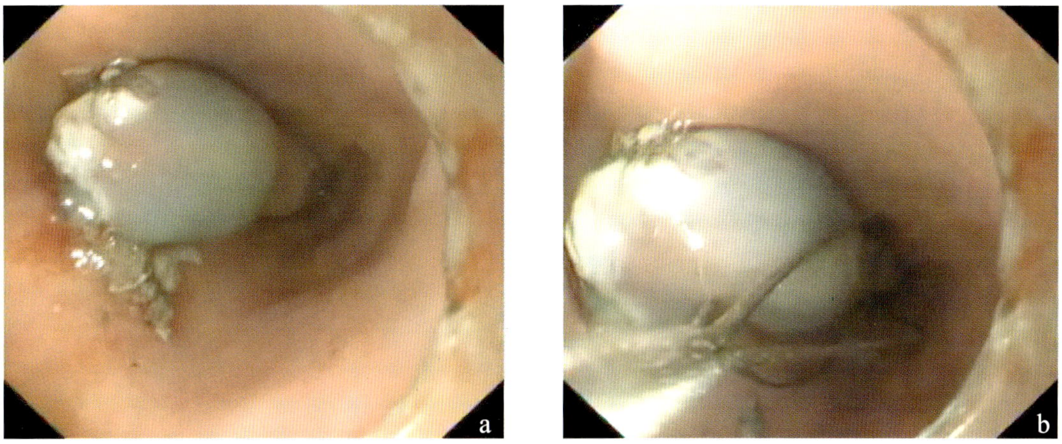

图 4-4-6　肿块已切除，以网篮取出肿块

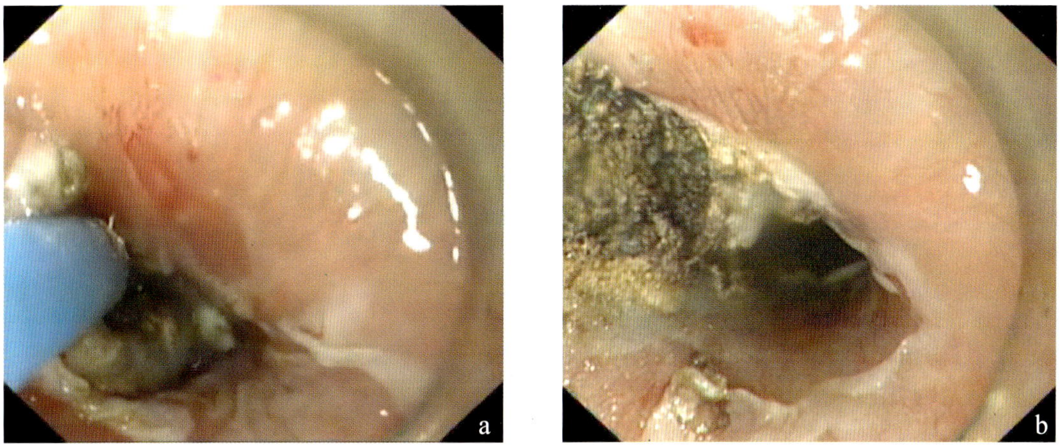

图 4-4-7　以氩气刀处理创面，将内镜下可见的黏膜下血管凝固，可有效地防止术后迟发性出血

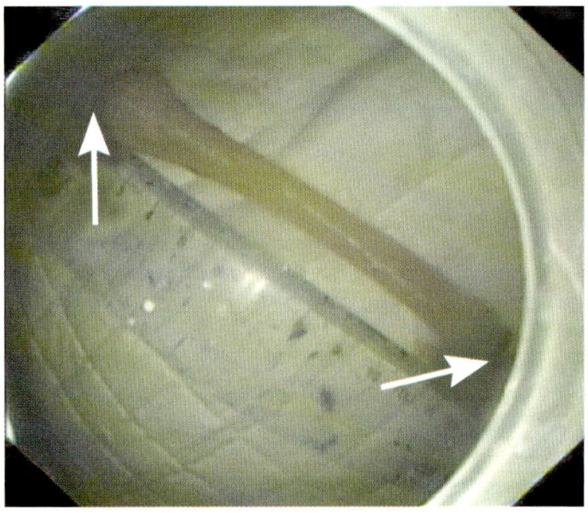

图 4-4-8 切除的标本为长条形的组织，实际长度为 12cm，直径约为 1 ~ 1.5cm，末端膨大为 2.0cm×2.5cm

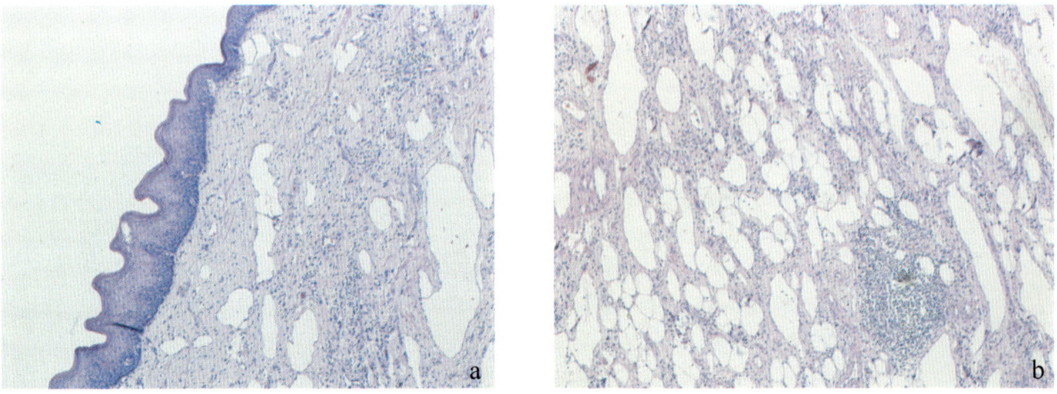

图 4-4-9 病理诊断:（食管）标本表面覆鳞状上皮，黏膜下见大量增生扩张的脉管，考虑脉管瘤

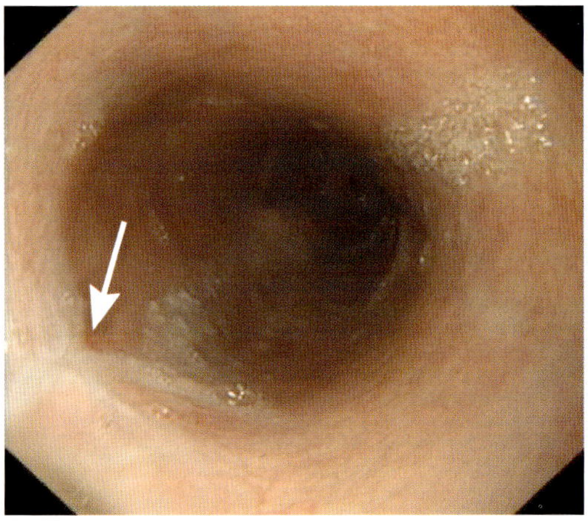

图 4-4-10 术后 1 年，复查胃镜，创面愈合良好，呈白色瘢痕样改变（白色箭头所指），无复发征象

多发生于体表部位，发生于食管较为少见。

体表脉管瘤的诊断一般比较容易，无需特殊检查。根据病史、症状、一般体检和穿刺可以确诊。必要时可行B超、X线片等检查。而消化道内的脉管瘤诊断则相对较困难，因发病率较低，内镜下表现不典型，有时超声内镜诊断亦困难，对于突入腔内的脉管瘤，可通过大块切除后病理学检查明确性质。消化道的脉管瘤大部分无症状，仅在常规检查中发现，偶有瘤体较大，压迫消化道或周围器官引起症状者，应积极治疗。治疗方案有手术治疗和非手术治疗，有时两者合用。

近年来，内镜治疗技术的飞速发展，新型内镜治疗器械的问世，使更多、更复杂的消化道病变可通过内镜设备完整切除。本例患者为食管长条形肿物，长度达10cm，头端直径达2.5cm，传统的内镜治疗器械（如圈套器）难以完整切除病变，而新型的ESD治疗用切开刀可以精细地分离黏膜和黏膜下层病变，并且在分离过程中可直视下处理病灶的滋养血管，避免术中和术后出血。本例患者，我们应用ESD器械，仅用20分钟便完整切除病变及蒂部，术中无出血、穿孔，可见ESD器械不仅用于ESD治疗，还可用于其他消化道疑难病变的切除，使内镜手术变得更为精细和安全。

（任重　钟芸诗）

第五节　胃食管连接部囊肿开窗引流术

【病史简介】

患者，男性，65岁，因“反复进食后哽噎感6个月”就诊。患者于6个月前起无明显诱因出现进食后哽噎感，进食干硬、粗糙食物尤为明显，来院就诊行胃镜检查提示胃食管连接部（gastroesophageal junction，GEJ）见4.0cm×3.5cm巨大隆起性病变，质地软，触之有波动感。高位倒转见隆起性病变延伸至贲门下（图4-5-1）。内镜诊断考虑为黏膜下囊肿可能大。患者有慢性支气管炎二十余年，每年发作，活动受限，伴有慢性肺源性心脏病。

【初步诊断】

胃食管连接部肌壁间囊肿。

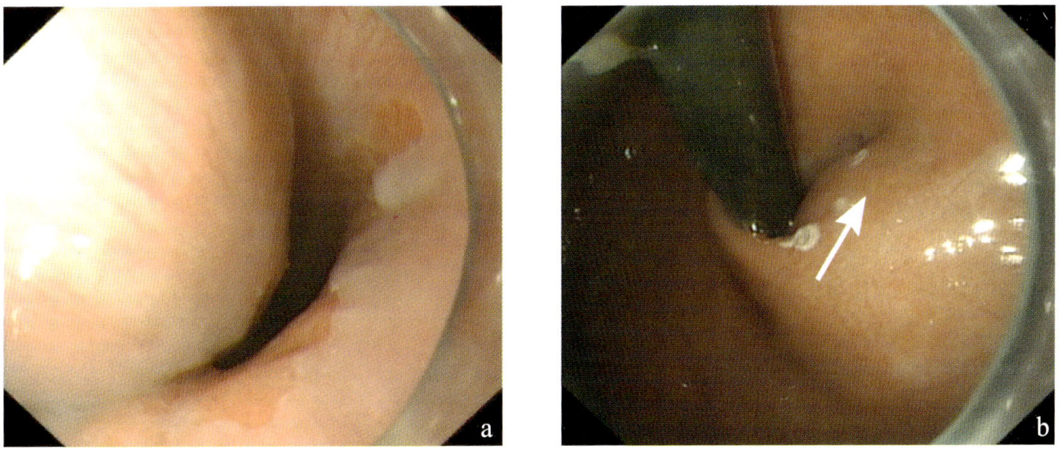

图4-5-1　胃镜检查提示胃食管连接部可见4.0cm×3.5cm巨大隆起性病变，表面黏膜光滑完整，质地软。高位倒转见隆起性病变延伸至贲门下（白色箭头所指）

【内镜治疗方案】

内镜开窗引流术，引流囊液。

【内镜治疗器械】

ESD 治疗器械。

【治疗过程】

见图 4-5-2 ～ 7。

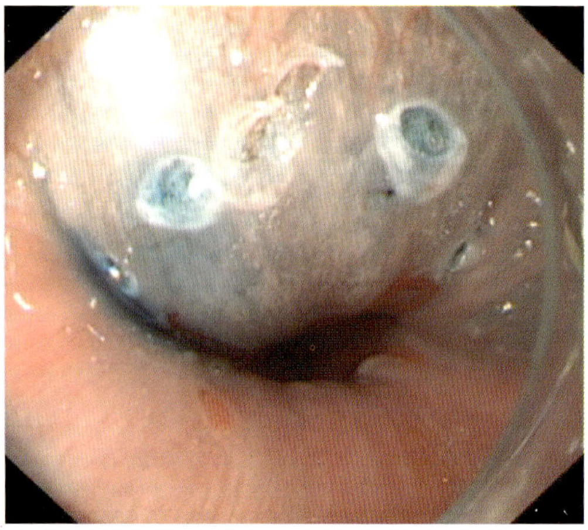

图 4-5-2　对病变周围以 APC 进行标记后，黏膜下注射生理盐水 + 靛胭脂 + 肾上腺素混合溶液，病灶抬举明显，应用 Hook 刀切开周围黏膜

【术后处理和随访】

术后 4 小时进食流质，观察有无呕血、黑便等迟发性出血症状。患者术后恢复好，无特殊不适，术后进食哽噎感缓解，随访至今 6 个月，无复发。

【术后诊断】

胃食管连接部肌壁间囊肿。

【专家点评】

食管囊肿是较少见的食管良性肿物，是胚胎期的残余组织。因其形态类似良性肿瘤，一般将其列入食管良性肿瘤。其发病率仅次于食管平滑肌瘤居第二位。食管囊肿发病原因仍不清楚，有多种假说，多数认为食管囊肿可能源于人胚前肠的异位细胞并认为是纵隔肠源性囊肿的一种变异。成人中常见的囊肿呈椭圆形，内含黏液或棕色浆液性液体。位于食管壁内的囊肿为扩开的肌纤维所覆盖，不与肌层或黏膜紧密相连。囊肿一般为 5 ～ 10cm，但在婴儿中可见有体积巨大的囊肿。囊内壁最多见的是假复层柱状胃黏膜上皮，其次为鳞状上皮。

食管囊肿的临床表现取决于病变的位置、大

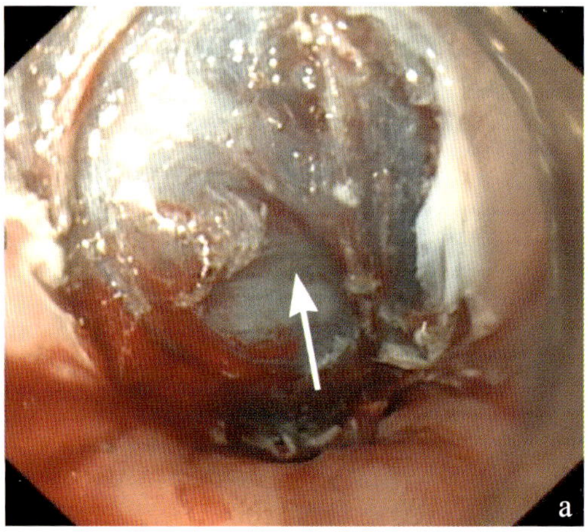

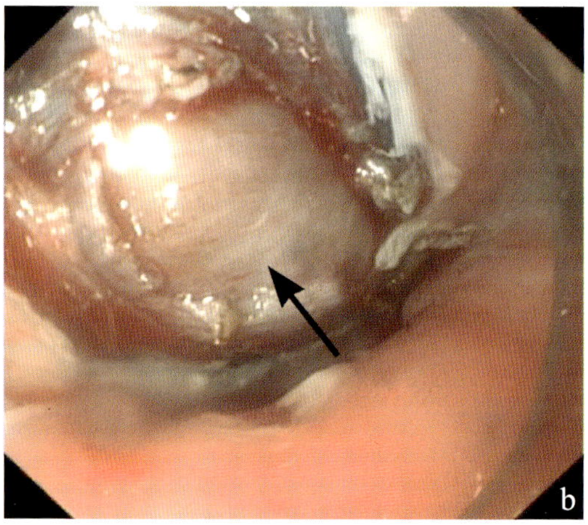

图 4-5-3　逐层切开黏膜层和黏膜下层（白色箭头所示），可见囊肿位于固有肌层内（黑色箭头所示白色组织）

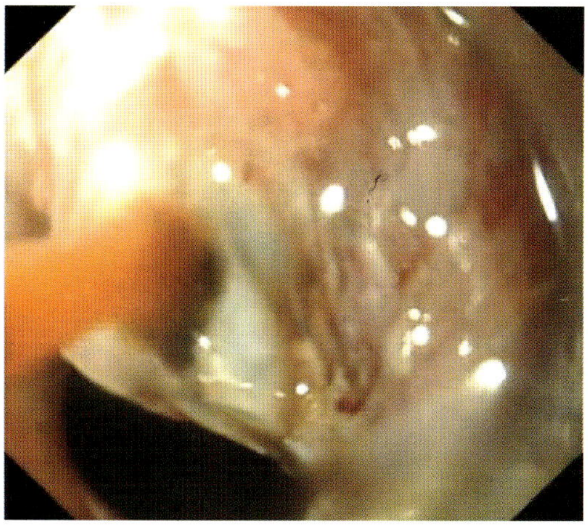

图 4-5-4 切开囊肿壁，可见大量咖啡色黏稠囊液流出

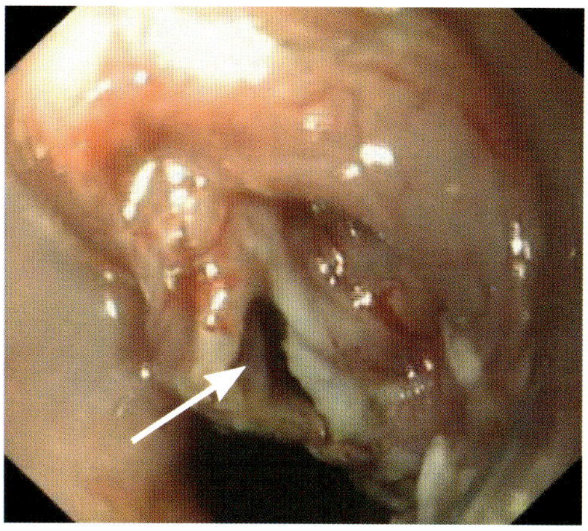

图 4-5-5 排出大量囊液后，冲尽黏液，可见囊壁开口（白色箭头所指）

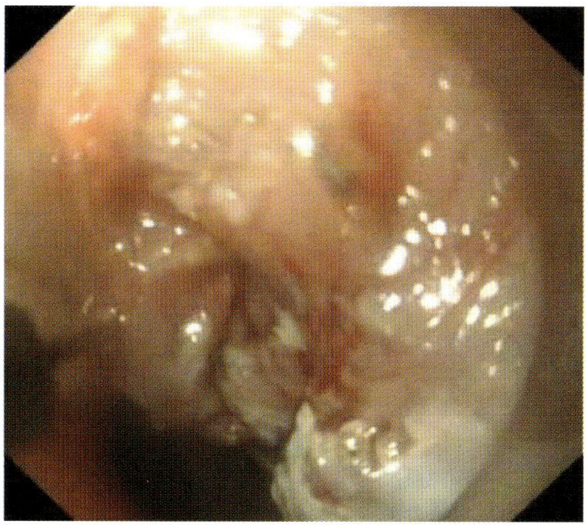

图 4-5-6 应用钩形切开刀扩大切开囊壁开口

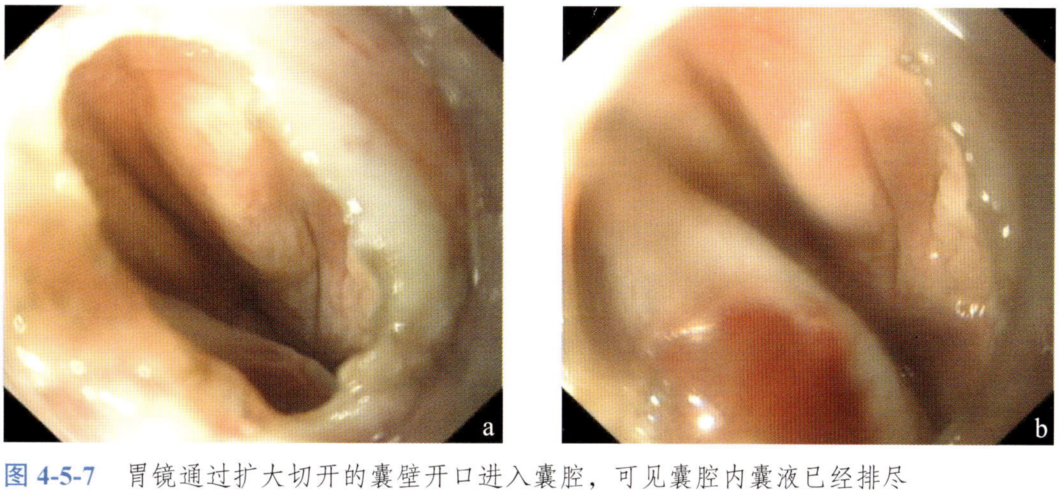

图 4-5-7 胃镜通过扩大切开的囊壁开口进入囊腔，可见囊腔内囊液已经排尽

小、结构、范围以及囊肿内壁上皮细胞类型。成人食管囊肿常无症状。如果囊肿逐渐增大并压迫气管或支气管，病人可有气管梗阻的表现，有的病人同时有食管梗阻症状。气道梗阻主要表现为咳嗽、呼吸困难及喘息，有的病人表现为发作性窒息及反复的呼吸道感染。食管梗阻表现为吞咽困难、反流、恶心、呕吐、消瘦和胸痛。剧烈的胸痛多提示囊肿内发生出血。一旦囊肿内发生感染，上述症状会加重或其性质发生改变。

X线拍片所见与平滑肌瘤相似，表现为光滑的充盈缺损，但在钡剂造影时表现为有正常黏膜的充盈缺损，其上下缘与正常食管之间常形成钝角斜坡，不似平滑肌瘤与食管的阴影呈锐角。计算机断层成像（CT）或磁共振成像（MRI）能显示病变的囊性性质。食管囊肿内镜检查的最重要的表现是，突出食管腔的病变表面的食管黏膜完整无损，色泽正常。同时，通过内镜检查，可以证实病变表面的食管黏膜有无溃疡形成，也可以排除恶性病变。1996年Bhutani和其他作者报道食管超声内镜检查对食管囊肿的诊断有意义，可以显示囊肿的大小及其组织层次，而且根据其超声结构可以准确地与其他食管黏膜下肿瘤相鉴别。

治疗取决于病变的大小、结构和压迫症状。有症状或巨大食管囊肿应予手术摘除。近年来，内镜治疗技术取得了长足的进步，对于年老体弱或伴有严重心肺疾病不能耐受开胸手术的患者，可选择内镜下囊肿开窗引流手术，以缓解食管囊肿引起的压迫症状。

（刘靖正　周平红）

第六节　食管气管瘘覆膜支架治疗

【病史简介】

患者，男性，60岁，因“食管癌放疗后出现进食后呛咳2周”来院就诊。患者于4个月前因吞咽困难来院就诊，胃镜检查示距门齿30～38cm处巨大占位性病变，活检提示为鳞癌，胸部CT提示肿块较大，外侵明显，胸外科考虑根治性手术切除困难，故先行放疗，放疗4周后患者吞咽困难症状缓解，但2周前出现进食后呛咳，饮水时尤明显，胃镜检查于食管肿瘤部位可见瘘口（图4-6-1、2）。

【初步诊断】

食管癌，食管气管瘘。

【内镜治疗方案】

通过内镜下放置食管覆膜支架，堵住瘘口，迅速改善进食呛咳的症状。

【内镜治疗器械】

造影管、导丝、金属外标记、覆膜食管支架。

【治疗过程】

见图4-6-3～7。

【术后处理和随访】

无特殊处理，观察术后进食情况，有无进食后呛咳症状等。患者经覆膜食管支架治疗后，进食后呛咳症状明显改善，可顺畅进食流质和半流质。

【术后诊断】

食管癌放疗后，食管支气管瘘。

【专家点评】

气管和食管之间的瘘管可为先天性或后天性，并可分为食管－气管瘘和食管－支气管瘘。虽然先天性异常通常在新生儿即可发现，但是前一类型可直到青少年甚至成年才被明确诊断。大

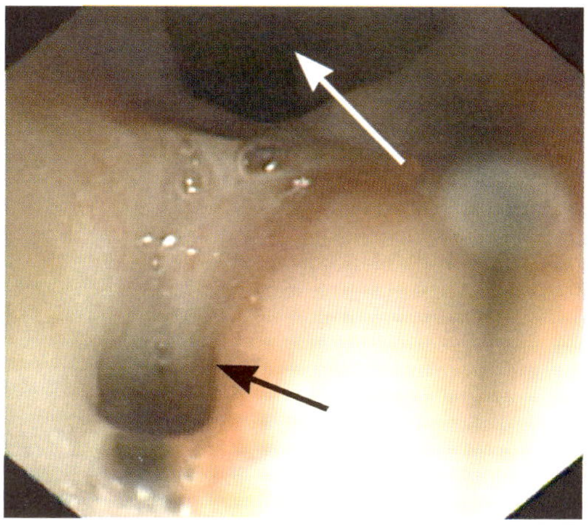

图 4-6-1　胃镜进镜至距门齿 33cm 处，可见原肿瘤部位肿块明显缩小，食管壁粗糙僵硬，肿瘤中央部位坏死明显，可见一个 0.4cm 大小的瘘口（白色箭头所指为食管腔，黑色箭头所指为瘘口，瘘口周围环堤样隆起为肿瘤组织）

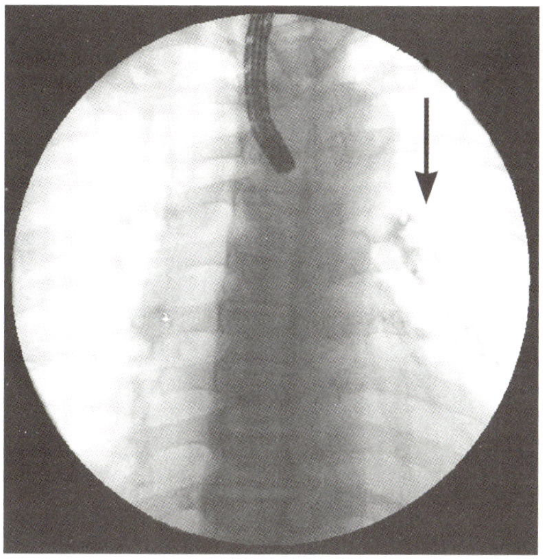

图 4-6-2　胃镜在肿瘤瘘口注射造影剂，可见左肺内支气管分支显影（黑色箭头所指），食管气管瘘诊断明确

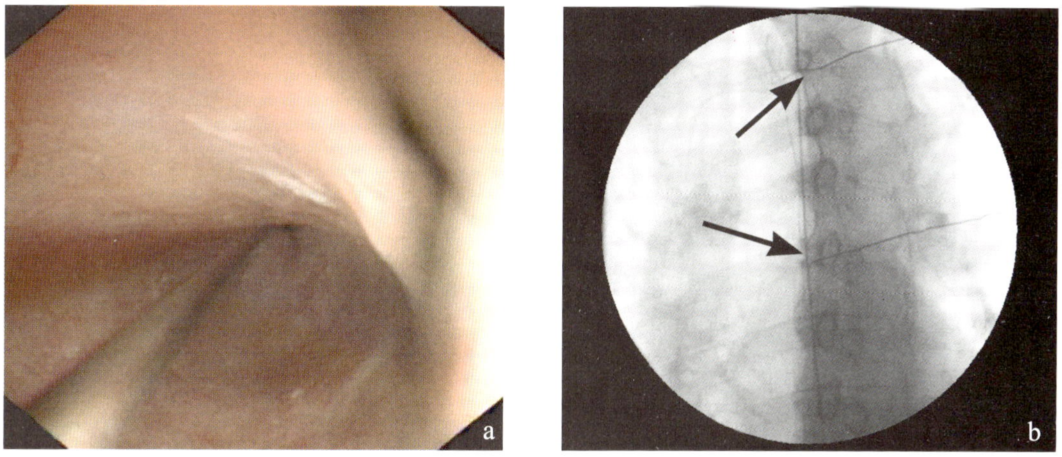

图 4-6-3　胃镜通过食管肿瘤段，在 X 线透视下，以胃镜镜身为指示，在患者体表放置食管肿瘤段上下缘的金属标记物，以便在放置金属支架时识别肿瘤的上下缘（黑色箭头标记处即为体表的金属标记物），在内镜下放置金属导丝于胃腔

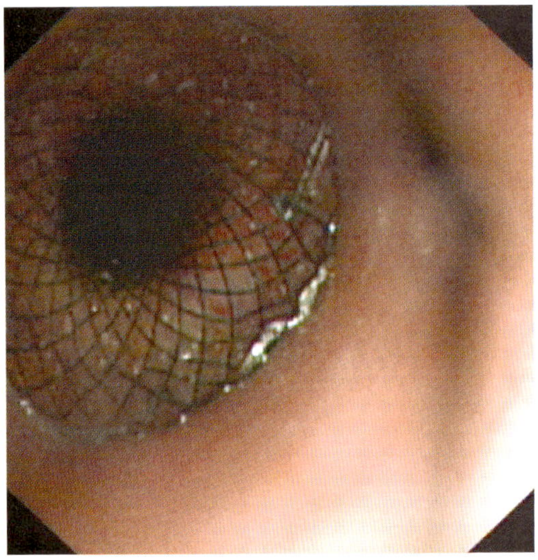

图 4-6-4 支架上口的“喇叭口”周围为正常食管黏膜

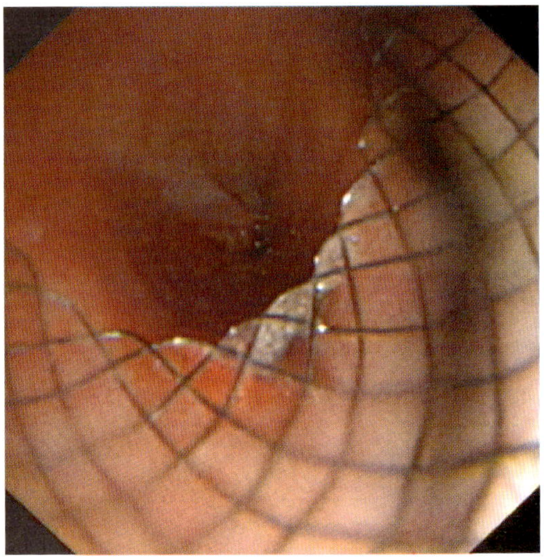

图 4-6-5 支架下口下方亦为正常黏膜，可见支架已将肿瘤病灶完全覆盖

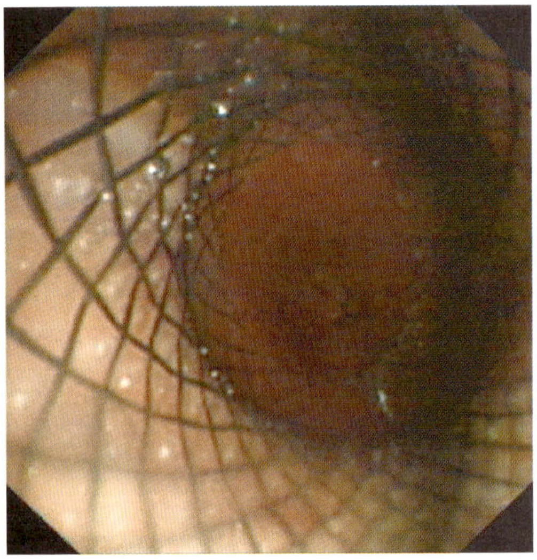

图 4-6-6 通过支架体部的金属网眼，可以看到支架外所覆的薄膜

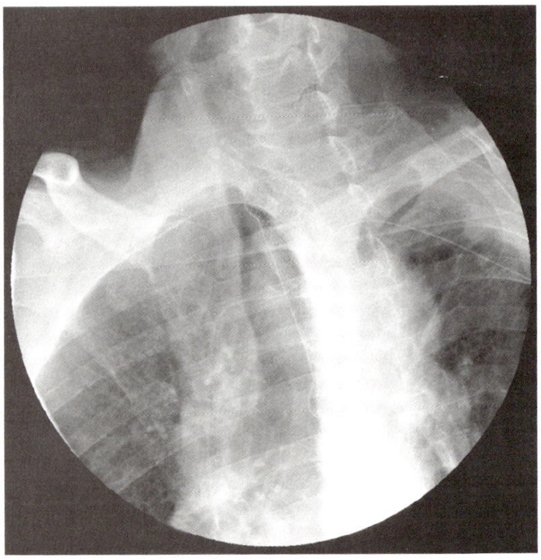

图 4-6-7 X 线拍片可见支架完全释放，位置良好，注射造影剂无外漏

部分病例有长期喂奶呛咳史或咳嗽史，常咳出食物颗粒，偶尔合并支气管扩张。引起后天性气管和食管异常的最常见原因是食管癌，某些病例可在放疗后发生，发生率可达 5.3%左右。一旦出现这种并发症，预后极差，大多数病例在几周或几个月内即死亡。后天性食管－气管瘘也可由气管导管气囊压迫气管、外科手术创伤、钝性损伤和异物引起。可依靠 CT 检查发现，支气管镜、胃镜和吞钡检查可明确诊断。

治疗食管－气管瘘主要依靠外科手术，无条件耐受外科手术者或食管癌晚期患者，可以采用覆膜金属支架进行治疗。金属支架采用记忆合金丝网状编织，支撑力柔和，弹性可调，生物相容性好，其弹性记忆功能可使它在人体内保持良好的支撑弹力。覆膜支架可有效解除食管癌患者因放化疗引起的食管气管瘘，支架撑开后，覆膜部位可堵住瘘口，防止食管内容物通过瘘管进入气管，可迅速改善进食呛咳。

（秦文政　徐美东）

第七节　贲门失弛缓症气囊扩张术

【病史简介】

患者，女性，60 岁，因“渐进性吞咽困难，食物反流 2 年”就诊。行胃镜检查距门齿 40cm 达贲门口，贲门口狭窄，无法通过胃镜，狭窄段黏膜无充血、水肿，未见明显异常占位性病变，狭窄近端食管腔明显扩张，大量食管残渣残留。内镜诊断为贲门失弛缓症（图 4-7-1）。

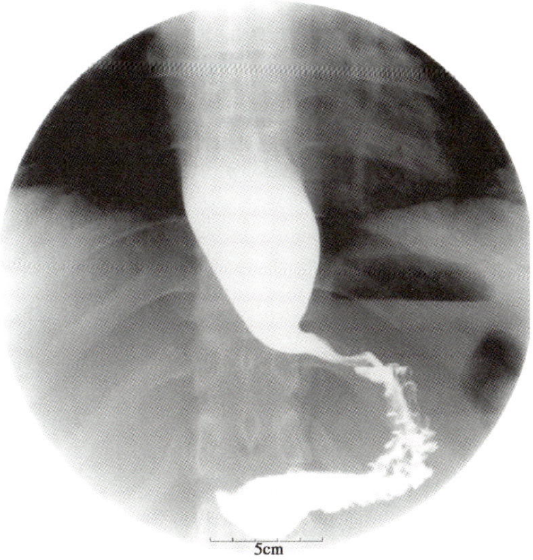

图 4-7-1　上消化道钡餐提示食管下端呈漏斗状狭窄，边缘光滑平整，呈鸟嘴状。造影剂从食管流入胃内明显缓慢

【术前诊断】

贲门失弛缓症。

【内镜治疗方法】

内镜下气囊扩张术。

【特殊治疗器械】

贲门失弛缓症专用柱状扩张气囊（图 4-7-2）。

【治疗过程】

见图 4-7-3 ～ 7。

【术后处理和随访】

术后禁食 4 小时后进食冷流质，予止血、抑酸、适量补液等对症支持治疗。患者恢复情况好，有轻度胸骨后痛，3 天后缓解。扩张术后患者吞咽困难、食物反流等症状明显好转。随访 1 年，患者吞咽困难、食物反流等症状无反复（图 4-7-8、9）。

【专家点评】

贲门失弛缓症是食管动力障碍性疾病。是指吞咽后食管体部无蠕动、贲门括约肌弛缓不良的一种疾病。本病为一种少见病，可发生于任何年龄，但最常见于 20 ～ 40 岁的年龄组；儿童很少发病，5% 的患者在成年之前发病。男女发病率相似，约为 1 ∶ 1.15。主要症状有吞咽困难、反流、呕吐、胸部不适或疼痛。大多数患者来就医前很长时间就有症状，从几天至多年不等。症状开始时可能不明显并缓慢进展，亦可突然发生，偶可无症状，仅在胸部常规 X 线检查及检查呼吸道时偶然发现。

贲门失弛缓症的确切病因和发病机制仍不明确。其基本缺陷是神经肌肉异常。病理所见为食管体部和食管下括约肌均有不同程度的肌肉神经丛病变存在。Auerbach 丛内单核细胞浸润到整个神经节细胞为纤维组织所替代。迷走神经有华

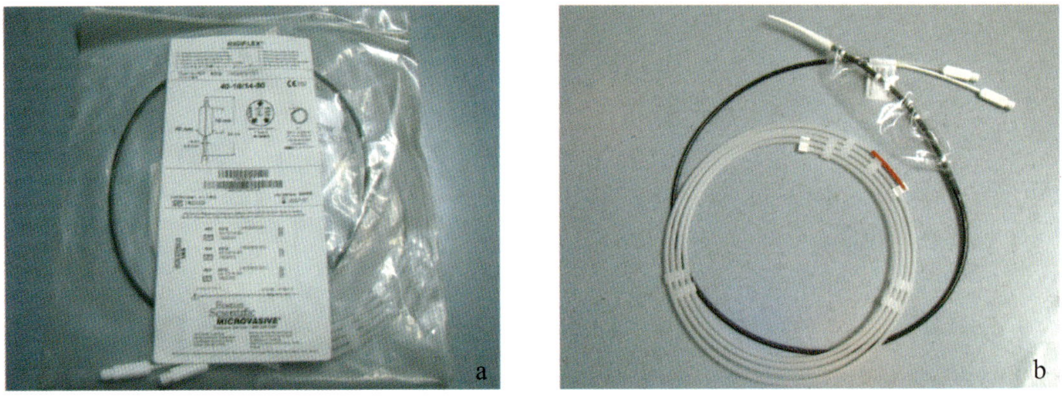

图 4-7-2 Boston Scientific 公司的贲门失弛缓症专用柱形扩张球囊，球囊可承受 131.7kPa 的压力，扩张后球囊长度为 10cm，直径为 4cm

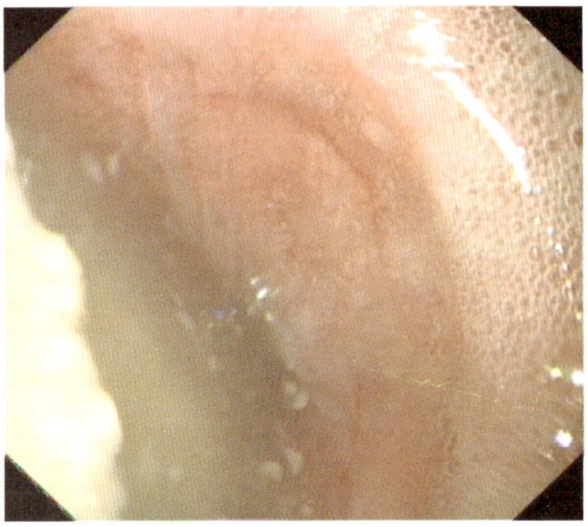

图 4-7-3 胃镜进镜至贲门口，见食管腔明显扩张，食管腔内大量食物残渣（患者已禁食 12 小时）

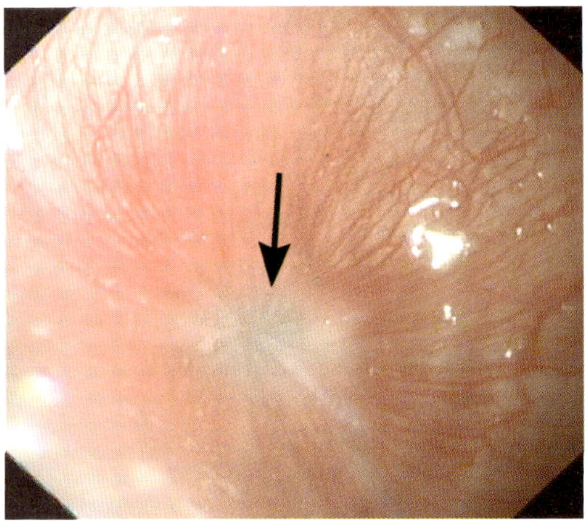

图 4-7-4 反复冲洗、吸引后吸尽食物残渣，可见贲门口明显狭窄（箭头处为贲门开口）、蠕动消失，内镜无法通过，但狭窄近端食管黏膜光滑、完整，无充血、水肿，无占位性病变，无腔外压迫

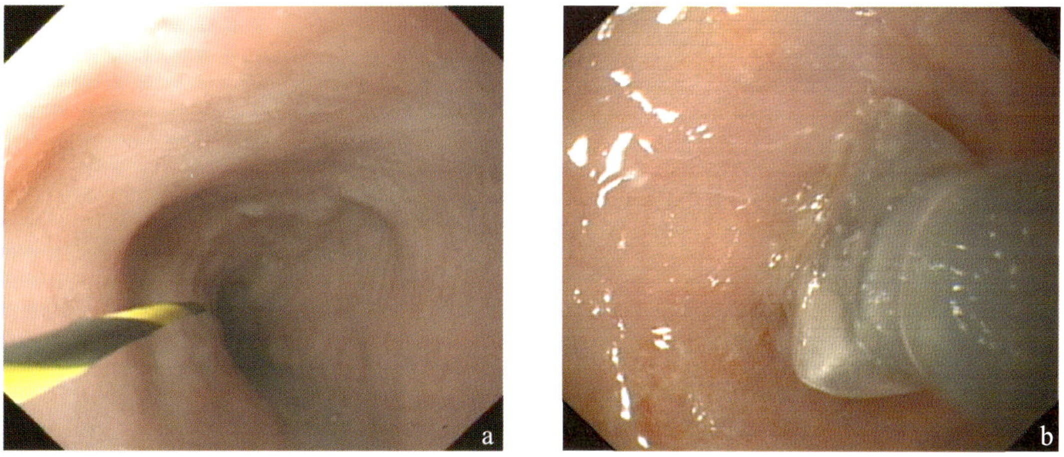

图 4-7-5　在内镜直视下放入黄斑马导丝，通过狭窄的贲门开口，导丝留置要深，以便于扩张气囊进入。顺导丝插入贲门失弛缓专用气囊，经导丝通过狭窄的贲门开口，使气囊横跨狭窄的贲门两端

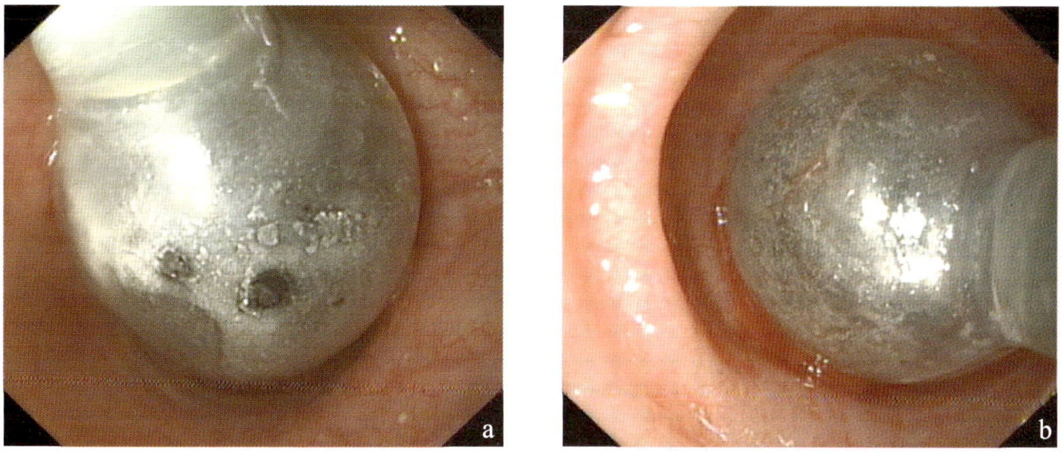

图 4-7-6　在内镜直视下将扩张气囊充气，使气囊逐渐增大。操作者需将扩张气囊与镜身固定，防止在扩张过程中，气囊滑入胃腔；在扩张过程中，气囊逐渐增大所产生的机械力，可将狭窄的贲门口扩大，贲门口黏膜可形成数条裂伤，可有少量渗血，属正常现象。应注意充气扩张时忌用暴力，应逐步增大气囊，防止引起食管穿孔

勒变性，背运动核内丧失神经细胞体。食管平滑肌在光镜下正常，但在电镜下表现为微丝丛表面膜脱落及细胞萎缩，但这些变化是原发或继发还不清楚。总之，组织学、超微结构及药物学研究的结果表示贲门失弛缓症的食管已失神经支配。

食管钡餐造影在贲门失弛缓症病例中是一项重要的诊断性检查。检查时要注意食管体部和远端括约肌的形态学及功能特征。X 线电影照相或录像较透视更能提供食管蠕动活动的动态观察。贲门失弛缓症的 X 线主要特征为食管体部蠕动消失，吞咽时远端括约肌失松弛反应，钡剂在胃食管接合部停留。该部管壁光滑，管腔突然狭窄

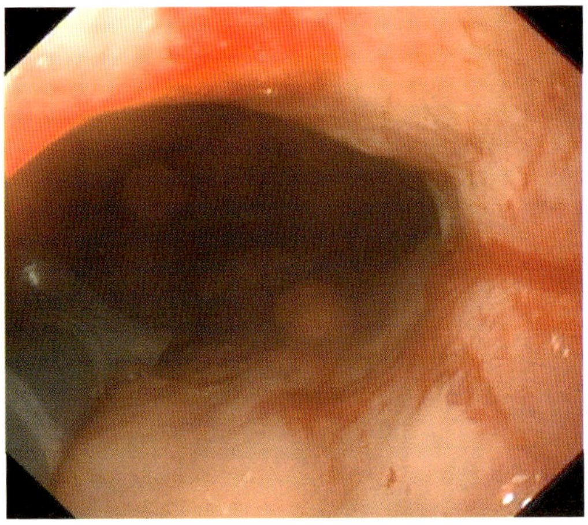

图 4-7-7 扩张 5 ~ 10 分钟后，抽出气囊的气，使气囊缩小，可见贲门口经扩张后明显增大，同时可见扩张部分黏膜裂伤，少量渗血。如渗血较多，应以 8% 冰去甲肾上腺素溶液冲洗渗血部位止血，如有活动性的血管性出血，可用金属夹、氩气或电凝止血。明确无活动性出血后方可退镜

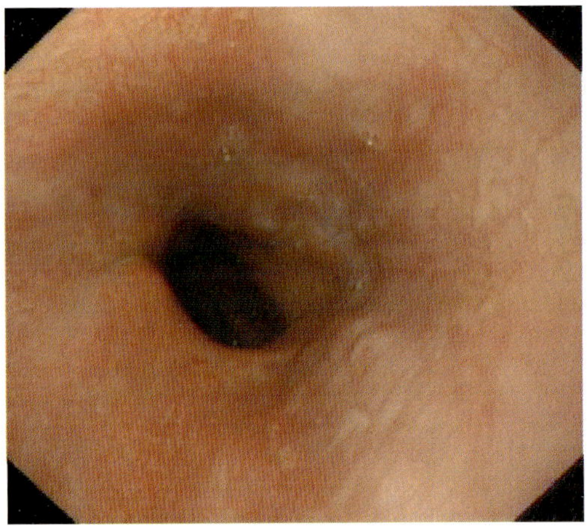

图 4-7-8 扩张术后患者吞咽困难、食物反流等症状明显好转。术后 3 个月复查胃镜，可见贲门口较扩张前明显增大，食管腔内无食物残渣潴留，胃镜可顺利通过贲门口

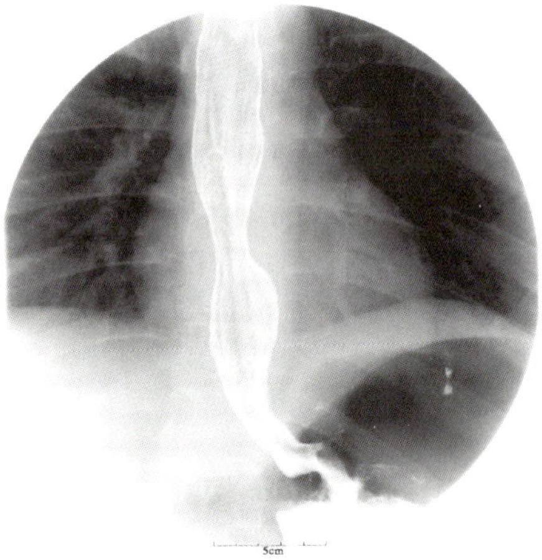

图 4-7-9 复查上消化道钡餐，可见食管腔较术前明显缩小，贲门口鸟嘴样改变消失，造影剂通过贲门顺畅

呈鸟嘴样改变。内镜检查食管下端及贲门持续性紧闭不开放，食管内滞留液体或食物，食管腔扩大。重者食管腔扩张犹如胃腔，偶可见食管的走向扭曲呈 S 形，食管壁有时可见到轮状收缩环，常看不到推动性原发性或继发性收缩。由于食管的扩张、扭曲，食管变长，门齿到贲门齿线常大于 40cm。食管下端及贲门持续紧闭，注气也不开放，内镜通过有阻力，一般稍加用力即能进入胃腔。翻转观察时可见“紧抱征”，即贲门紧抱内镜镜身，轻推 拉内镜可见贲门黏膜随之上下移动。食管的黏膜多伴有潴留性炎症改变，以下段明显。与反流性炎症所见到的黏膜充血、水肿、色红不同。

扩张治疗适合于年龄及身体条件不适宜手术治疗的患者，也可作为初期处理，扩张失败再行手术治疗，因为扩张效果维持时间短，需多次扩张，现多被手术治疗代替。使用扩张的器械有机械、静水囊、气囊及钡囊。扩张前夕或在检查前几小时，患者禁食，食管内有残渣者应予清除或冲洗清洁，最好在食管镜检查后立即扩张。扩张

术在 X 线监视下施行，扩张使食管胃交界部扩张至直径 4cm 左右。强力扩张发生的并发症有术后胸骨下疼痛，食管穿孔、出血，气管支气管误吸，胃食管反流，后期发生食管炎。

内镜下贲门失弛缓症气囊扩张治疗的并发症主要有贲门黏膜撕裂、食管出血、食管穿孔。故扩张过程中充气时应缓慢增加压力，首次扩张时气囊压力不可太高。缓慢增加压力有助于预防穿孔发生；扩张过程中尽量使气囊中部位于贲门口，同时在扩张过程中应将内镜置于气囊口侧进行监视，一旦发现食管出血量较大，应立即停止加压扩张，抽出气囊内的气体，观察出血量，必要时局部喷洒 8% 冰去甲肾上腺素溶液止血；扩张过程中应尽量避免咳嗽、呃逆、呕吐等突然增加腹压的因素，这些因素可使气囊内压力突然增高，造成食管黏膜撕裂或食管穿孔等并发症发生。

（陈巍峰　周平红）

第八节　贲门失弛缓症经口内镜下肌切开术

【病史简介】

患者，男性，47 岁，因“渐进性吞咽困难 10 年，加重 1 年”就诊。患者于 10 年前出现渐进性吞咽困难，因仍能进食，胃镜检查无明显阳性发现，故未予重视。近 1 年来，患者出现吞咽困难加重，并出现进食后呕吐，呕吐物为进食之物。钡餐提示：食管体部蠕动消失，吞咽时远端括约肌失松弛反应，钡剂在胃食管接合部停留，该部位管壁光滑，管腔突然狭窄呈鸟嘴样改变。内镜检查可见食管腔明显扩大，食管内滞留大量食物残渣，食管的黏膜有潴留性炎症改变，贲门距门齿为 40cm，食管下端及贲门持续紧闭，注气也不开放，内镜勉强能通过（图 4-8-1、2）。

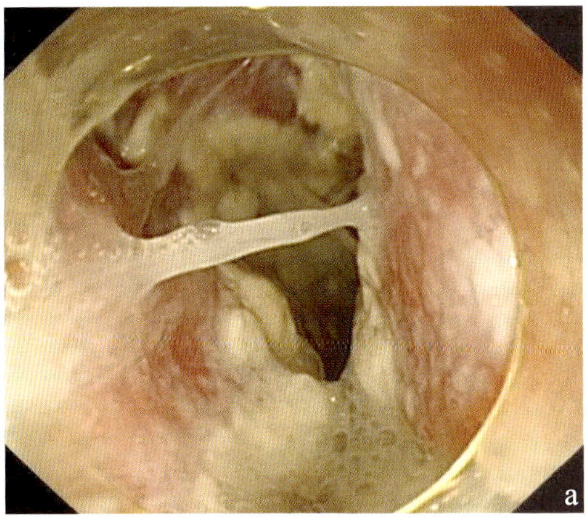
a

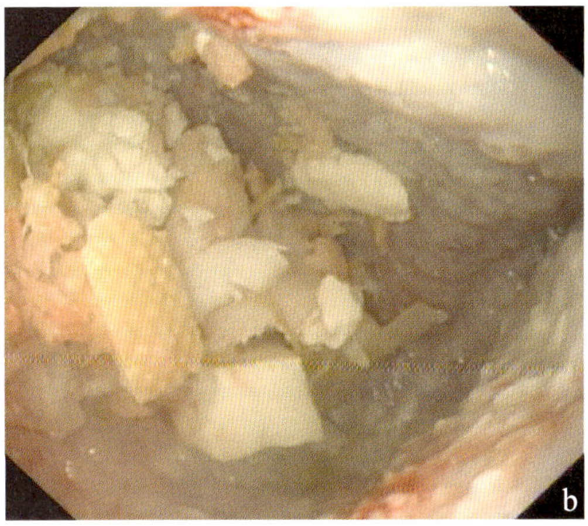
b

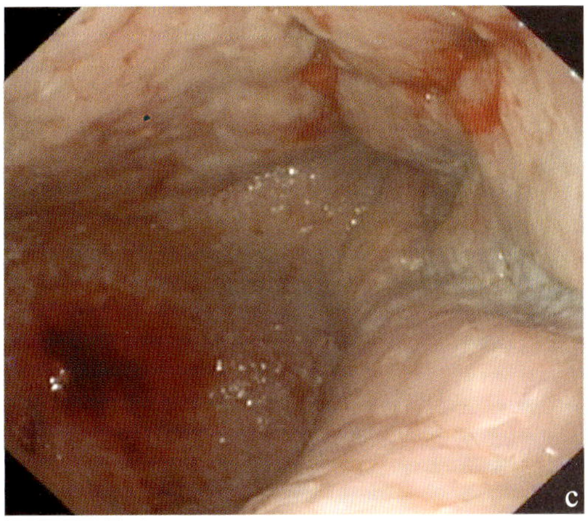
c

图 4-8-1　内镜检查可见食管腔明显扩大，食管内滞留大量食物残渣，食管的黏膜有潴留性炎症改变，40cm 过贲门，食管下端及贲门持续紧闭，注气也不开放，内镜勉强能通过

临床诊断为贲门失弛缓症。

【术前诊断】

贲门失弛缓症。

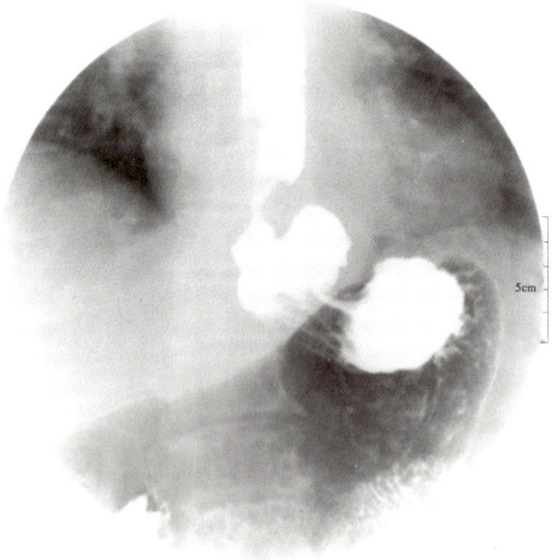

图 4-8-2 食管体部蠕动消失，吞咽时远端括约肌失松弛反应，钡剂在胃食管接合部停留，该部位管壁光滑，管腔突然狭窄呈鸟嘴样改变

【内镜治疗方案】

贲门失弛缓症的经口内镜肌切开术（peroral endoscopic myotomy, POEM）。

【内镜治疗器械】

ESD 器械、注射针、APC、Hook 刀、TT 刀、热活检钳、金属夹等。

【治疗过程】

见图 4-8-3 ~ 15。

【术后处理和随访】

术后予患者禁食、胃肠减压、应用抗生素、补液等治疗，患者恢复好，吞咽困难较术前明显改善，术后 48 小时拔除胃肠减压管，进食流质饮食，无不适，术后 3 天顺利出院，随访至今约 6 个月，一般情况良好（图 4-8-16、17）。

【术后诊断】

贲门失弛缓症。

【专家点评】

贲门失弛缓症病因不明，以往的治疗方法包

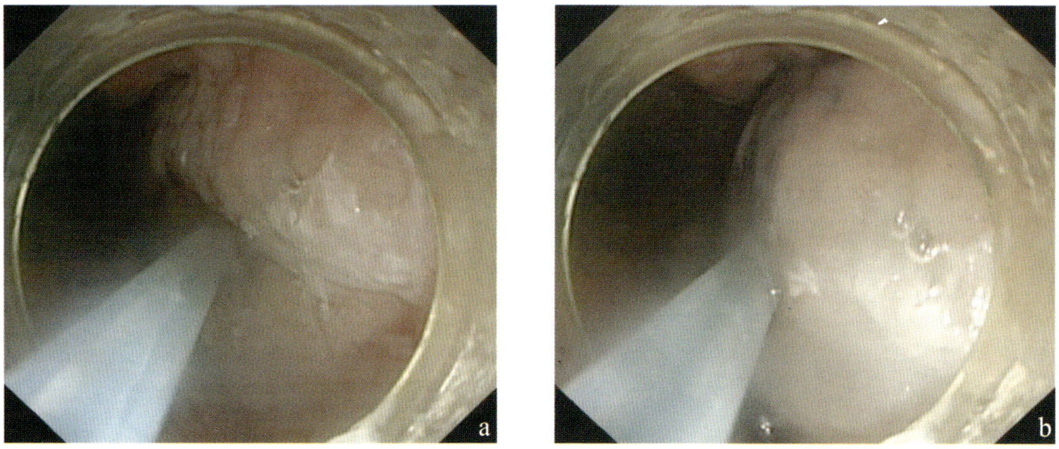

图 4-8-3 选择食管距门齿 30cm 处右后壁为黏膜下隧道入口，应用注射针进行黏膜下注射，使黏膜抬举，便于建立黏膜下隧道

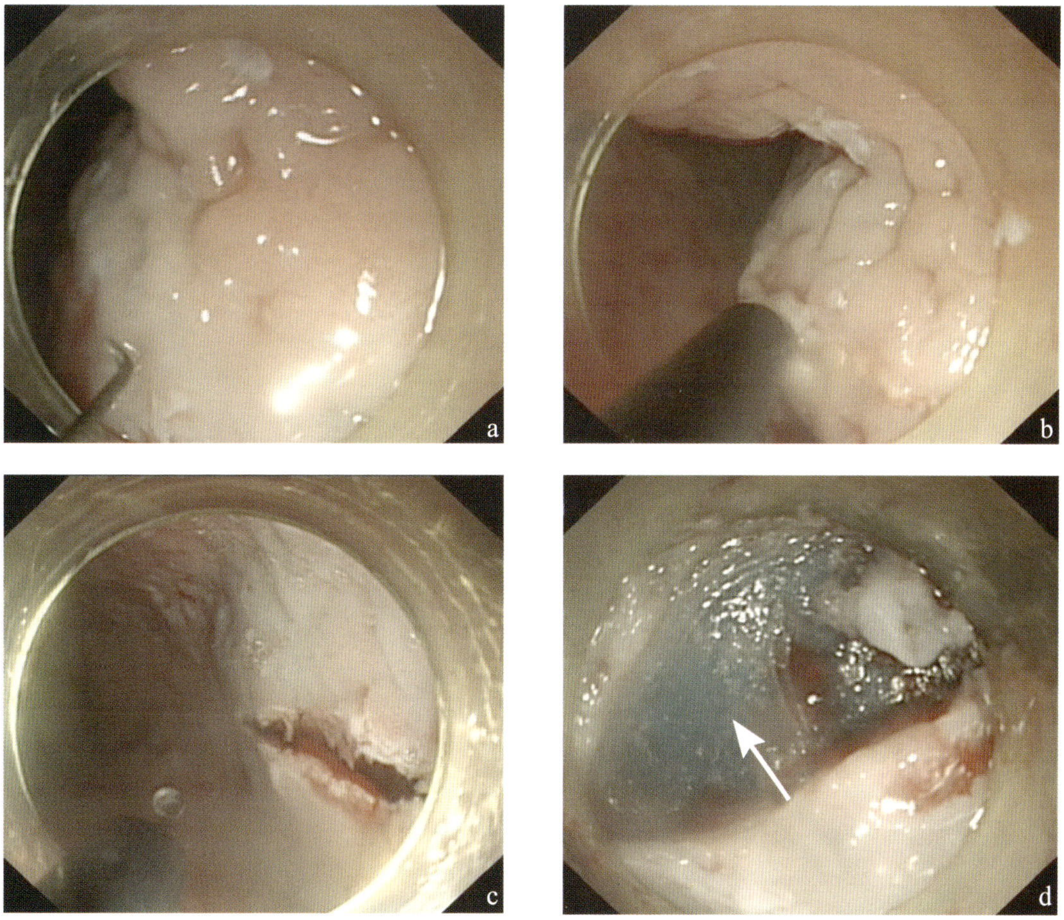

图 4-8-4 以针形切开刀于黏膜下注射部位做 1cm 长纵行黏膜切口，完全切开黏膜层，暴露黏膜下层（白色箭头所指）

括口服药物、内镜下注射药物、球囊扩张和支架治疗等，但不能最终解除食管下端括约肌梗阻，疗效不肯定，复发率较高；外科手术切开食管下端括约肌疗效确切，但手术创伤大，恢复慢，住院时间长，手术费用也较高。

我们开始尝试 POEM 手术的第一位患者在治疗前 10 年间一直进食困难，严重时连喝水也难以咽下。拍片检查发现他的食管腔大如胃腔，诊断为贲门失弛缓症。然而，因患者同时患有肝硬化门脉高压症、凝血功能差，外科手术风险较大，术后容易发生感染、出血等诸多并发症，一直未能进行传统手术治疗。

我们仔细研究了患者的病情和影像学资料，最终决定采用目前国际最先进的 POEM 手术方式。术中运用最新微创切除器械和方法，在食管表层（黏膜）“开窗”后，沿食管夹层（黏膜下层）直视下切开食管周围肌肉，再用金属夹缝合表层裂口。我们在 85 分钟内为患者实施了 POEM 手术。患者术后当天即能下床行走，两个月后拍片复查，造影剂顺畅通过贲门进入胃内，患者体重增加 2.5 千克。

POEM 微创手术的开展，不仅大大克服了传统内镜治疗的疗效不确定性，而且手术时间短、创伤小、恢复快、疗效可靠，充分体现了微创治疗的优越性。除中国外，目前世界上仅有日本的极少数医院进行 POEM 治疗贲门失弛缓症。我

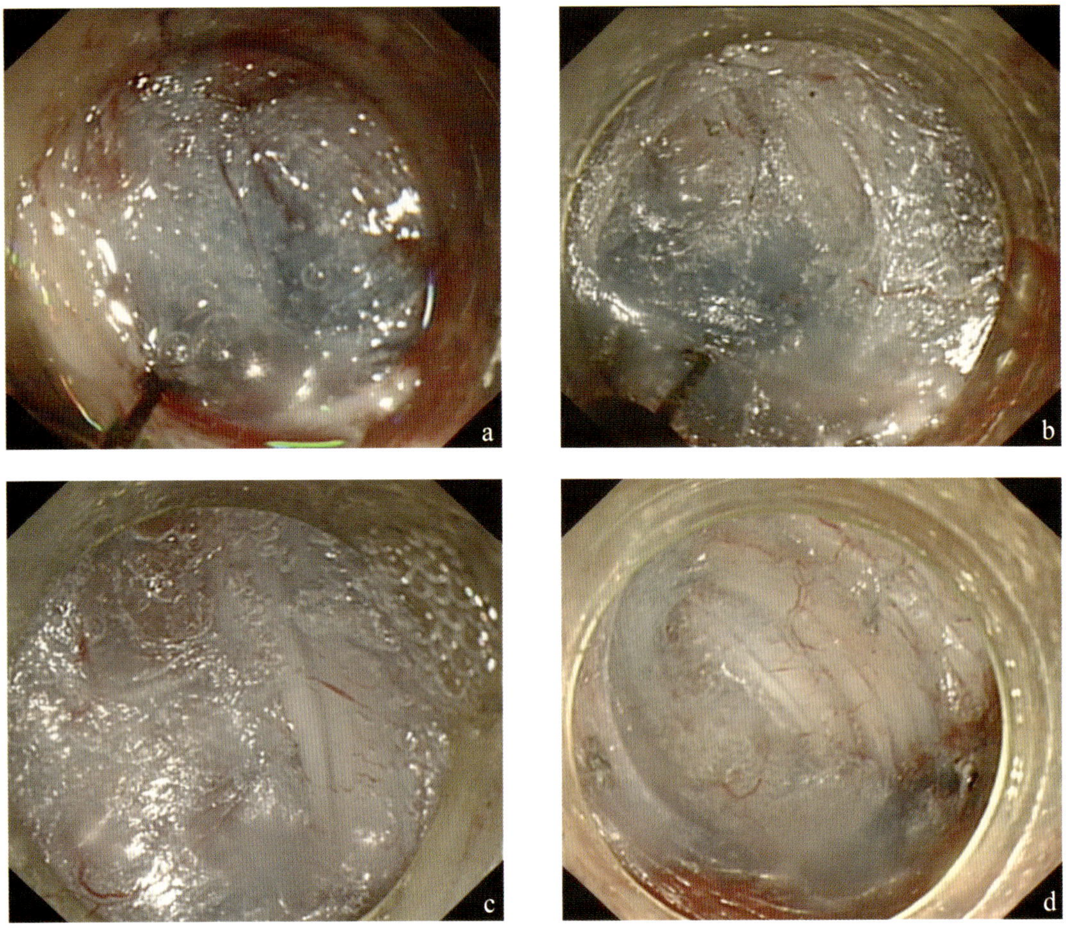

图 4-8-5 胃镜头端自“隧道口”伸入黏膜层和固有肌层之间的间隙，以 Hook 刀逐步向下分离黏膜层和固有肌层，形成“隧道”

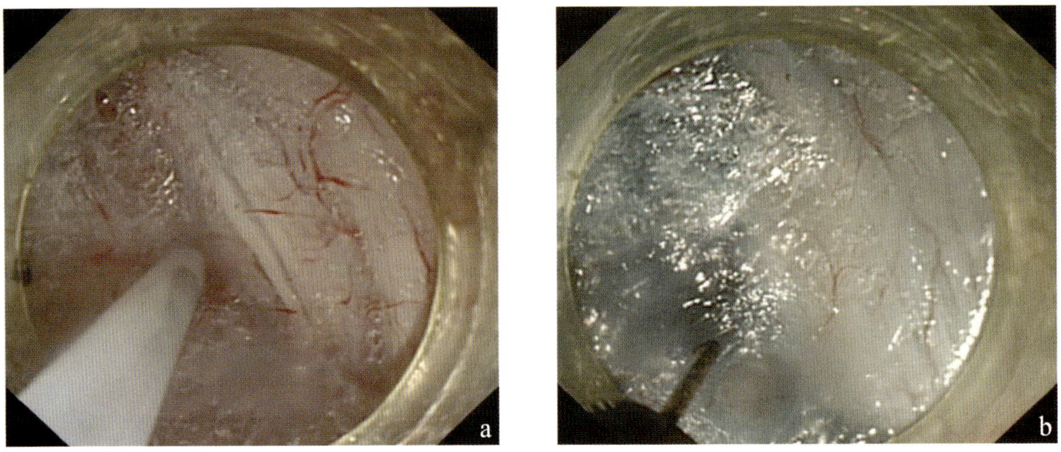

图 4-8-6 在分离的过程中反复进行黏膜下注射，使黏膜下层形成水垫，便于分离，防止损伤固有肌层引起穿孔

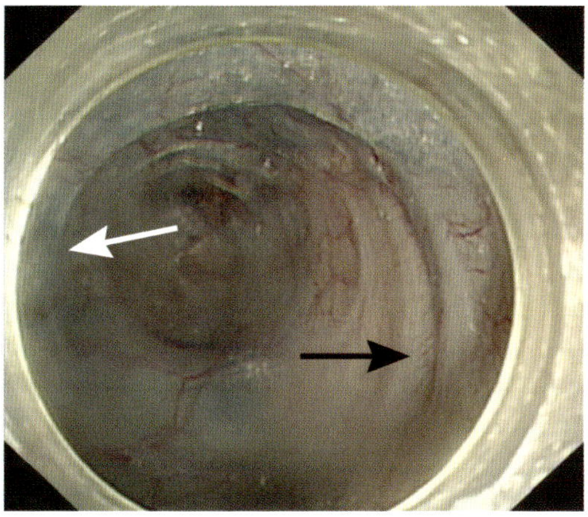

图 4-8-7 建立黏膜下“隧道”至贲门下方 5 ~ 6cm（白色箭头所指为黏膜层，黑色箭头所指为固有肌层的内环肌，POEM 手术需切断的就是这层肌肉）

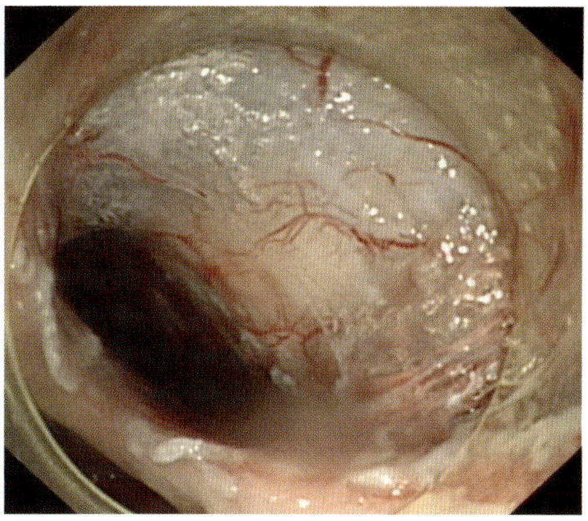

图 4-8-8 食管的黏膜层和固有肌层之间的“隧道”

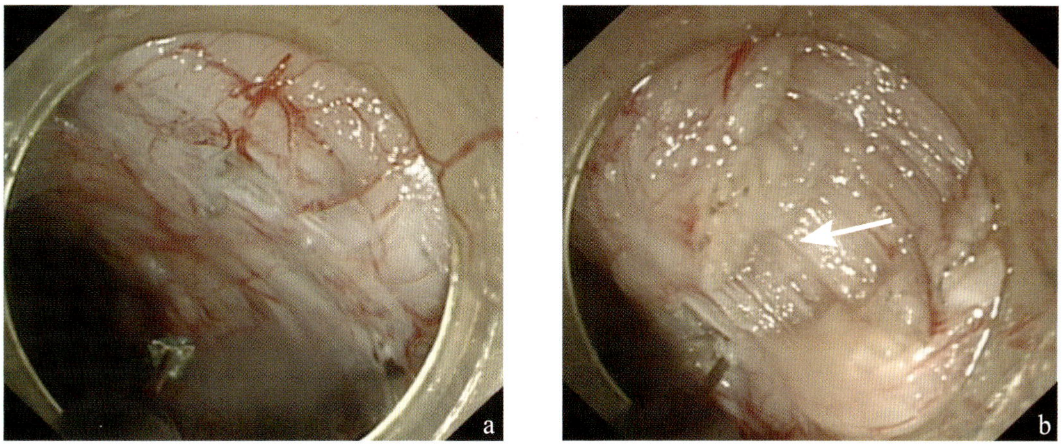

图 4-8-9 以 TT 刀逐层切断食管固有肌层的内环肌（白色箭头所指），需要注意的是不同患者食管内环肌的厚度不同，在切断时需由浅入深逐步切断，防止切开过深引起食管全层穿孔而造成气胸或纵隔气肿

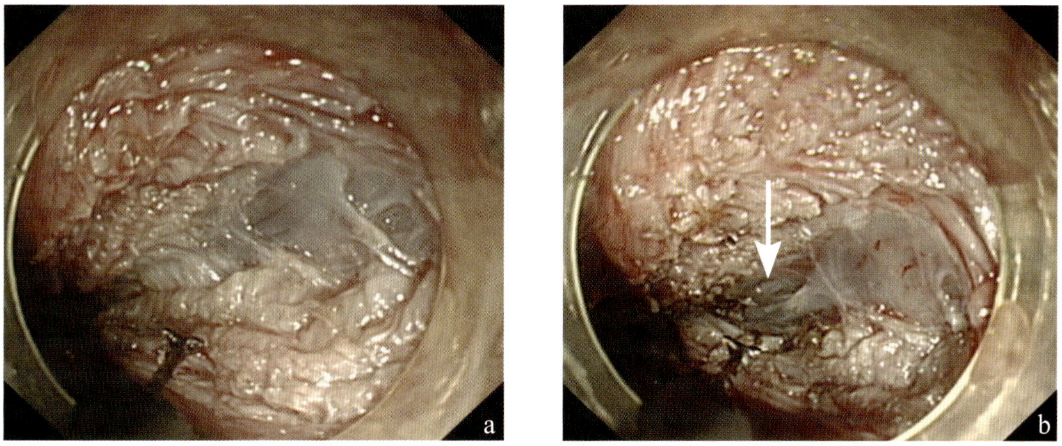

图 4-8-10 应用 TT 刀由浅至深完全切断食管固有肌层的内环肌，暴露外纵肌。贲门失弛缓患者食管内环肌明显增厚，而外纵肌菲薄，有的部位甚至缺如（白色箭头所指处即为外纵肌）

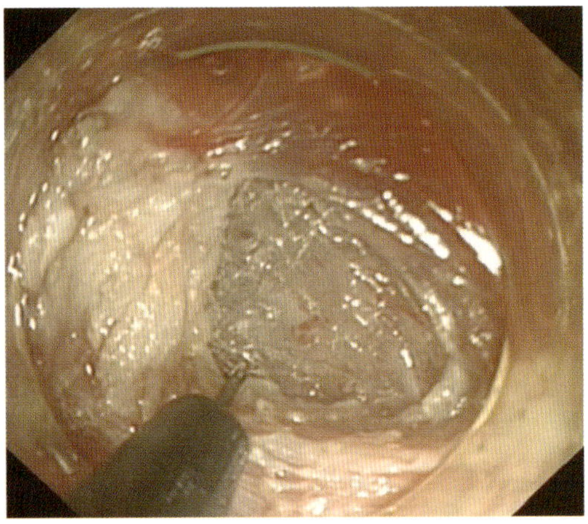

图 4-8-11 由“隧道口”逐步向下完全切断贲门上方 10cm 至贲门下方 5 ~ 6cm 的全部内环肌

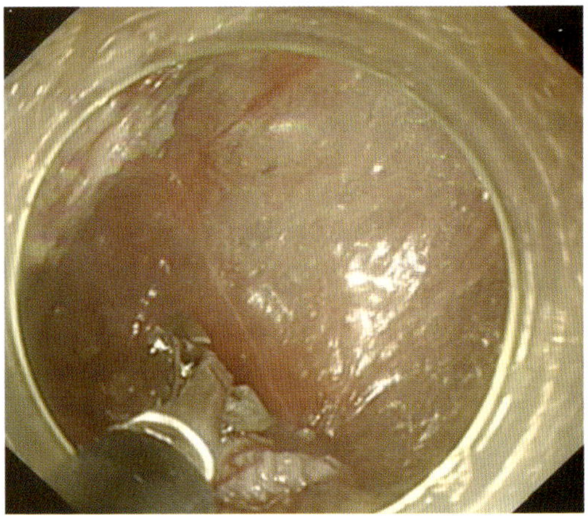

图 4-8-12 在切断肌层的过程中，如遇到黏膜下层或肌层的活动性出血，应及时以热活检钳彻底止血，因为 POEM 手术术毕将封闭“隧道口”，如“隧道”内发生出血，则止血非常困难

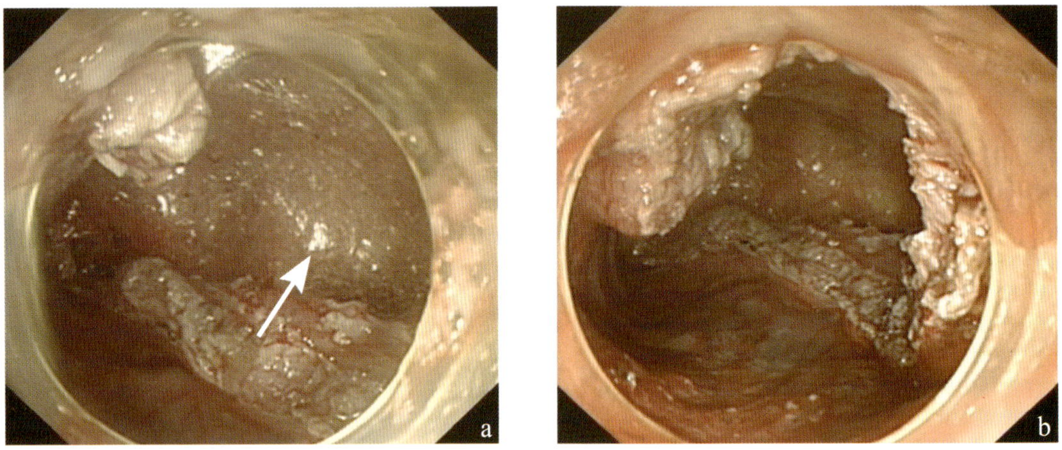

图 4-8-13 内环肌切断完毕，肌层断端无活动性出血，食管外膜（白色箭头所指）完整，无活动性出血

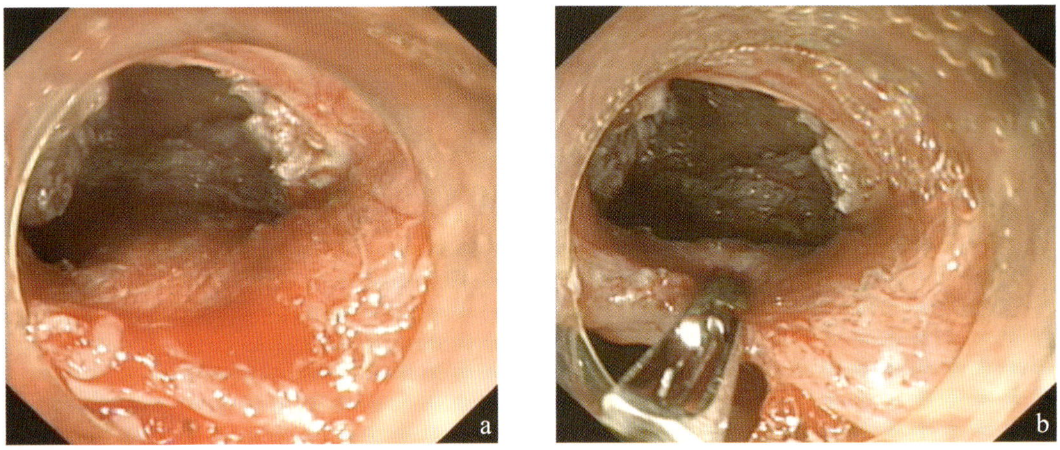

图 4-8-14 检查创面，发现“隧道口”有活动性出血，以热活检钳钳夹后大功率电凝止血

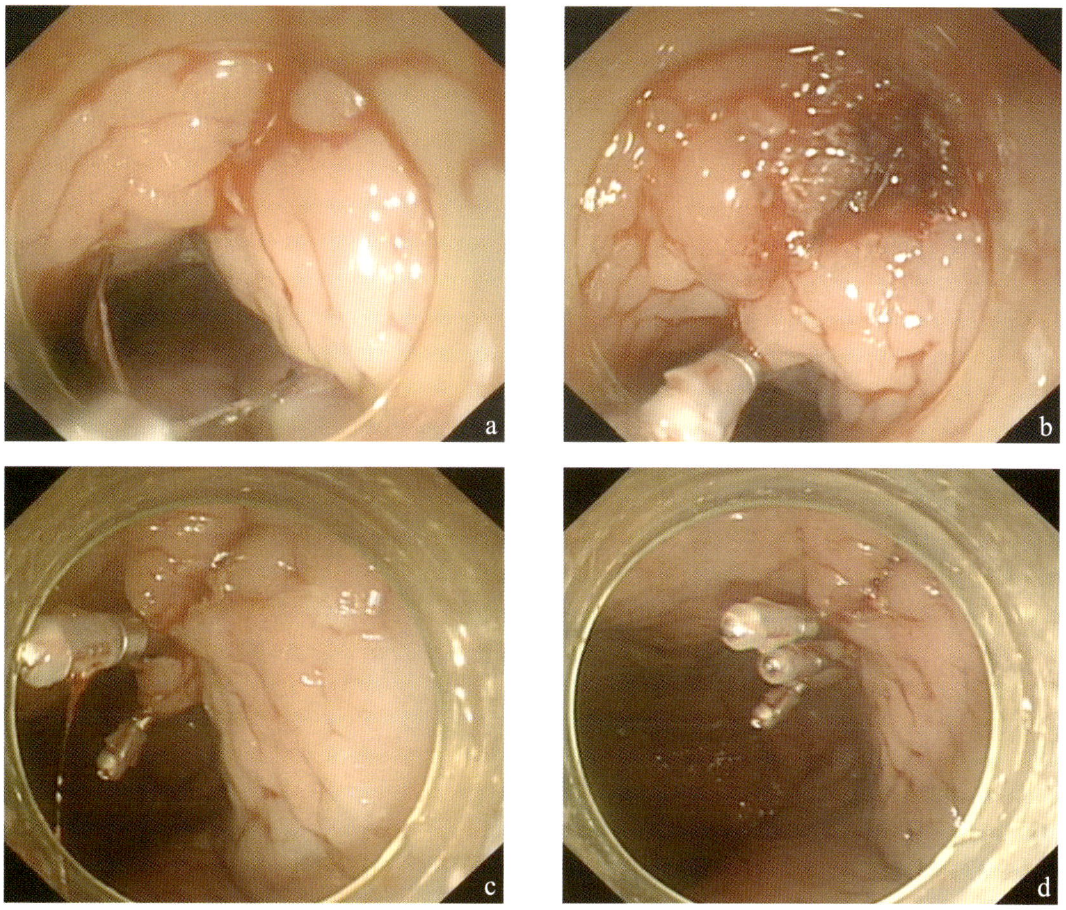

图 4-8-15 以金属夹线性缝合“隧道口”

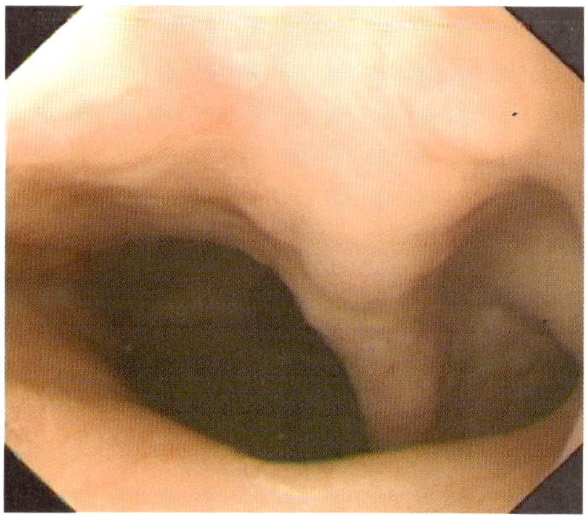

图 4-8-16 术后 6 个月复查胃镜提示食管腔缩小，无宿食蓄积，贲门开口较术前明显增大，胃镜通过无阻力，食管手术切口愈合良好

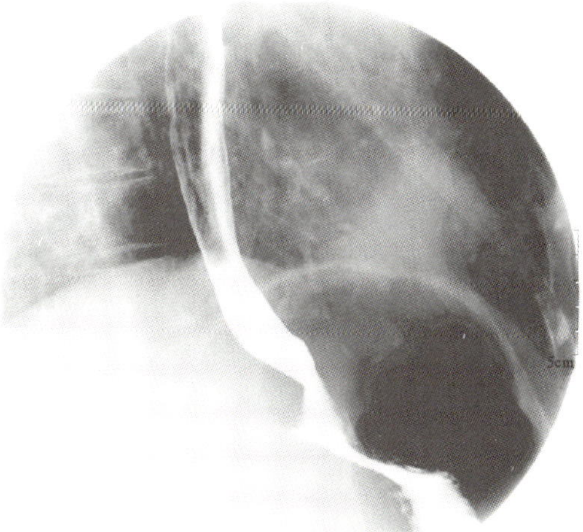

图 4-8-17 上消化道钡餐提示患者食管腔较术前明显减小，贲门口造影剂通过顺畅，无鸟嘴样改变

们已完成一百余例，平均手术时间45分钟，无一例严重并发症发生，随访观察，近期疗效较好。

（周平红）

第九节 胃角溃疡型早期癌的黏膜下剥离术

【病史简介】

患者，男性，60岁，因“反复上腹部隐痛不适伴大便隐血阳性2个多月”就诊。既往未行胃镜检查。就诊时查体呈轻度贫血貌。胃镜检查提示胃角切迹处不规则溃疡，溃疡直径约为0.5cm，周围黏膜增厚，边缘不规则，活检病理提示：黏膜慢性炎症伴部分区域黏膜上皮重度异型增生（图4-9-1～4）。超声胃镜检查提示病灶局限于黏膜层内（图4-9-5）。

【术前诊断】

胃角浅溃疡（重度异型增生）。

【内镜治疗方案】

病变局限于黏膜层，可行ESD大块切除病灶，完整的标本送病理，可得到更为精确的诊断。

【内镜治疗器械】

ESD治疗器械。

【治疗过程】

见图4-9-6～10。

【术后处理及随访】

术后禁食、胃肠减压、抑酸及补液治疗后，恢复情况好，术后3天顺利出院。随访至今6个月，胃镜提示局部无复发，腹部增强CT未见明显淋巴结肿大，未见实质性脏器转移，血清癌胚抗原（CEA）、糖类抗原19-9（CA19-9）、甲胎蛋白（AFP）等肿瘤标记物水平均在正常范围内，无局部复发（图4-9-11、12）。

【术后诊断】

早期胃角癌。

【专家点评】

早期胃癌（early gastric cancer, EGC）是指胃癌病变位于黏膜或黏膜下层，而无论病灶大小和是否有淋巴结转移。外科剖腹胃癌根治术及淋巴结清扫术是治疗早期胃癌的一种有效手段，5年生存率达96%以上。近年来开展的早期胃癌内镜黏膜下剥离术不但治疗效果与外科剖腹手术相似，而且又能使大部分患者免除了传统手术治疗的风险及术后对生活质量的严重影响。以往，外科胃癌根治术曾被认为是早期胃癌的首选治疗，但手术创伤大，术后并发症发生率高，而且手术改变患者正常的消化道解剖结构，严重影响

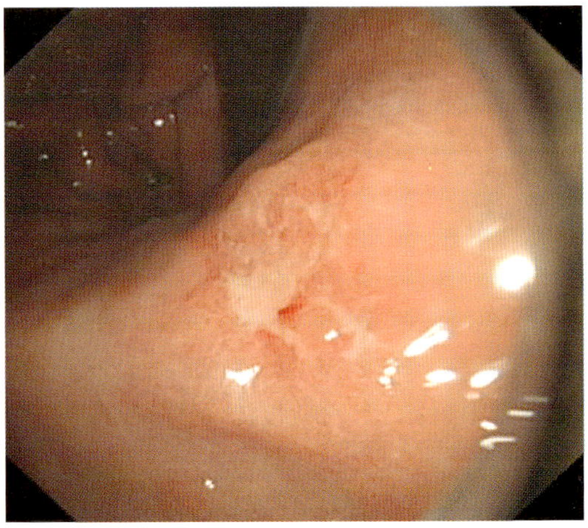

图4-9-1 胃角切迹处见0.5cm×0.5cm不规则溃疡，表面覆有白苔，周围黏膜增厚，高低不平，边缘不规则

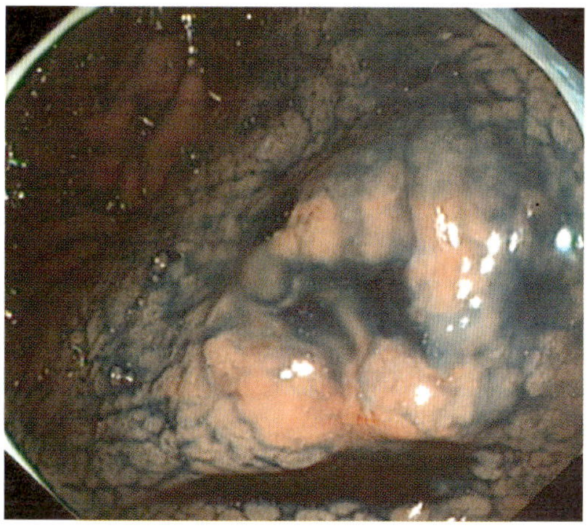

图 4-9-2　0.2% 的靛胭脂染色可见溃疡周围明显多处不染区，边界不规则，确定溃疡边缘受累的黏膜范围约 2.0cm×2.5cm

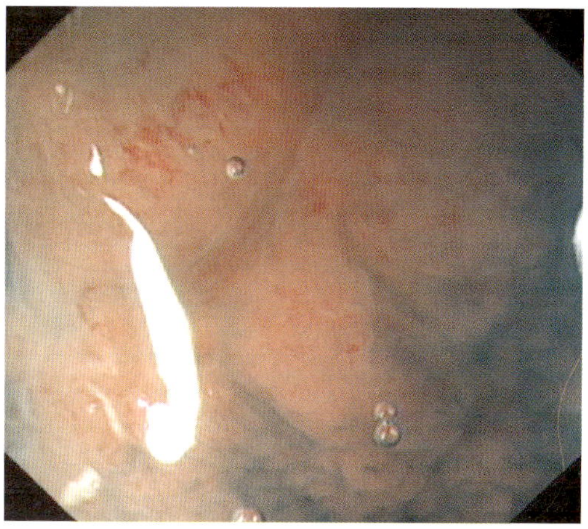

图 4-9-3　放大内镜观察靛胭脂不染区，可见腺管开口结构消失，并可见粗细不均、扭曲的新生微血管

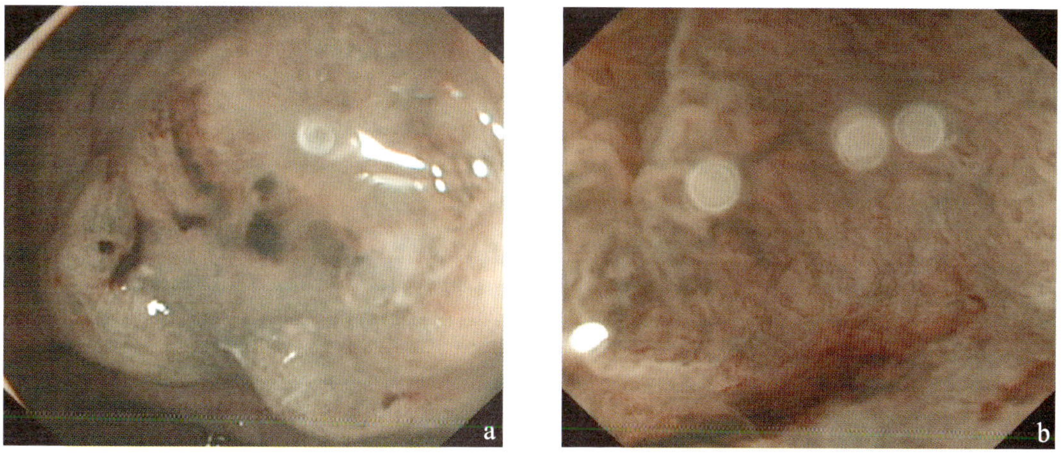

图 4-9-4　NBI 可见病灶表面高低不平，边界不规则，NBI+ 放大内镜下可见病灶部分区腺管结构消失，可见较多粗细不均、扭曲、分支样的不规则微血管

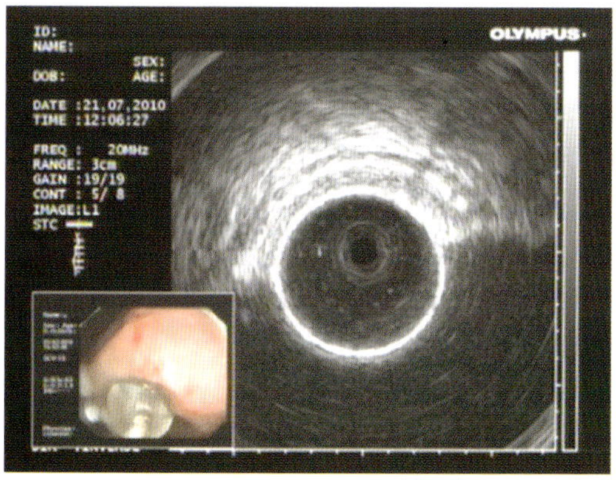

图 4-9-5　超声胃镜检查，带水囊的超声小探头紧贴病变区域，可见病灶黏膜层明显增厚，黏膜下层和固有肌层仍完整，提示病变局限于黏膜层

患者术后的生活质量。

ESD扩大了早期胃癌内镜下切除的适应证，与剖腹手术及以往的EMR等治疗方法比较，ESD具有明显的优势。ESD治疗可以根据早期胃癌病灶的部位、大小、形状和组织类型制订合理的个体化治疗方案，既能保证肿瘤的彻底切除，又能最大限度地保留正常组织及其功能；ESD创伤小，痛苦少，术后恢复快，住院时间短，患者易耐受；ESD可获得早期胃癌完整的组织病理标本，以明确病理性质，进行精确的组织学分期，明确肿瘤的浸润深度、分化状态，明确是否存在淋巴管和血管浸润，预测是否存在淋巴

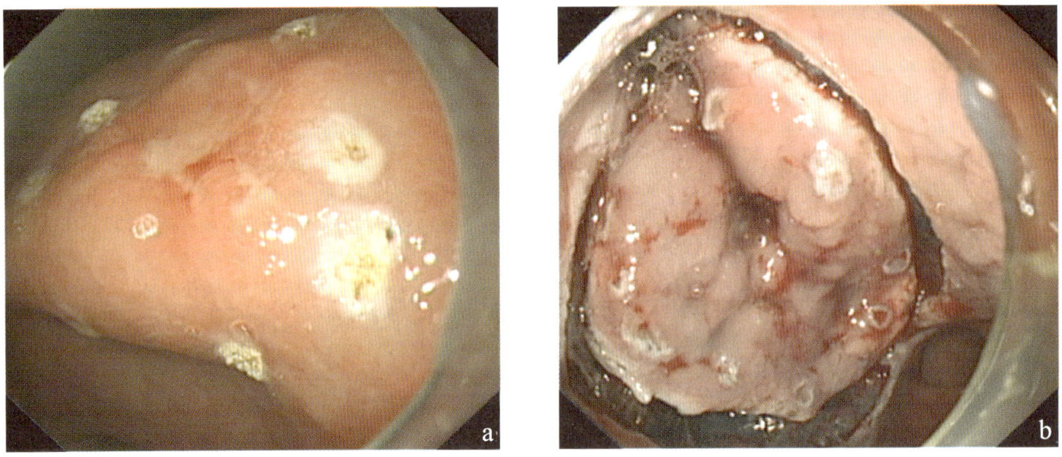

图 4-9-6 以APC于病灶边缘外0.5cm做一环形标记后，以生理盐水+少量肾上腺素+靛胭脂的混合溶液进行黏膜下注射，然后在标记点外0.5cm处环形切开黏膜层

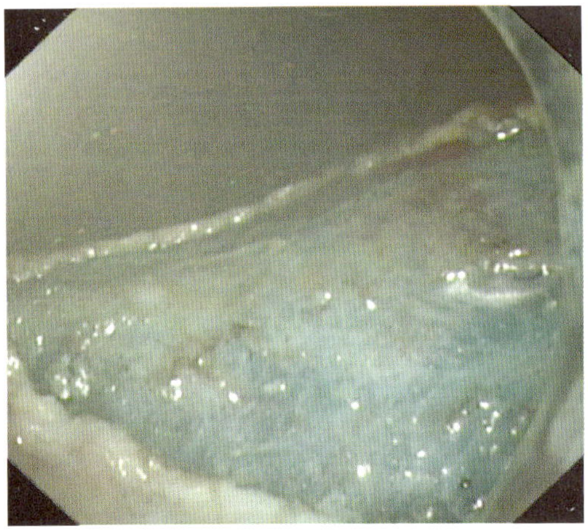

图 4-9-7 以IT刀完整大块剥离病灶，可见病灶切除后其深面暴露的黏膜下层（淡蓝色）和固有肌层

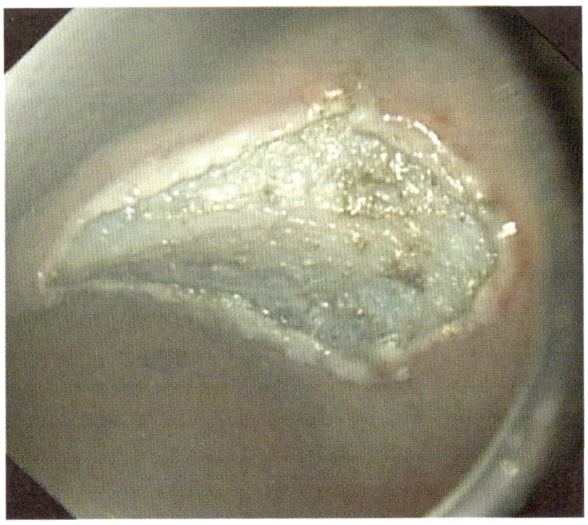

图 4-9-8 以APC和热活检钳电凝创面的活动性出血和暴露的血管，防止术后迟发性出血

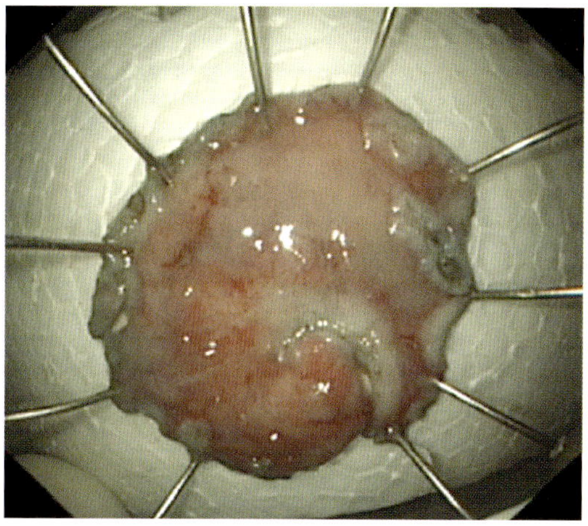

图 4-9-9 切除的标本大小为 3cm× 3.5cm，肉眼见切缘均为正常黏膜，病灶中央可见溃疡

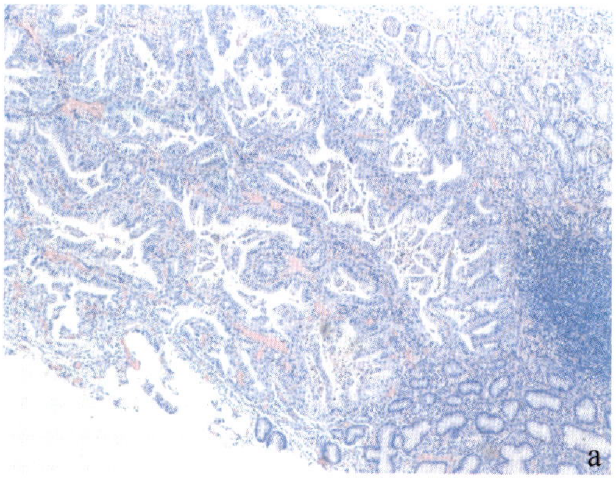

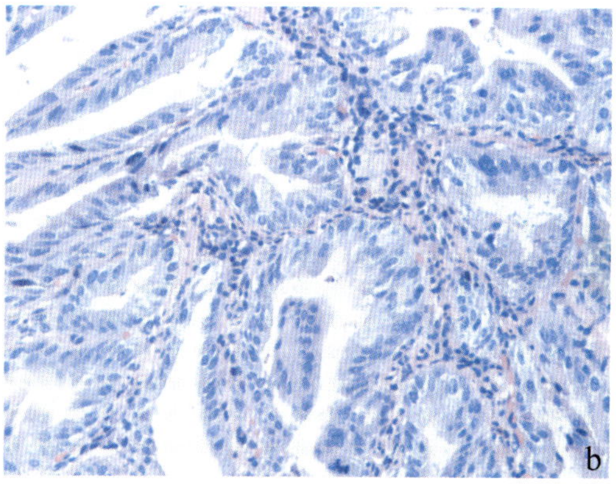

图 4-9-10 病理诊断:（胃角 ESD 切除标本）慢性萎缩性胃炎，重度肠上皮化生伴轻度异型增生，病灶中央可见中重度异型增生及癌变区（镜下范围 0.5cm），个别腺体浸润黏膜肌层，基底及四周切缘未见肿瘤累及

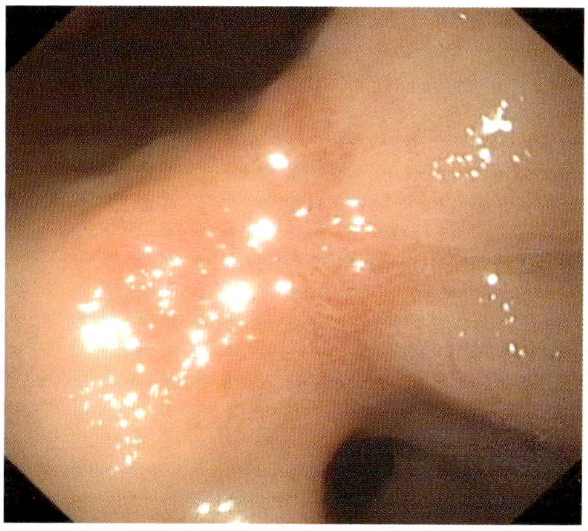

图 4-9-11 术后 3 个月复查，见创面愈合良好，呈红色瘢痕样改变

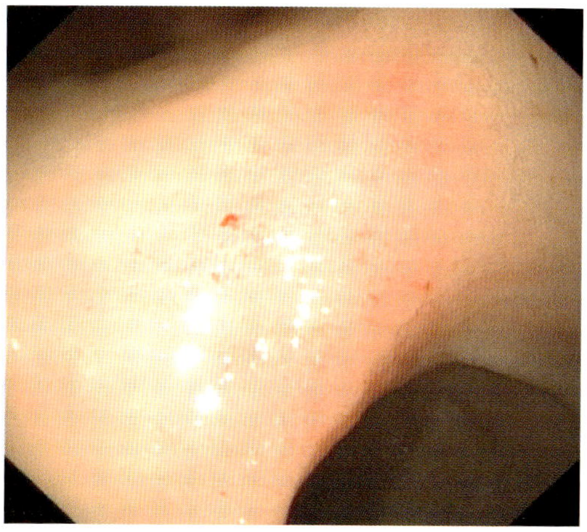

图 4-9-12 术后 6 个月复查，见 ESD 手术区域白色瘢痕样改变，活检病理提示无复发

结转移等高危因素。与EMR相比，ESD不受病灶面积的限制，只要是局限于黏膜层到黏膜下浅层的肿瘤可一次性完整切除，切除率达到96%以上，明显减少了肿瘤的残留和复发。

目前，国内尚无统一的ESD的适应证标准，中山医院内镜中心采用的是日本的ESD适应证标准：

1．病灶直径≤20mm，无溃疡的未分化型黏膜内癌；

2．不论病灶大小，无溃疡的分化型黏膜内癌；

3．病灶直径≤30mm，存在溃疡的分化型黏膜内癌；

4．病灶直径≤30mm，无溃疡的分化型侵犯黏膜下浅层（SM_1）的癌。

（陈巍峰）

第十节　胃体固有肌层肿瘤的胃壁全层切除术

【病史简介】

患者，男性，48岁，因“体检发现胃体黏膜下占位1周”就诊。患者体检行胃镜检查时发现胃体黏膜近胃底处可见1.0cm×1.0cm黏膜下占位，表面黏膜完整、光滑，固定，质地硬（图4-10-1）。超声内镜检查提示肿块来源于固有肌层，部分凸向腔外（图4-10-2）。

【术前诊断】

胃体黏膜下肿瘤（固有肌层来源）。

【内镜治疗方案】

内镜下消化道壁全层切除术(endoscopic full-thickness resection，EFR)。

【内镜治疗器械】

双钳道治疗型胃镜、ESD器械、圈套器、金属夹等。

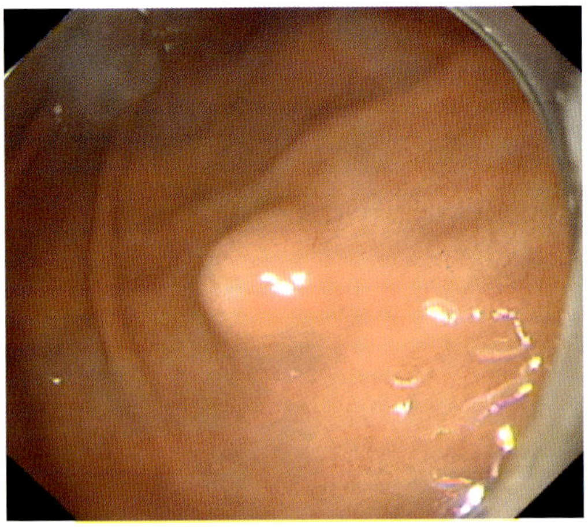

图4-10-1　胃体黏膜近胃底处可见1.0cm×1.0cm黏膜下占位，固定，质地硬，表面黏膜完整

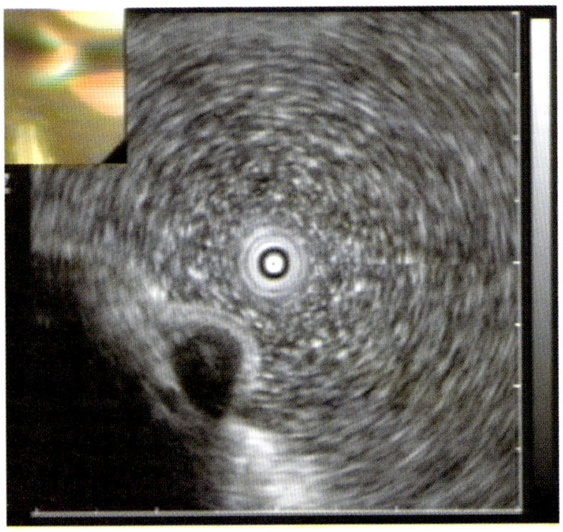

图4-10-2　超声内镜提示肿块来源于固有肌层，部分凸向腔外

【治疗过程】

见图 4-10-3 ～ 11。

【术后处理和随访】

术后予患者禁食、胃肠减压、半卧位、抑酸、抗感染和补液对症支持治疗，密切观察患者有无腹痛、压痛和反跳痛等腹膜炎体征，如果气腹严重影响患者呼吸，可进行腹腔穿刺，留置排气针头，以减轻气腹。患者经治疗后恢复情况好，轻度腹痛，无腹胀，无发热，查体：腹部轻度压痛，无反跳痛、肌卫等急性腹膜炎症状，术后 3 天拔除胃肠减压管后进食流质饮食，无不适，术后 5 天出院。随访至今约 6 个月，无复发征象(图 4-10-12)。

【术后诊断】

胃体固有肌层间质瘤。

【专家点评】

EMR 目前广泛应用于治疗胃肠道早期癌和起源于黏膜肌层和黏膜下层的黏膜下肿瘤(submucosal tumor，SMT)，如平滑肌瘤、脂肪瘤、类癌等；但对于起源于固有肌层的 SMT，由于病变位置较深，内镜切除过程中穿孔并发症的发生率较高，临床处理除外科手术外一般选择内镜下的随访观察。

近年来随着内镜治疗新技术如 ESD 的开展，对于凸向腔内生长的固有肌层 SMT，可以应用 ESD 的剥离器械如 IT 刀、Hook 刀等将肿瘤自固有肌层挖除，同时保持浆膜层完整。但对于凸向浆膜下生长与浆膜层紧密粘连的固有肌层肿瘤，内镜切除肿瘤会不可避免地发生穿孔。金属钛夹和内镜尼龙绳荷包缝合技术的提高，使得内镜治疗中发生的穿孔一般可以通过内镜缝合，因而 EFR 治疗胃肠道固有肌层肿瘤成为可能。

EFR 术中发生的穿孔为治疗性穿孔（主动穿孔），内镜下成功修补穿孔、避免追加外科手术修补是EFR 治疗成功的关键。EFR 切除病变后，胃内空气会很快通过创面进入腹腔，产生气腹，EFR 治疗过程中反复腹部触诊，观察腹部变化，结合生命体征判断是否需要穿刺排气。穿刺点位于右肋缘下方，穿刺针选用普通 20ml 注射用针。穿刺后用手按压腹部排气，并留置穿刺针至创面完全缝合、气腹改善为止。确认已无空气自排气针中排出时，拔出排气针。EFR 治疗成功的另一要点是避免胃液进入腹腔，避免术后腹腔引流，减少术后腹腔感染。EFR 治疗前改变体位，将病灶和操作视野与胃液等分离，避免因病变浸于胃液中而导致操作困难；创面严格止血，避免切除过程中反复冲洗止血；切开浆膜前吸净胃腔内液体和气体；瘤体切除后创面如有出血，使用金属夹夹闭出血点，尽量避免冲洗出血点；术后持续、有效的胃肠减压，结合半卧体位、质子泵抑制剂和抗生素的使用，术后腹腔感染也可得到有效控制。

EFR 的开展可进一步扩大内镜切除治疗的适应证，可以在内镜下切除更深层次的胃肠道肿瘤，使更多的患者受益于内镜微创治疗。

（胡健卫　周平红）

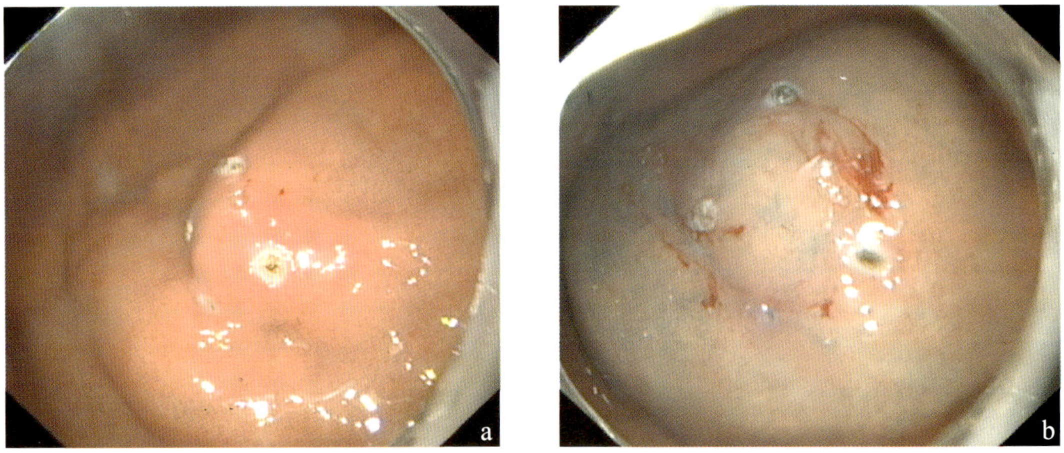

图 4-10-3　以 APC 于紧贴肿块做环形标记后，进行黏膜下注射，使黏膜下肿块上方和周围的黏膜抬举，以便切开肿瘤表面的黏膜

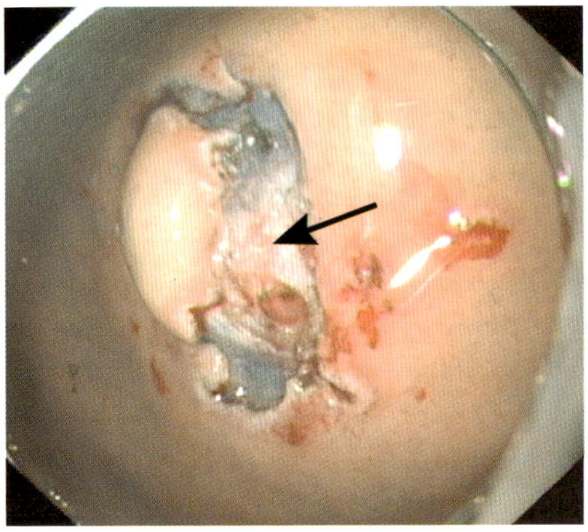

图 4-10-4　沿标记点环形切开黏膜，可见黏膜下方的白色肿块（箭头所指）

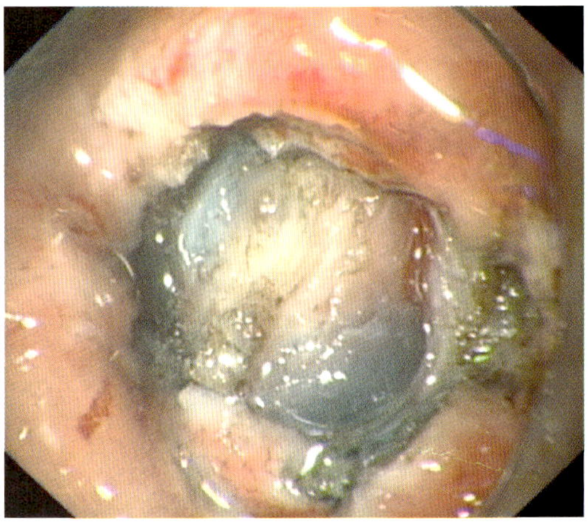

图 4-10-5　切除黏膜“顶盖”，完全暴露黏膜下肿块，可见肿块深凹于胃壁内

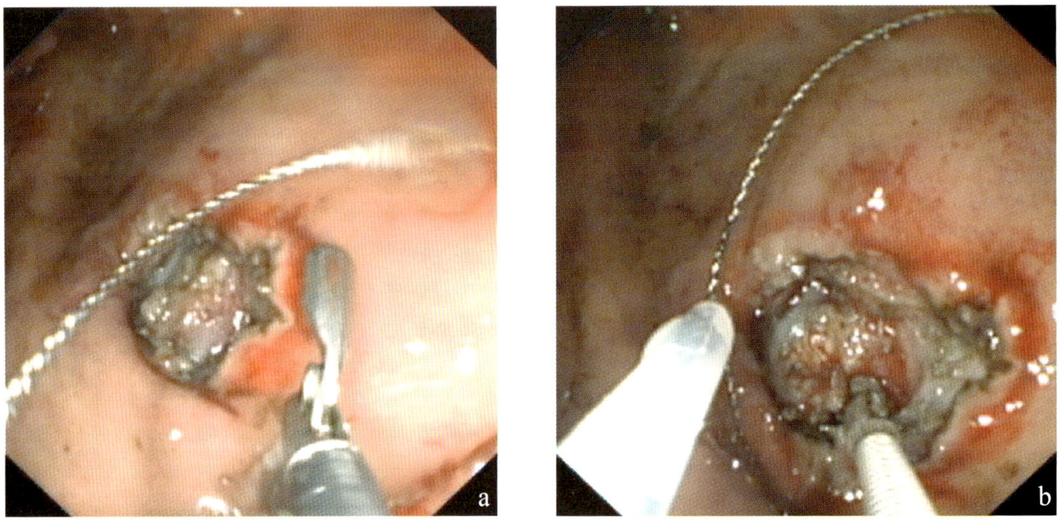

图 4-10-6　更换双钳道治疗型胃镜，联合使用鳄齿状异物钳和圈套器，先张开圈套器，异物钳从圈套器中穿过钳夹肿块，以提拉肿块

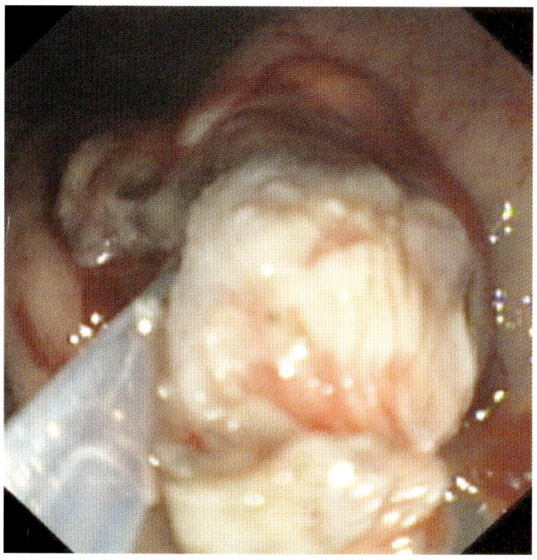

图 4-10-7　异物钳提拉肿块后，圈套器在肿块下方收紧，将肿块切除

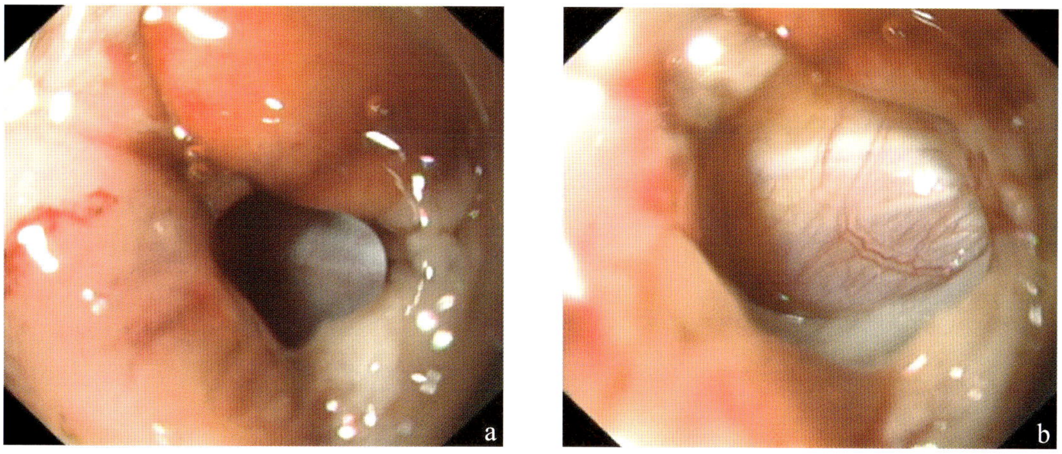

图 4-10-8　肿块切除后可见创面有一个 0.3cm×0.3cm 大小的胃壁缺损，可看见胃腔外的膈肌

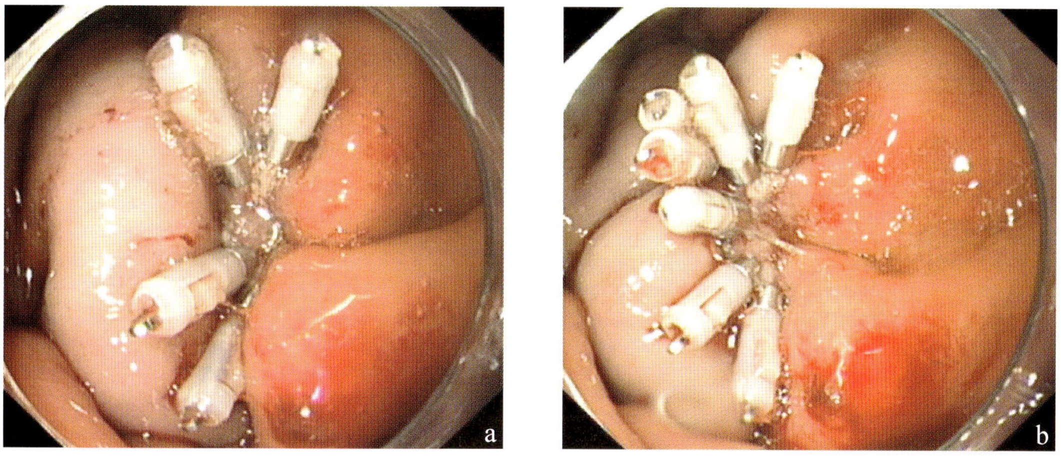

图 4-10-9　以金属夹完全缝合穿孔，可以有效地防止胃内气体和液体进入腹腔

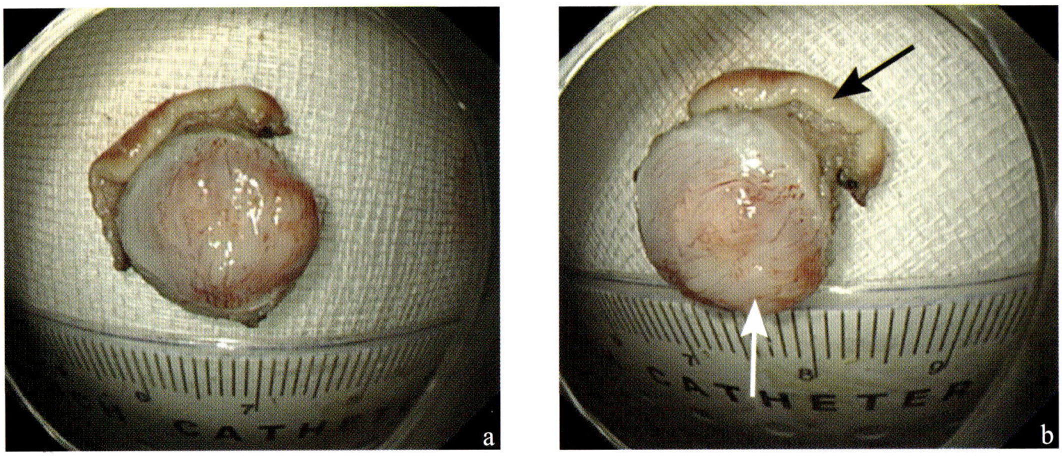

图 4-10-10 切除的标本约 1.5cm×1.5cm 大小，大于胃镜下的观察所见，肿块与浆膜面紧贴，无法剥离浆膜（白色箭头所指为浆膜，黑色箭头所指为肿块表面黏膜）

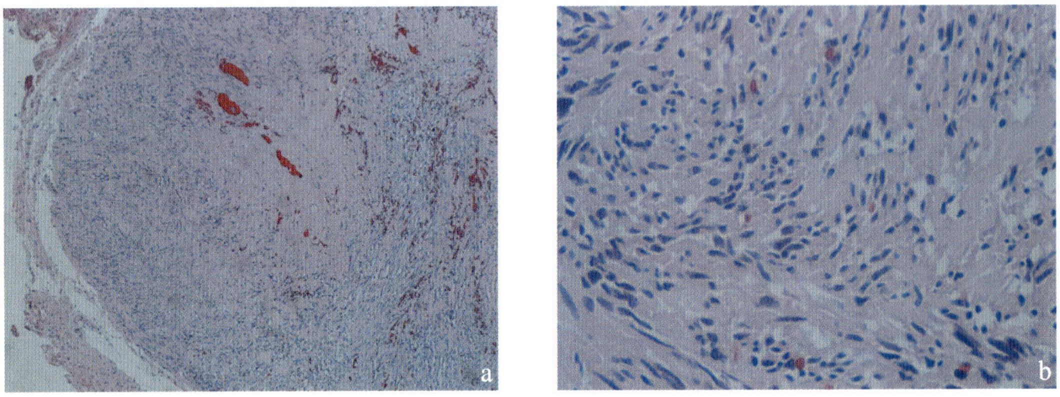

图 4-10-11 病理诊断：间质瘤，细胞欠丰富，轻度异型，间质显著胶质化，未见核分裂象

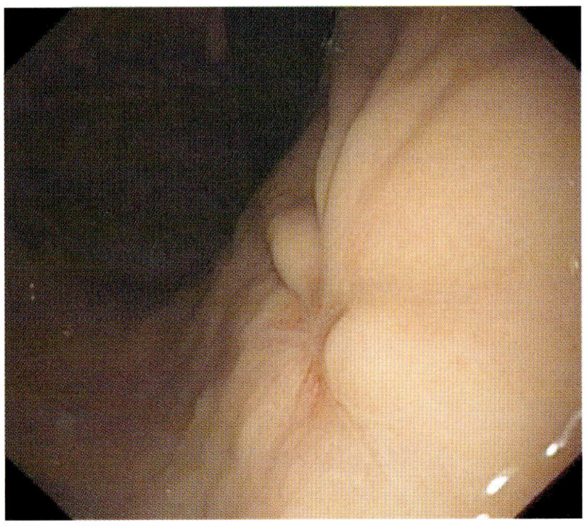

图 4-10-12 术后 6 个月复查胃镜，创面愈合好，局部呈红色瘢痕样改变，无复发

第十一节 胃窦巨大黏膜下脂肪瘤的内镜下挖除术

【病史简介】

患者，女性，54 岁，因“反复上腹部饱胀不适 2 年余”就诊。既往因畏惧胃镜检查一直未就诊，1 个月前症状加重，于当地医院就诊，胃镜检查见胃窦部 4cm×6cm 巨大黏膜隆起，表面黏膜完整，质地软，色泽淡黄，边界清（图 4-11-1）。超声胃镜检查提示病灶局限于黏膜下层内（图 4-11-2）。

【术前诊断】

胃窦黏膜下肿块，脂肪瘤可能。

【内镜治疗方案】

ESE。

【内镜治疗器械】

ESD 治疗器械。

【治疗过程】

见图 4-11-3 ~ 14。

【术后处理和随访】

禁食、胃肠减压，抑酸和补液对症支持治疗。术后 48 小时拔除胃肠减压管，进食流质饮食，无不适，术后 3 天出院。随访至今 6 个月，创面愈合好，局部无复发（图 4-11-15、16）。

【术后诊断】

胃窦黏膜下层脂肪瘤。

【专家点评】

胃肠道脂肪瘤是消化道比较少见的一种良性肿瘤，发病率较低，一般表现为单发，生长缓慢，最常见于结肠，但也可见于消化道其他部位。多见于中老年人，男性多于女性，好发于 40 ~ 75 岁。大部分依据发病的年龄、部位、瘤体大小及继发性改变的不同，患者可出现相应的症状和体征，常因消化道出血、腹痛、呕血等就诊。

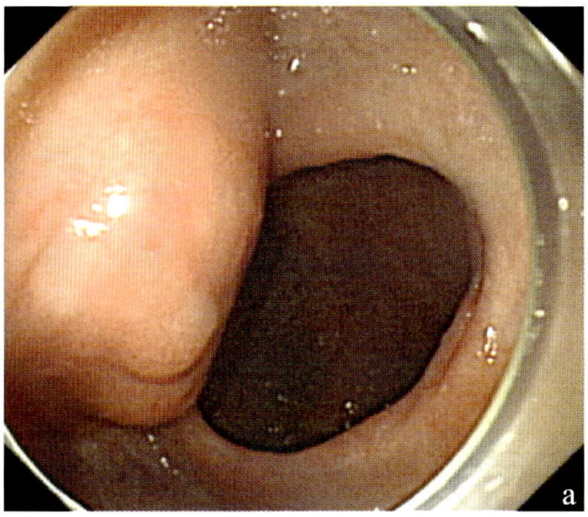

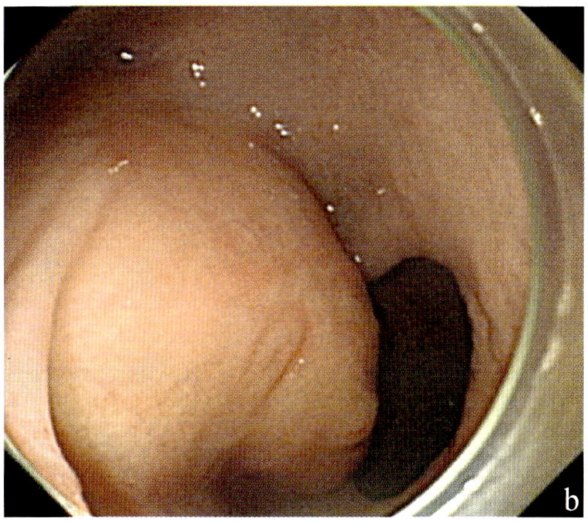

图 4-11-1 胃镜检查见胃窦部 4cm×6cm 巨大黏膜隆起，表面黏膜完整，质地软，色泽淡黄，边界清，幽门完整，开闭好

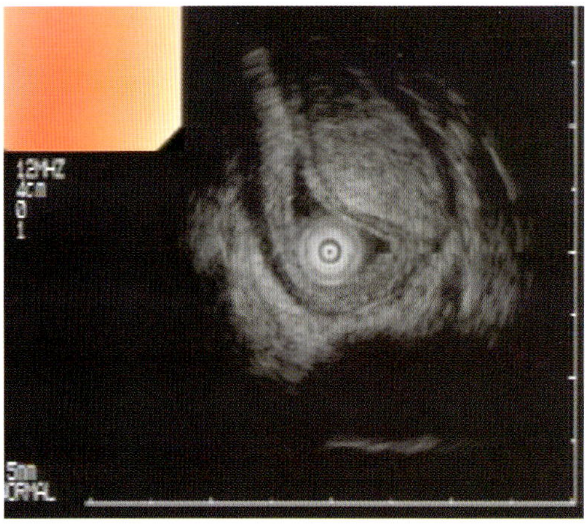

图 4-11-2 超声内镜下可见胃窦部黏膜下层巨大的高回声占位，黏膜层和固有肌层完整

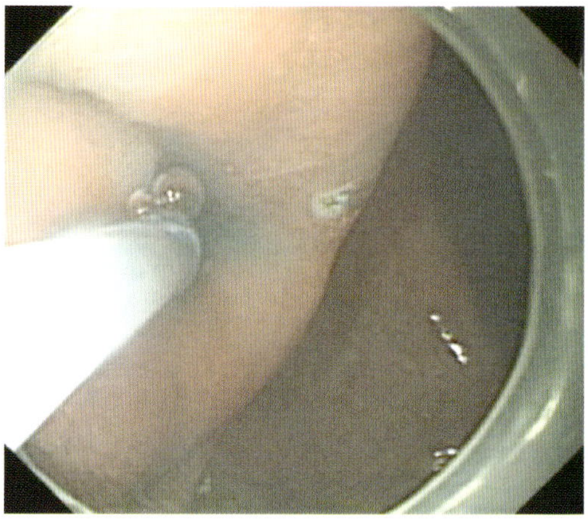

图 4-11-3 以 APC 于黏膜隆起边缘外标记后，进行黏膜下注射

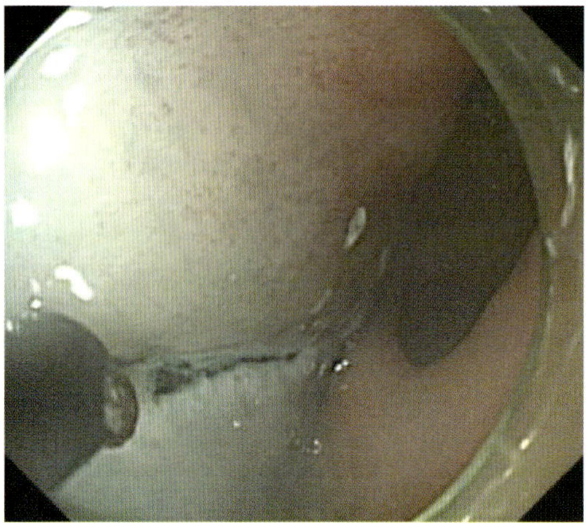

图 4-11-4 以 Hook 刀环形切开黏膜层

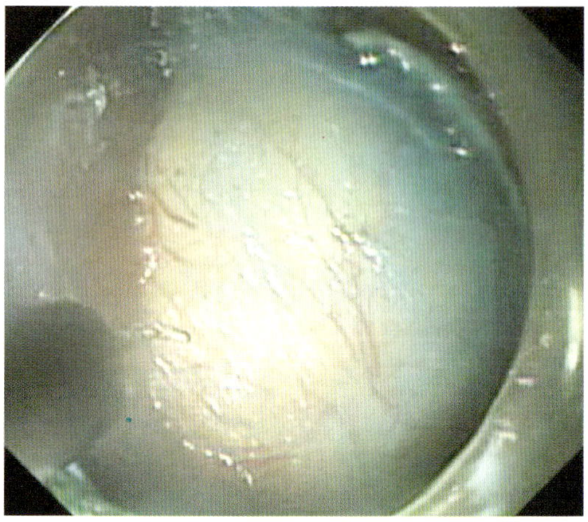

图 4-11-5 黏膜环形切开后，可见淡黄色有包膜的黏膜下肿块暴露

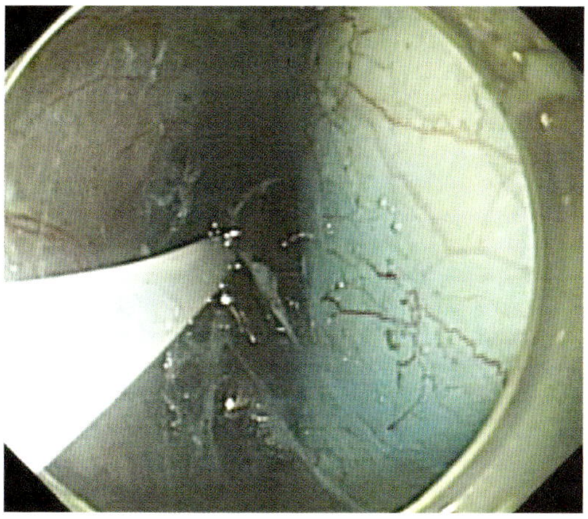

图 4-11-6　对黏膜下层进行注射后，可见肿块与固有肌层之间有黏膜下层组织形成的水垫，证实肿块位于黏膜下层

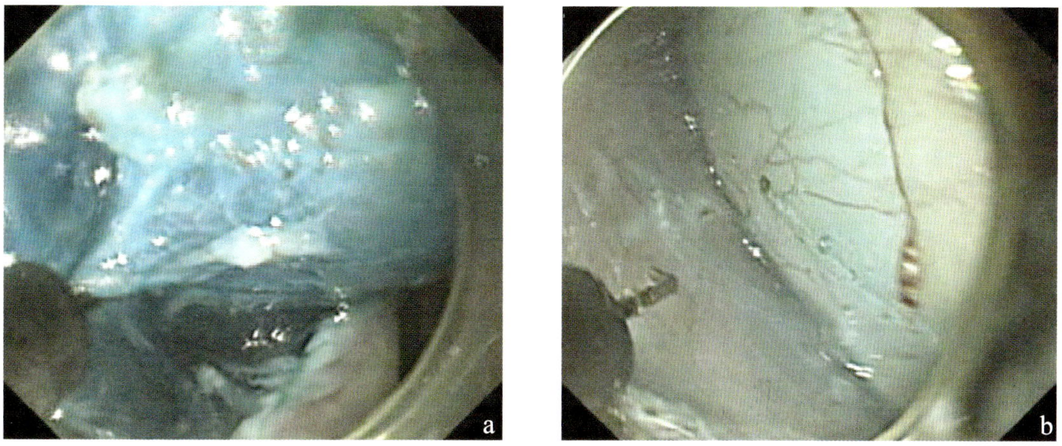

图 4-11-7　以 Hook 刀逐步切断肿块与固有肌层之间的黏膜下层纤维组织

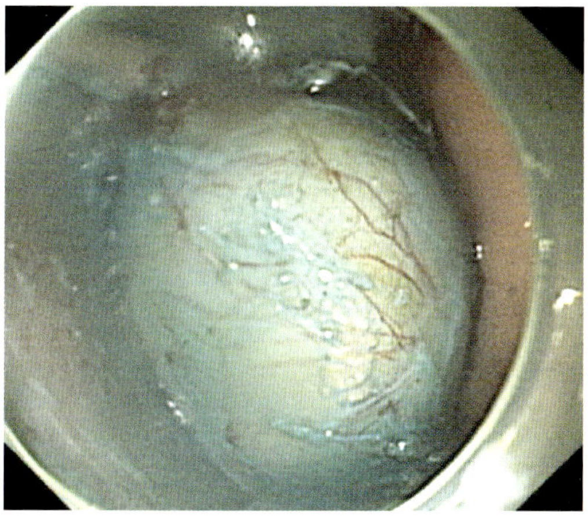

图 4-11-8　从胃体侧向胃窦侧剥离病灶，剥离过程中反复进行黏膜下注射，形成水垫，便于肿块的剥离

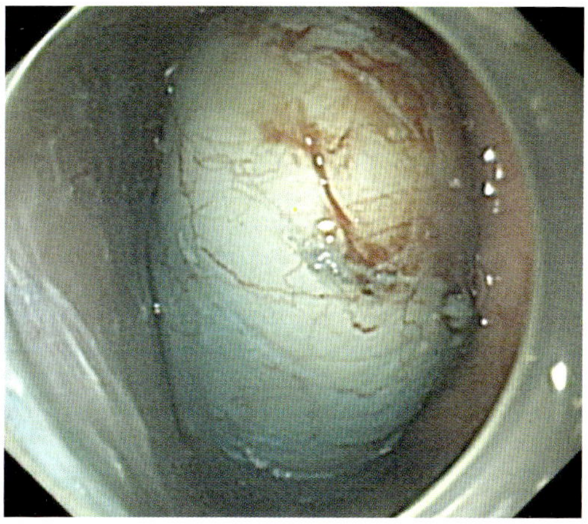

图 4-11-9　肿块已完整剥除，可见包膜完整

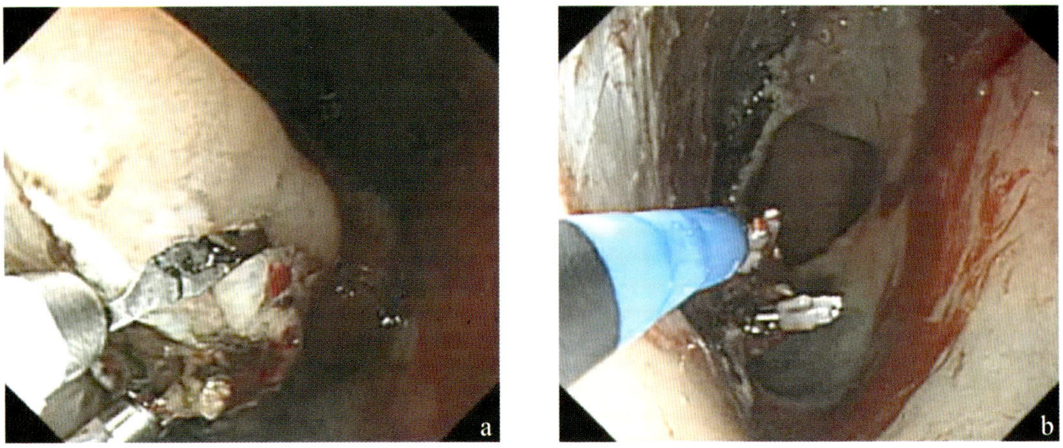

图 4-11-10　创面少量渗血，以热活检钳、金属止血夹和氩气刀处理创面

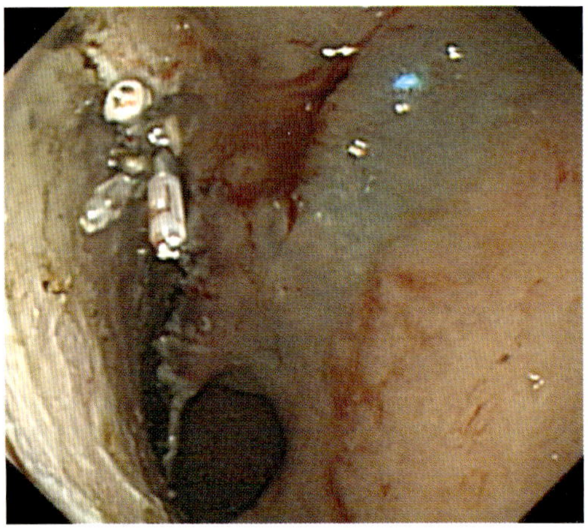

图 4-11-11　处理所有的活动性出血点和暴露的黏膜下层血管，防止术后迟发性出血

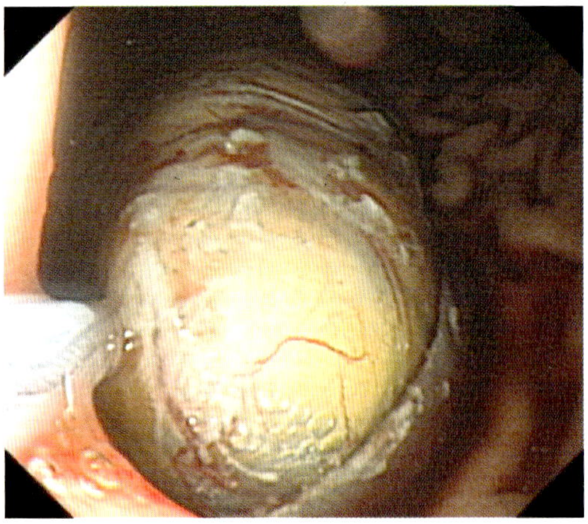

图 4-11-12　应用取石网篮将切除的标本经口取出

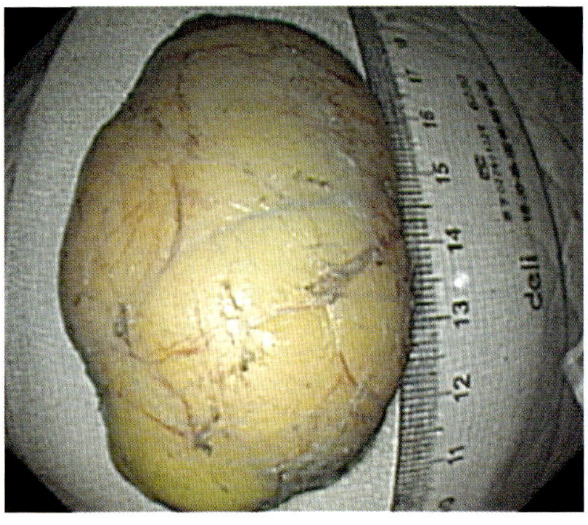

图 4-11-13　切除的标本，5cm×8cm 大小，黄色，质软，有包膜

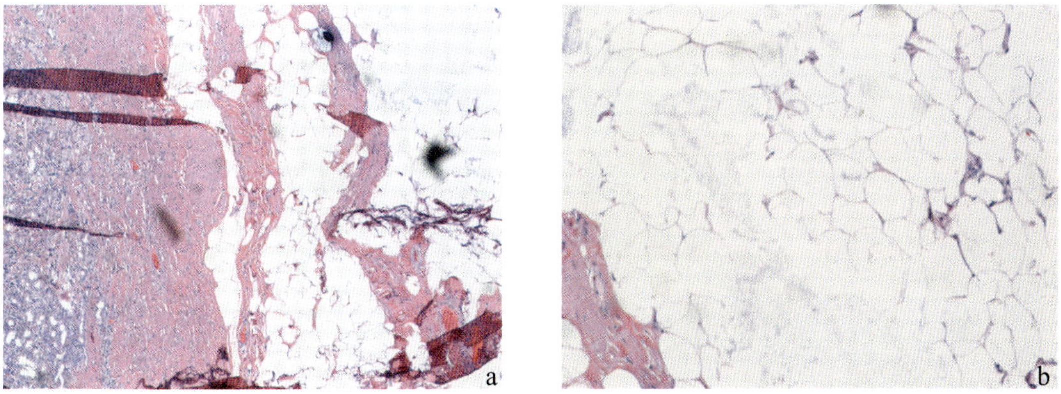

图 4-11-14 病理诊断：（胃窦 ESD 切除标本）黏膜下脂肪瘤

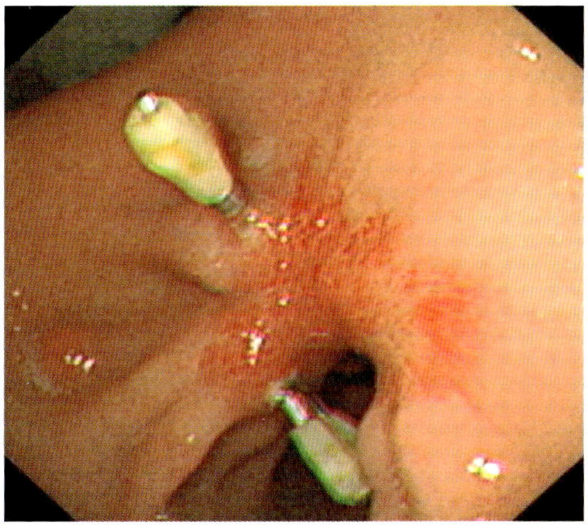

图 4-11-15 术后 2 个月复查，见创面愈合良好，呈红色瘢痕样改变，有金属夹残留，予去除金属夹

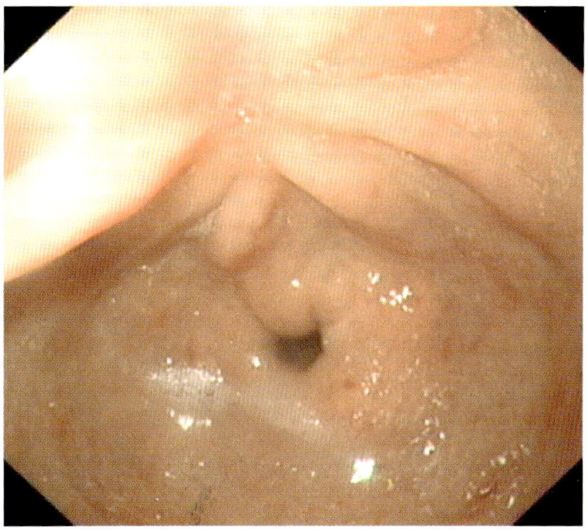

图 4-11-16 术后 6 个月复查，见 ESD 手术区域白色瘢痕样改变，无复发

目前认为当脂肪瘤直径大于 2.0cm 时可引起相应的症状，主要表现为腹部疼痛、腹部不适、恶心、呕吐等症状，较大脂肪瘤（直径大于 4.0cm），特别是带蒂的脂肪瘤可在肠腔内滑动，易引起肠套叠、肠梗阻和肠系膜扭转；巨大脂肪瘤表面黏膜常发生糜烂、坏死，或压迫胃肠道表面黏膜，引起正常黏膜坏死和溃疡形成，可引起消化道出血，表现为不规则的便血，严重者可引起贫血。

结直肠脂肪瘤内镜下的典型表现为光滑、微黄色的黏膜下肿瘤，质地柔软，表面可形成溃疡，用活检钳推压肿瘤时易出现受压部位光滑的凹陷，即 Cushing 征，通常为扁平无蒂状或半球形，部分巨大的脂肪瘤因自身重量可引起黏膜脱垂而表现为腊肠状或带蒂状，可随体位变化在消化道管腔内滑动。超声内镜能显示消化道管壁的层次结构，能够准确确定病变起源层次，因脂肪瘤在超声内镜下表现为特征性的黏膜下层均一的高回声肿块。在多数情况下，根据典型的内镜下表现，结合超声内镜的表现，可以明确诊断脂肪瘤。近年来随着内镜诊断设备和技术的进步，越来越多的体积较小的脂肪瘤被检出，一般大小约在1~2cm左右，有的甚至更小，因此内镜下微创治疗所占的比重越来越大。

国外报道内镜下切除直径大于3.0cm的巨大脂肪瘤是安全、有效、可行的，这与我们的临床实践相符合。如果脂肪瘤巨大、广基，与恶性肿瘤难以鉴别，或是肌壁间肿瘤，或合并有肠出血、肠梗阻、肠套叠等时，应考虑开腹手术。本例患者术前胃镜和超声胃镜检查确诊为黏膜下层脂肪瘤，但瘤体较大，5cm×8cm大小，我们使用黏膜剥离器械切开肿瘤表面的黏膜后，完整地将其从固有肌层表面剥除，而且还保留了固有肌层的完整性。这个病例说明，ESD器械可精确地进行各种黏膜和黏膜下病变的分离、切割和剥离操作，而并不局限于黏膜病变；病灶能否切除与病灶的体积关系不大，而与病灶的深度及与固有肌层是否紧密相连有关。

（陈巍峰　徐美东）

第十二节　胃ESD术后迟发性出血的内镜止血术

【病史简介】

患者，男性，50岁，主诉“早期胃癌ESD术后3天，突发呕血、黑便6小时”。患者于外院胃镜检查发现胃窦部糜烂灶，病理提示为早期胃癌，3天前收入我院，并于当天行早期胃癌ESD术，手术过程顺利，术中无明显出血及穿孔，术后患者一般情况可，无特殊不适。患者于6个小时前突然出现呕血，为鲜血，大量柏油样黑便，自觉头晕，站立不稳。查体：面色苍白，心率123次/分，血压80/55mmHg，腹平软，无明显压痛和反跳痛，胃管内吸出大量新鲜血。实验室检查：红细胞3×10^{12}/L，血红蛋白90g/L，血细胞比容0.30。临床考虑为ESD术后创面迟发性出血。

【原ESD手术的简要过程】

见图4-12-1 ~ 4。

【术前诊断】

急性上消化道出血，胃窦ESD术后迟发性出血。

【内镜治疗方案】

急诊胃镜检查，探查原ESD创面，查找出

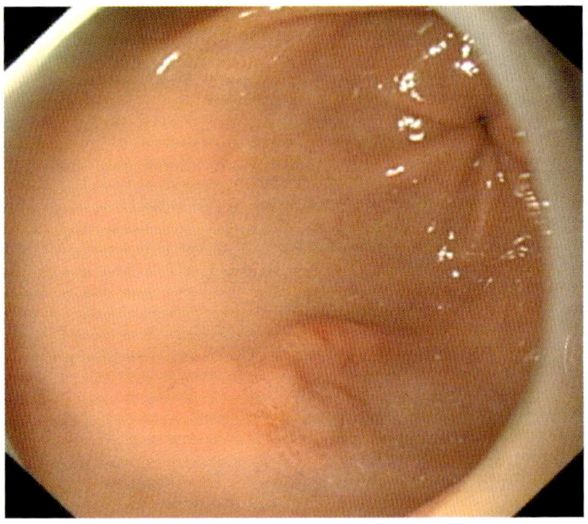

图4-12-1　胃窦大弯侧可见2.0cm×2.5cm黏膜糜烂灶，表面高低不平，边界不规则

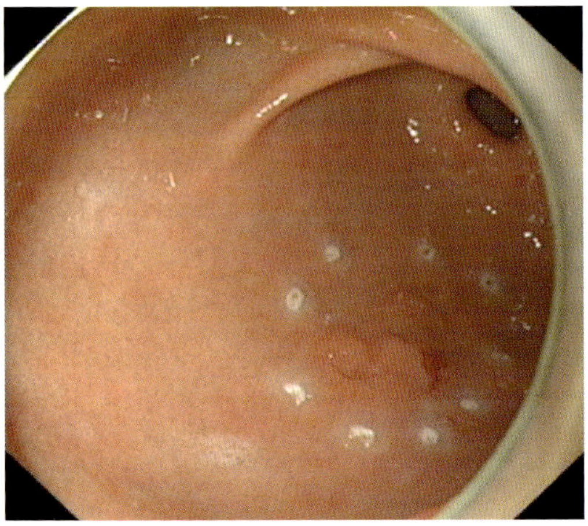

图4-12-2　APC标记边缘

血点，行内镜下止血术。

【内镜治疗器械】

Olympus GIF-260J 内镜（头端带副冲水功能）、金属止血夹、热活检钳、APC 等。

【治疗过程】

见图 4-12-5 ~ 12。

【术后处理和随访】

术后行留置胃肠减压、禁食、抑酸、补液、维持水和电解质平衡等支持治疗，观察胃肠减压引流情况和大便性状。患者经内镜止血治疗后，未再出现呕血，胃肠减压负压吸引为清亮胃液，肛门排出少量陈旧性黑便后，未再解柏油样便，生命体征平稳，血压升至平日水平，心率降至正常。术后 3 天拔除胃管后进食，无不适，术后 7 天出院，随访至今，无复发（图 4-12-13）。

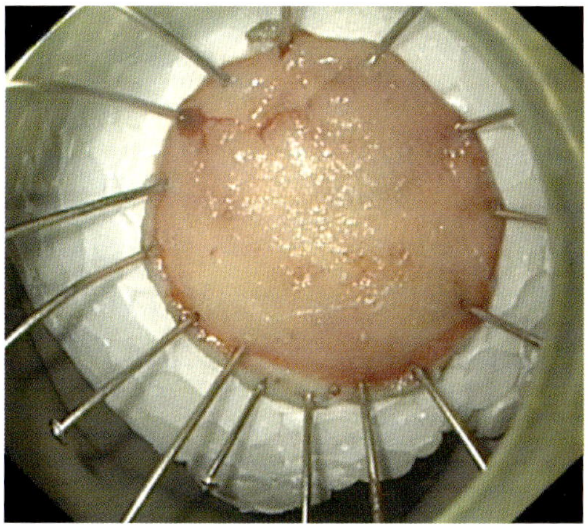

图 4-12-3 完整切除的标本

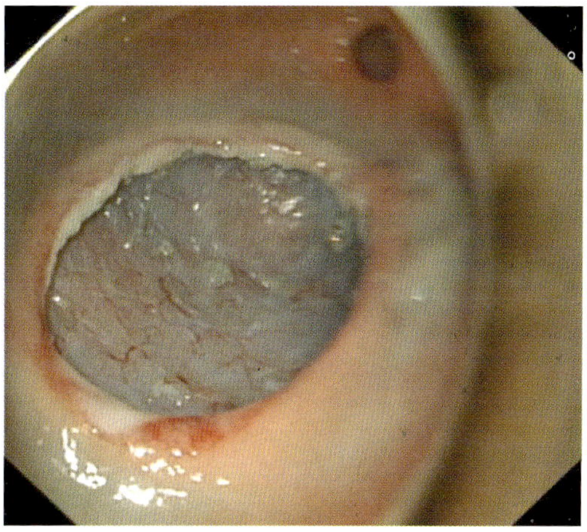

图 4-12-4 创面无活动性出血

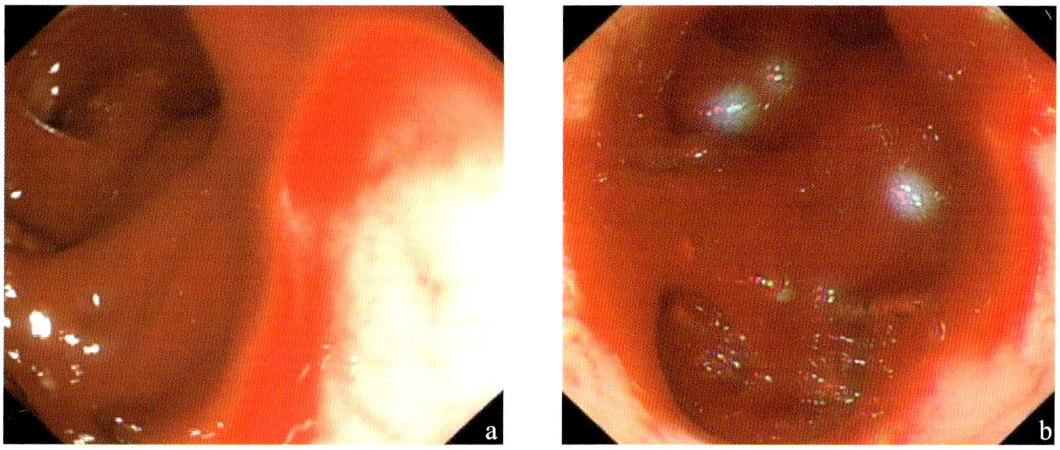

图 4-12-5 胃镜下可见胃腔内大量鲜血，ESD 创面被大量血凝块遮盖，无法查找活动性出血点

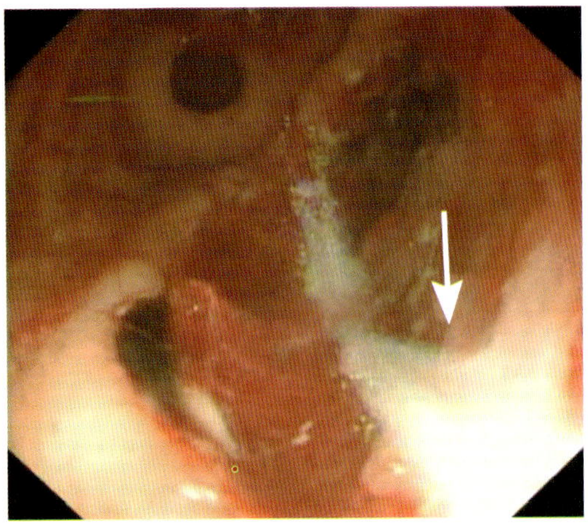

图 4-12-6 应用 Olympus GIF-260J 头端带副冲水功能的特殊胃镜，应用其冲水功能冲洗创面，吸尽液体，查找出血点（白色箭头所指为内镜头端喷射的高压水流）

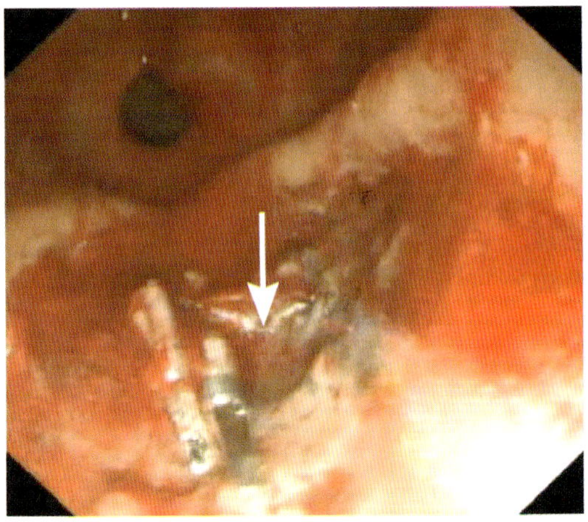

图 4-12-7 冲尽创面表面的血凝块和附着物，于创面肛侧端可见一血管断端喷射性出血（白色箭头所指）

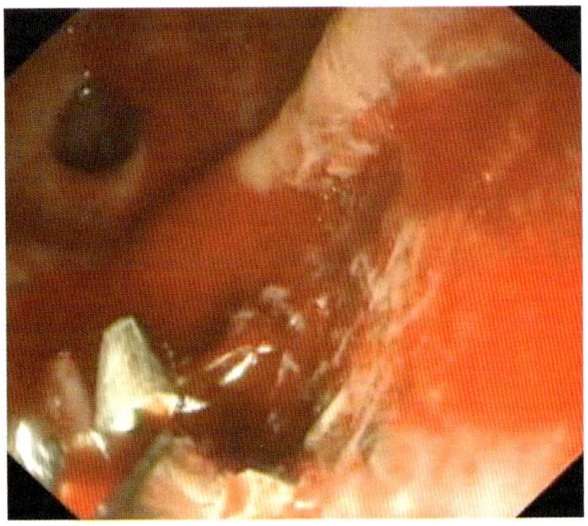

图 4-12-8 使用热活检钳，进行电凝止血。

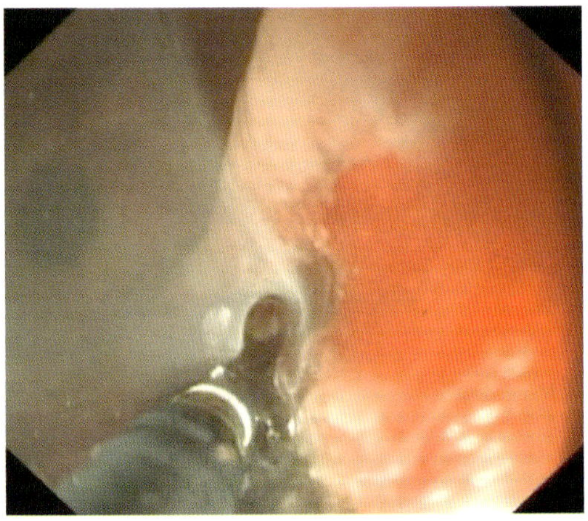

图 4-12-9 热活检钳头端抓住活动性出血点，进行大功率电凝止血

【术后诊断】

胃窦 ESD 术后创面迟发性出血。

【专家点评】

ESD 手术是治疗消化道早期癌和癌前病变的首选治疗方式，特别是对于癌前病变，如高级别瘤变，因无淋巴结转移的风险，故更适合选择 ESD 术。

ESD 的主要并发症是穿孔和出血。对于有经验的内镜医师来说，黏膜病变特别是胃黏膜病变，ESD 术中发生穿孔的概率相对较低，即使

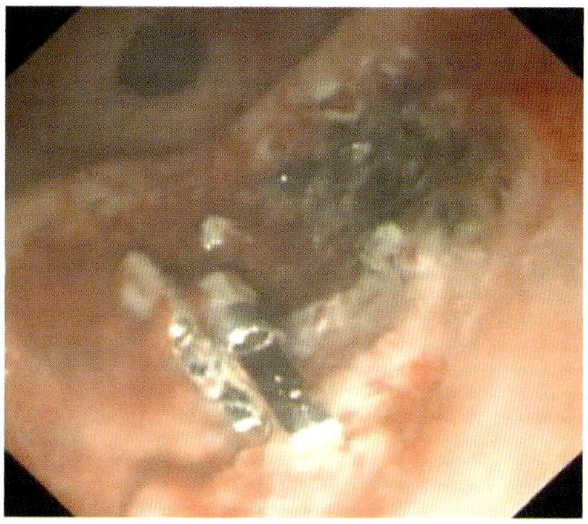

图 4-12-10　电凝止血后，检查原出血点已无活动性出血

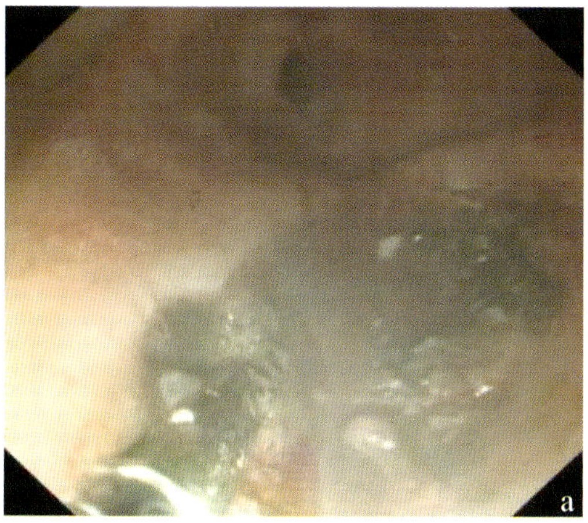

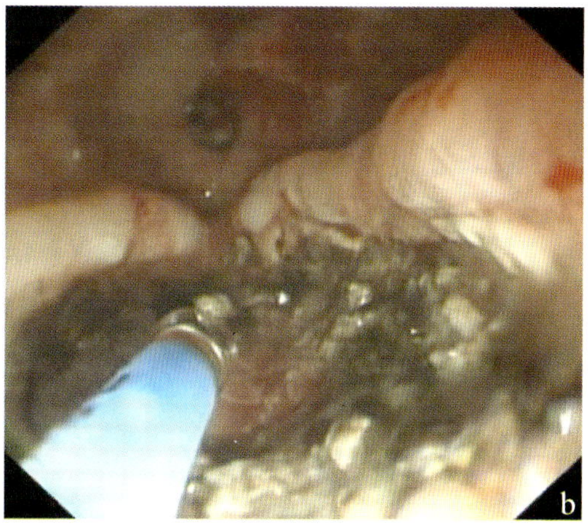

图 4-12-11　检查创面其他部位有无活动性出血、有无暴露的黏膜下血管，应用热活检钳和 APC 电凝，防止再出血

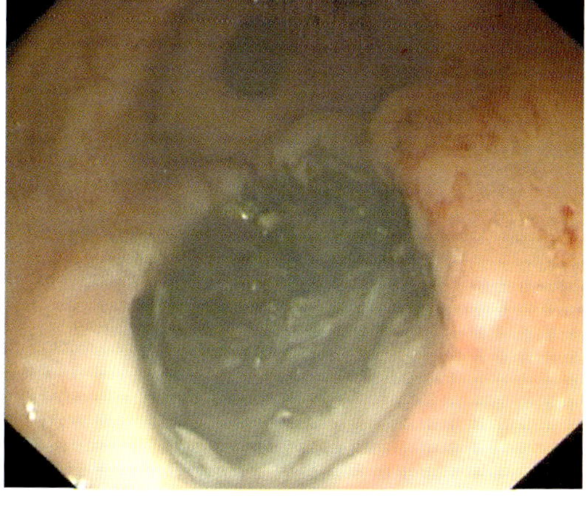

图 4-12-12　创面处理后，无活动性出血和暴露的黏膜下血管

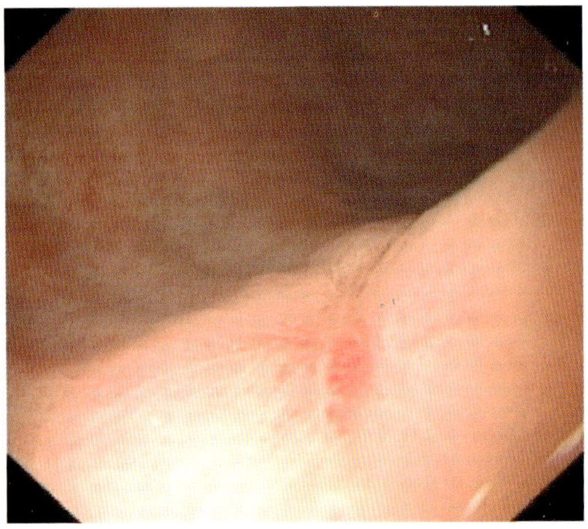

图 4-12-13 术后 3 个月，创面愈合良好，呈红色瘢痕样改变，无复发征象

发生，通过适当的处理，也可避免外科手术介入。ESD 术中出血，通过各种止血手段，如热活检钳、APC、止血夹等，一般均可止血成功。

ESD 迟发性出血是指 ESD 手术结束时无活动性出血，而在术后表现为呕血、黑便或是便血等症状，通常出现较晚，如不及时治疗，则可能出现失血性休克。因此，ESD 迟发性出血是最为严重的并发症。迟发性出血多见于胃窦和直肠，食管少见，出血原因尚未完全明了，可能与手术创面裸露的黏膜下层血管处理不当、胃酸或粪便刺激引起炎症反应腐蚀黏膜下血管等有关。迟发性出血的临床表现根据手术部位的不同而不同。上消化道出血可表现为呕血、黑便，也可仅有黑便而无呕血。下消化道出血表现为鲜血便，根据出血量的大小，患者可有相应血容量减少的症状和体征，如头晕、乏力、面色苍白、血压降低、心率加快，实验室检查有相应血容量减少的发现。对于迟发性出血的处理，我们的经验是一旦怀疑患者有迟发性出血的可能，应立即进行内镜检查，查找活动性出血点，并进行相应的内镜下止血处理，一般都可止血成功，无需外科手术介入，对于反复内镜止血无效的患者，可选择进行腹腔镜探查，结扎相应的供血动脉，可有良好的止血效果。

（张轶群）

第十三节　内镜下胃造瘘术

【病史简介】

患者，男性，58 岁，因“高位食管癌无法进食 2 周”入院。患者于 2 个月前出现吞咽困难，进食哽噎感，于我院就诊，胃镜检查提示食管上段 18 ～ 22cm 处可见食管腔环形缩窄、僵硬，胃镜勉强通过，活检提示为腺癌，胸部 CT 提示肿块广泛外侵，侵犯气管，无法手术切除，给予保守治疗，患者于 2 周前出现吞咽困难加重，只能进食流质，体重下降明显。

【术前诊断】

高位食管癌伴梗阻。

【内镜治疗方案】

因肿瘤位置较高，无法放置金属支架，故拟行内镜下胃造瘘术（percutaneous endoscopic gastrostomy，PEG）以解决患者的营养问题。

【内镜治疗器械】

胃镜、PEG 治疗套件（美国 Cook 公司）（图 4-13-1）。

【治疗过程】

见图 4-13-2 ～ 12。

【术后处理和随访】

术后 2 周内定期对腹壁切口进行换药，保持伤口清洁干燥。妥善固定造瘘管，防止误操作将管子拉出腹壁，或是患者自行将管子拔出。管饲完毕后，用清水冲尽管内食物残渣，防止造瘘管堵塞。患者术后一般情况好，伤口愈合情况好，管饲至今已有 1 年余，无外渗、造瘘

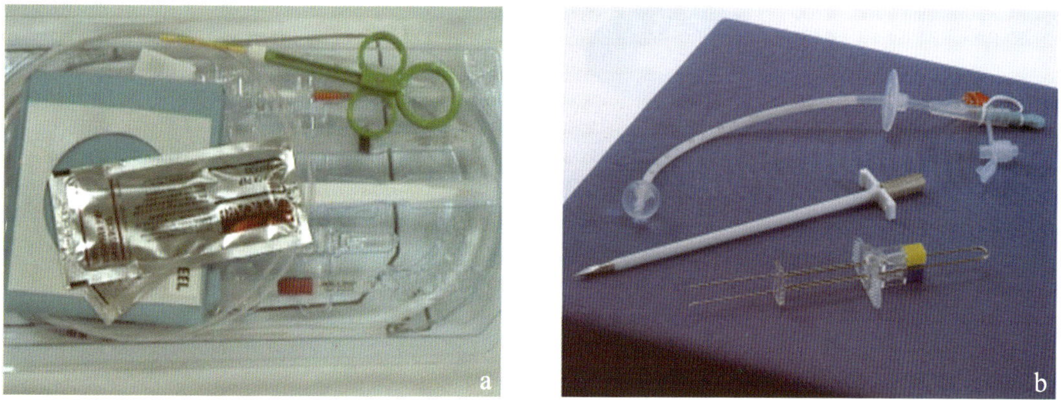

图 4-13-1　一次性胃造瘘管，包括穿刺针、穿刺套管及造瘘管等

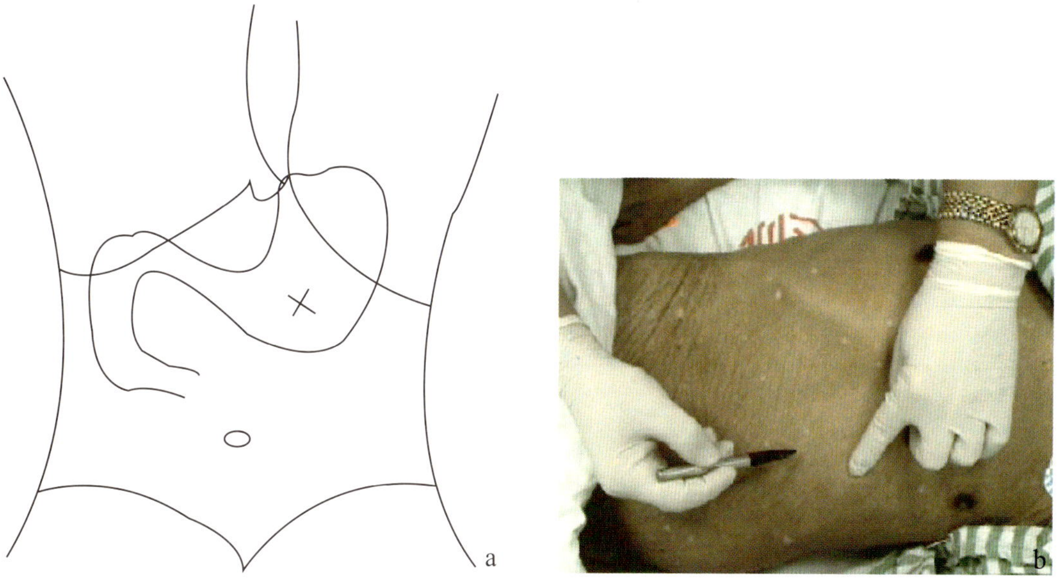

图 4-13-2　皮肤定位：左上腹，腹中线外距左肋缘下 3 ~ 5cm 处，相当于胃前壁中、下部近胃角处

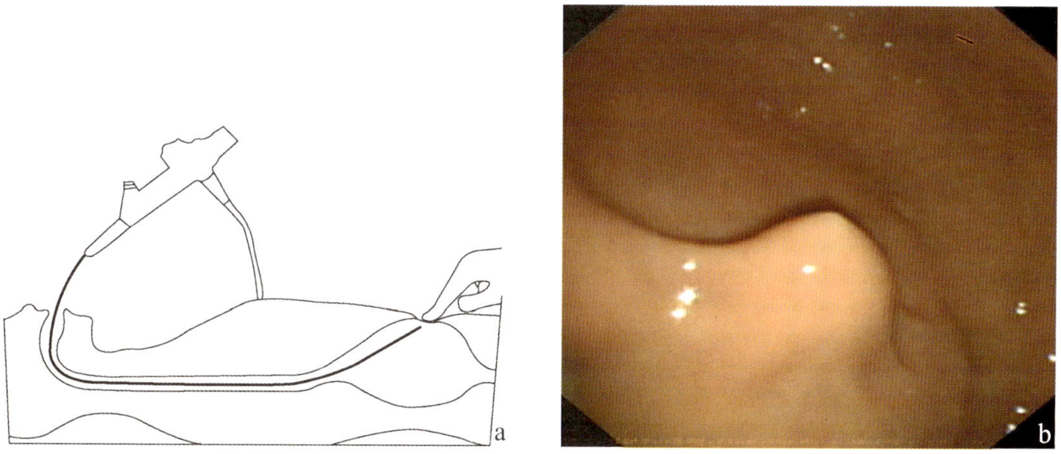

图 4-13-3　镜下定位：根据腹壁的指压选择胃体中部最佳位置；此时胃腔内快速注气使胃腔充分膨胀，助手用手指按压左上腹，与镜下定位配合选择穿刺点

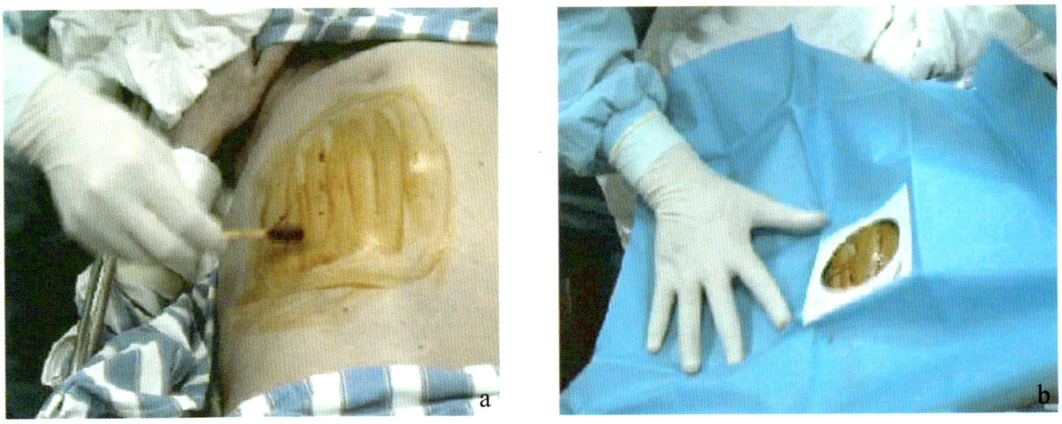

图 4-13-4 确定穿刺点后，常规消毒铺无菌单

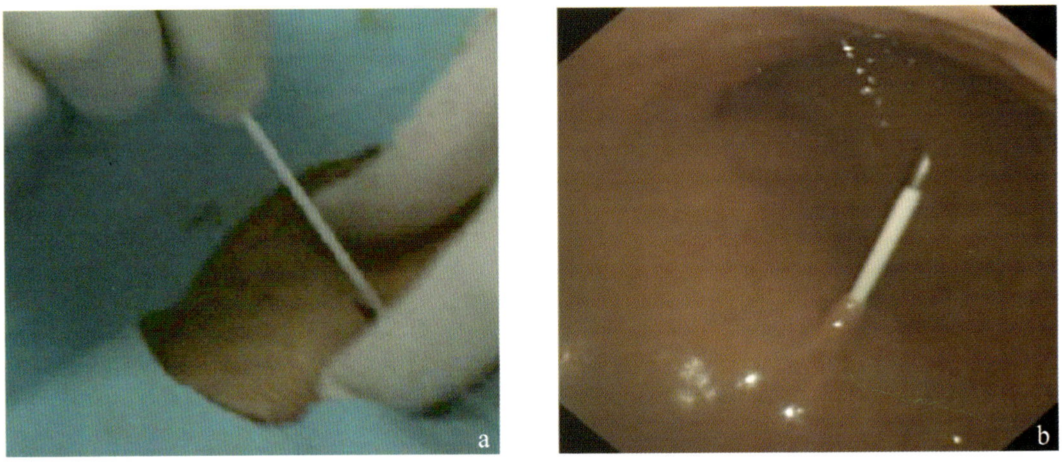

图 4-13-5 穿刺点以利多卡因进行局部麻醉后，以穿刺针进行经皮胃穿刺，另一术者以胃镜观察胃腔内的穿刺情况，b 图可见穿刺针进入胃腔。穿刺成功后退出穿刺针，将套管留置，通过套管将导丝送入胃腔

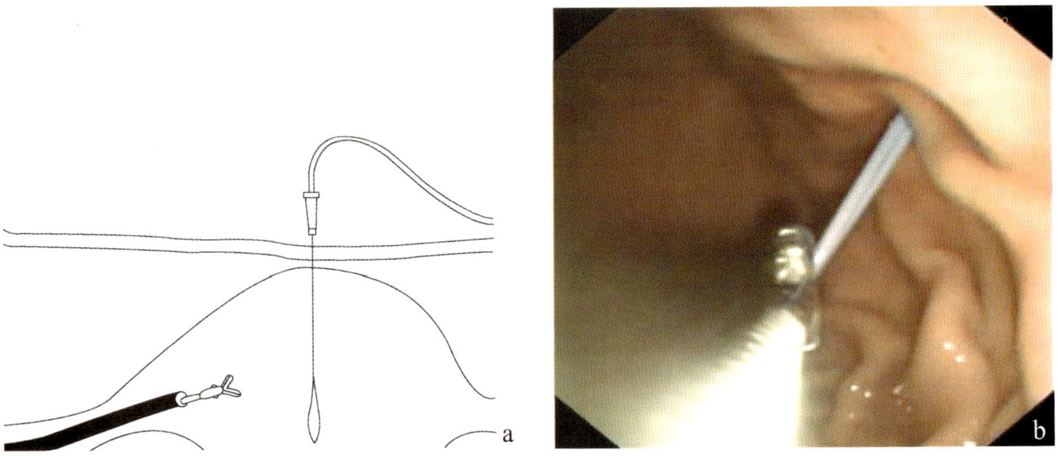

图 4-13-6 置入抓钳，将伸入胃腔的导丝从口腔拉出

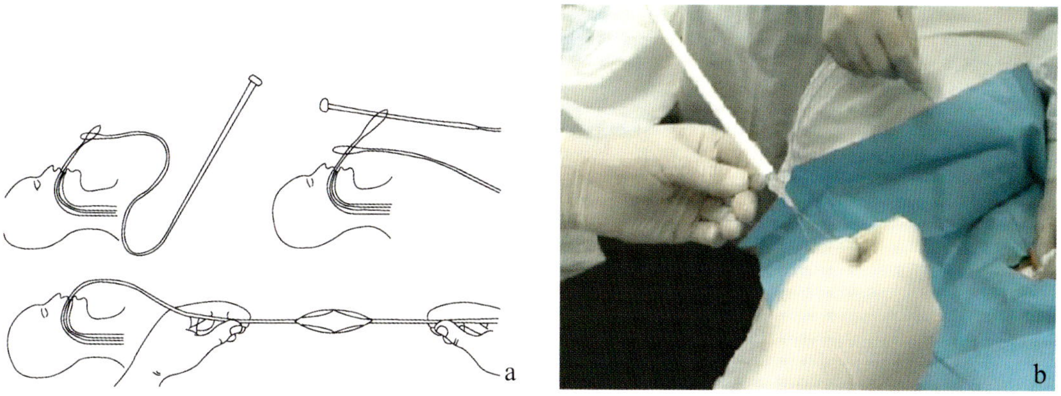

图 4-13-7 将从胃腔内引出的导丝与造瘘管头部的钢丝打结系紧

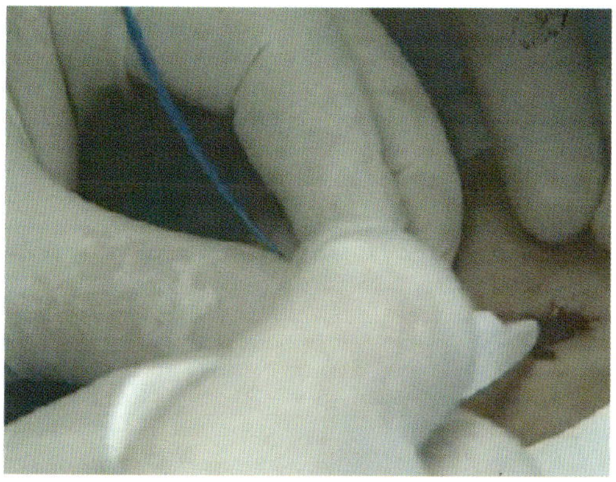

图 4-13-8 扩大切开腹壁的穿刺点

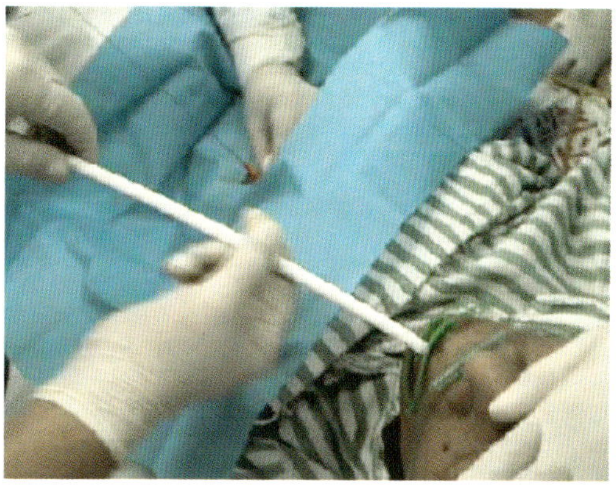

图 4-13-9 将造瘘管缓慢送入患者的口内，从腹壁穿刺孔牵拉导丝

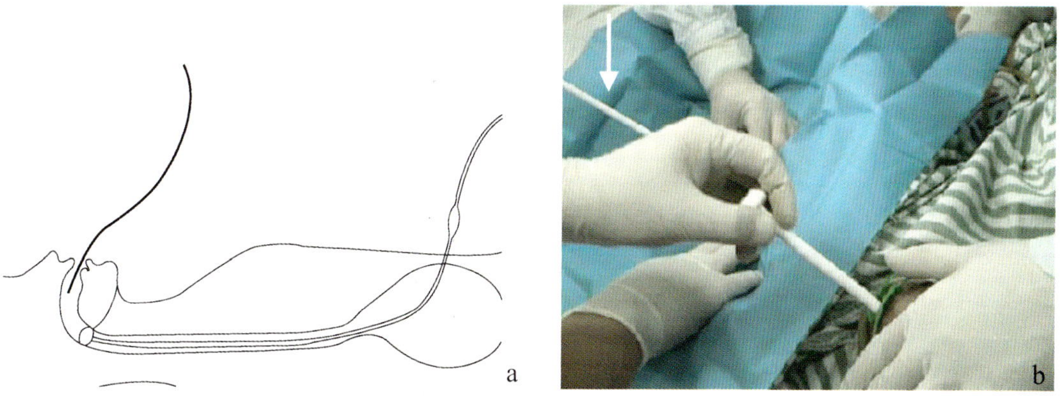

图 4-13-10 一位术者在腹壁穿刺孔处缓慢牵拉导丝，直至将造瘘管头拉出腹壁（白色箭头所示），另一术者配合将造瘘管“蘑菇头”缓慢地送入患者口腔

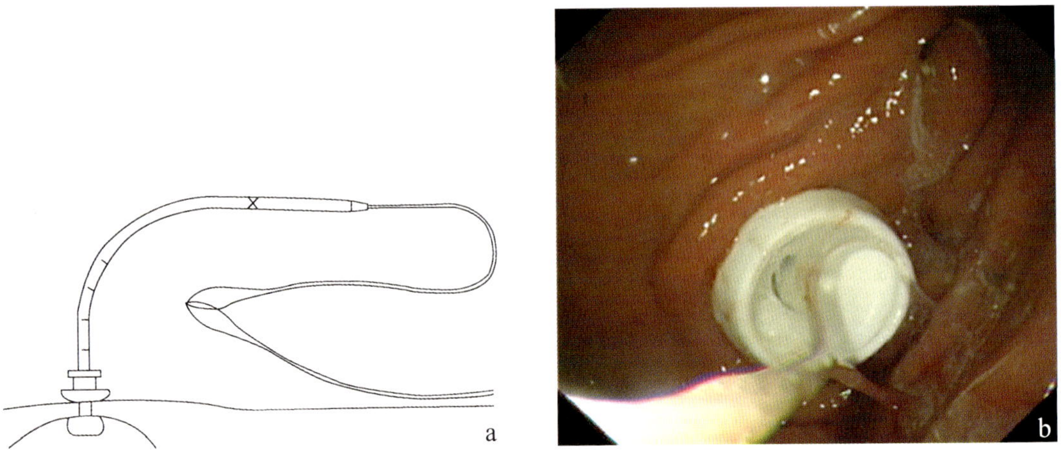

图 4-13-11 一位术者操作胃镜使其随造瘘管喇叭口进入胃腔，观察造瘘管喇叭口位置，另一术者在腹壁穿刺口调整造瘘管位置，使造瘘管头、腹壁及胃壁三者紧贴

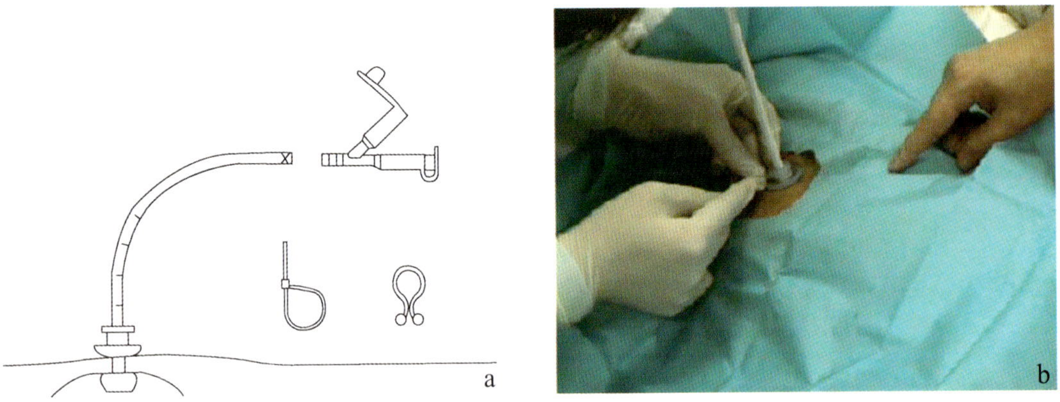

图 4-13-12 在腹壁固定造瘘管，手术完毕

管堵塞等情况。

【专家点评】

胃造瘘是为那些有正常的胃肠功能却不能经口摄食的患者提供一种长期的肠内营养途径而设计的。如果预计肠内营养时间大于 30 天，就可考虑实施胃造瘘术。PEG 是借助内镜置入胃造瘘管以进行肠内营养的一种治疗技术，可避免剖腹手术。与传统胃造瘘相比，有安全、容易、快捷、省钱等优点。

PEG 适用于有严重的神经性吞咽障碍或发育障碍、口咽部创伤性或肿瘤性梗阻、需要延长气管插管时间的重症患者等。目前 PEG 适用人群范围不断扩大，已经应用于需实施肠内营养支持的烧伤患者，以及晚期食管癌、头颈部癌等无法吞咽食物的患者。PEG 对于凝血功能障碍、腹膜炎、腹膜透析、食管胃底静脉曲张、腹腔手术后脏器粘连的患者，以及无法进行胃镜检查的患者等并不适用。PEG 仍有一定的并发症发生率，如穿刺损伤腹腔内其他脏器（如肠管、网膜等）、损伤血管引起的腹腔内出血、造瘘口的感染性并发症、术后造瘘管滑脱引起的腹膜炎等。国外报道，PEG 总体死亡率低于 1%，轻微并发症的发生率是 13%，严重并发症的发生率是 3%。所以 PEG 仍是相对安全的手术，而且疗效确切，费用也远低于同等疗效的手术，有着广泛应用前景。PEG 的并发症与术后护理也有一定的关系。术后加强伤口的换药和护理，可明显减少感染性并发症的发生；PEG 术后即可通过造瘘管向胃腔内滴注少量流质营养液，初始几天滴注量宜少，速度宜慢，待患者耐受肠内营养后，可滴注全量营养液，可防止肠外营养转为肠内营养过快而引起的并发症。

PEG 术后均应重视防止造瘘管滑脱，对于无意识的患者，应防止患者自行将管子拔出。在术后两周内，因胃与腹壁窦道尚未形成，这段时间内如造瘘管滑脱，则胃内容物可流入腹腔而造成弥漫性腹膜炎，两周后滑脱，一般不会造成严重并发症，但需要重新置管。

（姚礼庆）

第十四节　消化道异物的内镜取异物术

一、食管异物

【病史简介】

患者，女性，32 岁，因“误服玻璃珠 2 小时”就诊。患者于 2 小时前误将直径约 2cm 的玻璃珠吞下，觉胸骨后胀痛及异物感，于外院行消化道钡餐检查，提示异物嵌顿于气管分叉平面（图 4-14-1）。

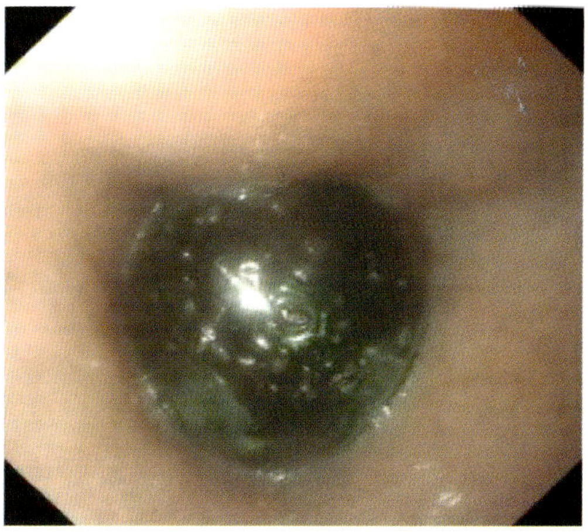

图 4-14-1　食管距门齿 25cm 处见一直径约 2cm 玻璃珠，嵌顿于食管腔，胃镜无法通过

【术前诊断】

食管异物。

【内镜治疗方案】

拟行急诊胃镜取异物术。

【内镜治疗器械】

网篮和异物钳等。

【治疗过程】

见图 4-14-2 ～ 5。

【术后诊断】

食管异物（玻璃珠）。

二、胃腔异物

【病史简介】

患者，男性，33 岁，因“酒后误服 2 只打

火机 8 小时”就诊。患者于 8 小时前醉酒后误将 2 个 2cm × 6cm 大小的打火机吞下，同伴带他至外院就诊，钡餐未发现食管异物嵌顿，来我院就诊，腹部平片提示 2 个打火机位于胃腔内（图 4-14-6）。

【初步诊断】

胃异物。

【内镜治疗方案】

行急诊胃镜取异物术。打火机体积较大，手术操作时间可能较长，在异物通过贲门及咽喉部时会给患者带来较大痛苦，故决定于静脉麻醉下实施取异物术。

【内镜治疗器械】

网篮和异物钳等。

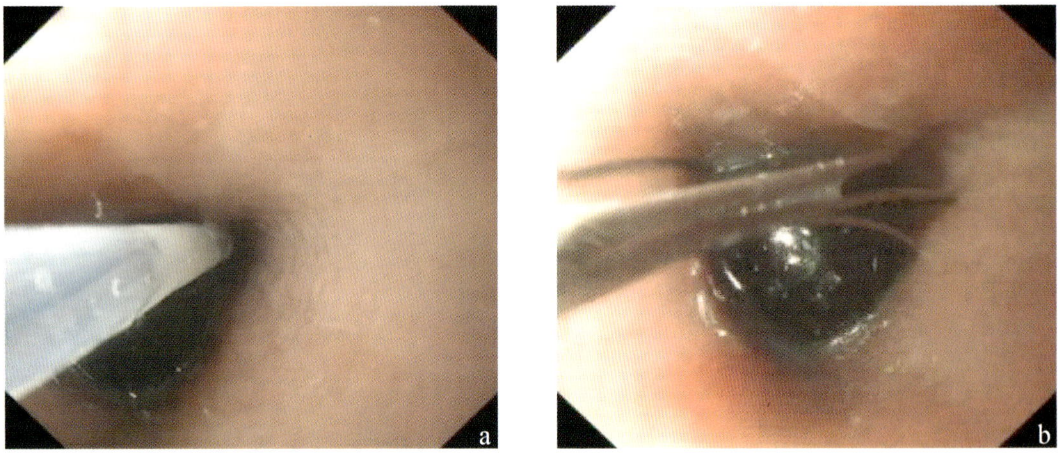

图 4-14-2 应用网篮取异物，内镜直视下伸入网篮，先将网篮外套管通过玻璃珠与食管壁的缝隙伸至玻璃珠的远端，再打开网篮

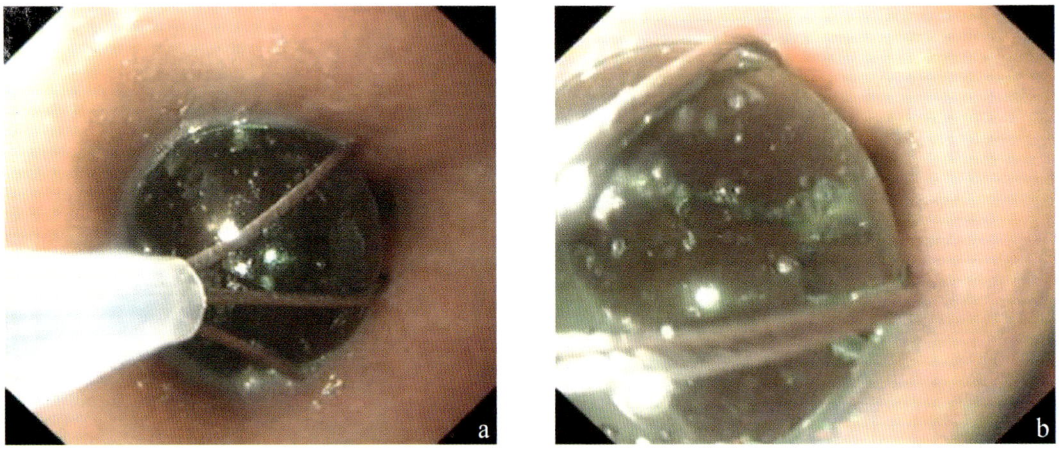

图 4-14-3 调整网篮将玻璃珠套住后缓慢收紧，动作轻柔，防止玻璃珠滑脱。收紧网篮后将玻璃珠上提，紧贴于胃镜头端

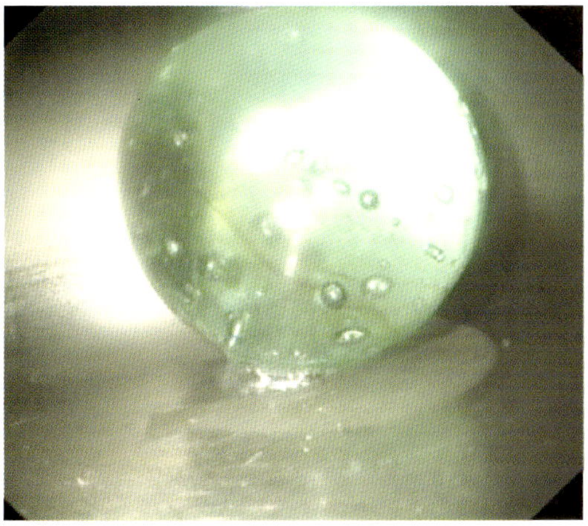

图 4-14-4 缓慢拉出玻璃珠，在通过咽喉部时，动作应轻柔，防止玻璃珠滑脱而阻塞气道引起窒息

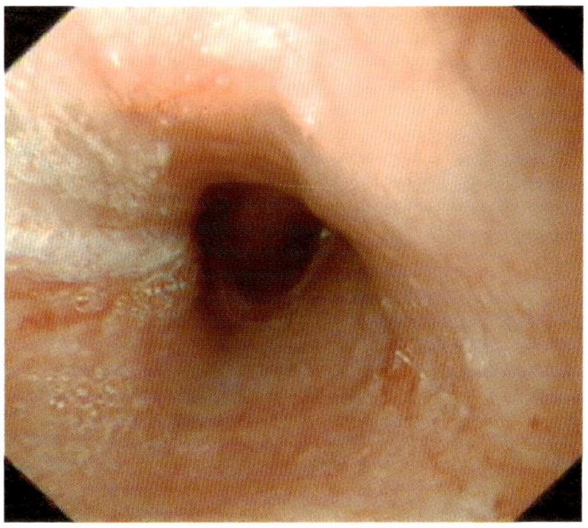

图 4-14-5 胃镜再次进镜，见嵌顿处食管壁略充血、水肿，少许黏膜擦伤。胃镜取出异物后应再次进镜观察食管、胃有无其他异物及病变，防止遗漏

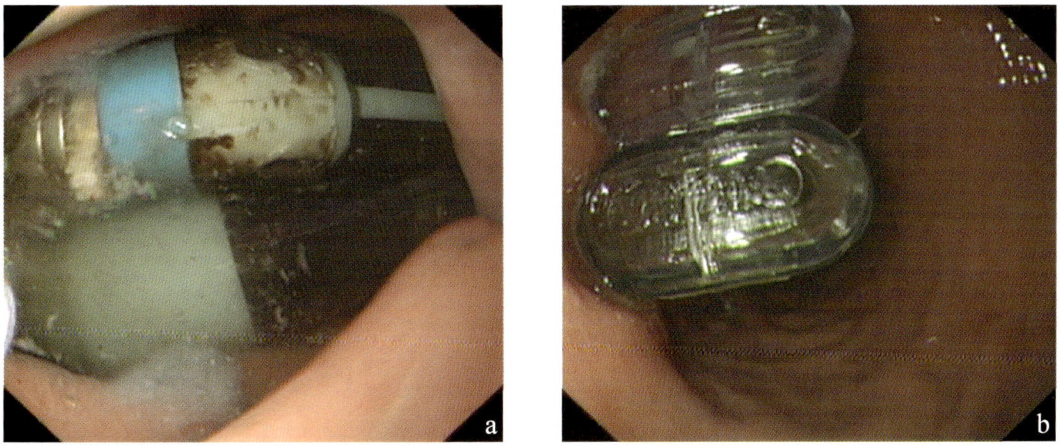

图 4-14-6 胃镜进镜至胃腔，见两个约 2cm×6cm 大小的打火机并排位于胃底胃体处。检查全胃及十二指肠，排除其他异物和病变

【治疗过程】

见图 4-14-7 ～ 12。

【术后诊断】

胃异物（打火机）。

【专家点评】

消化道异物对人体的影响主要取决于异物的性质、形状、大小以及异物滞留的部位，小而光滑的异物可只产生异物感，而大且锐利的异物除可引起梗阻、损伤消化道黏膜外，甚至引起出

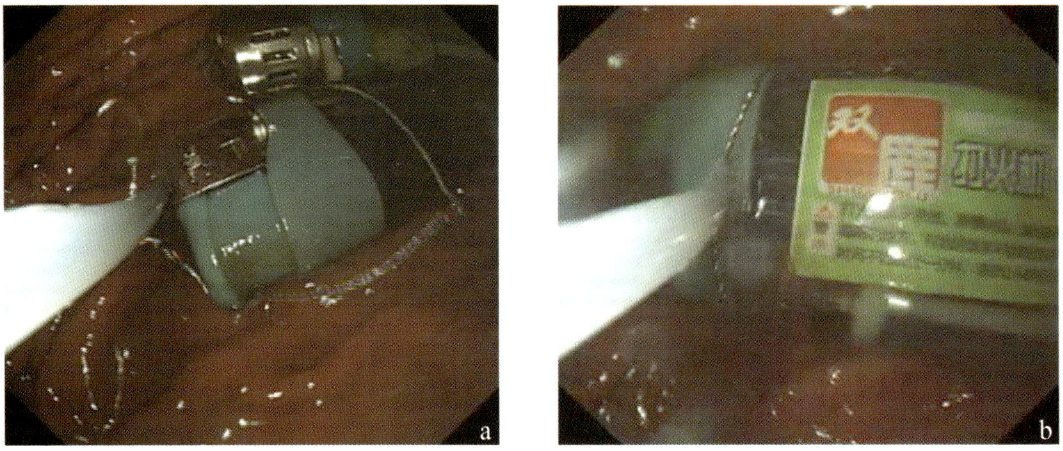

图 4-14-7 使用圈套器套住一个打火机的头端

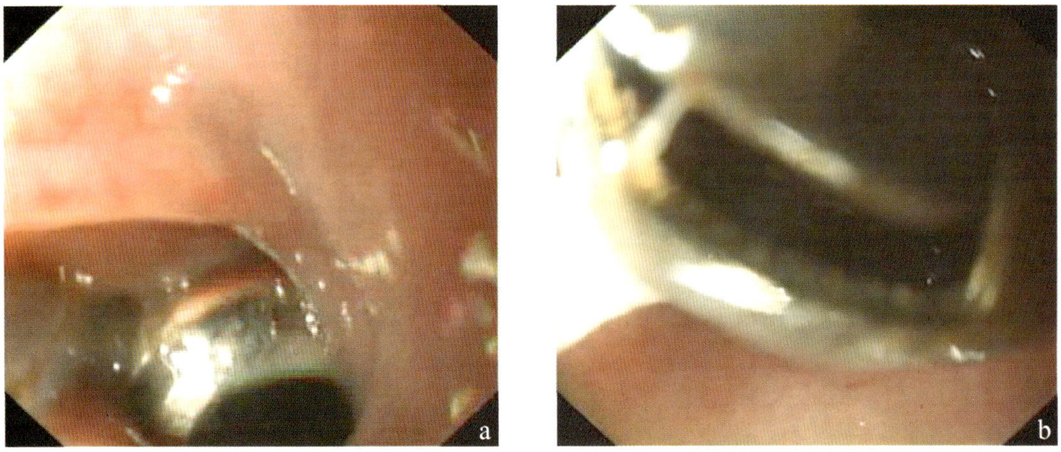

图 4-14-8 用网篮套住打火机头部，但异物退出贲门困难，反复调整镜身，使镜身长轴与打火机长轴平行一致，将打火机头拉至紧贴胃镜头端，借助胃镜镜身将贲门推开的空隙，将打火机拉出贲门，缓慢将其拉出体外

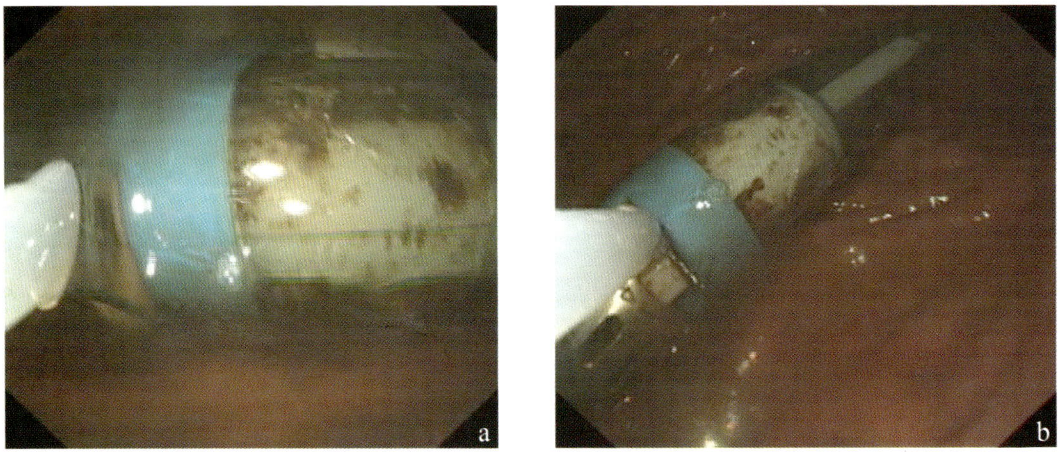

图 4-14-9 同法以圈套器套住第二个打火机，调整镜身后顺利拉出贲门

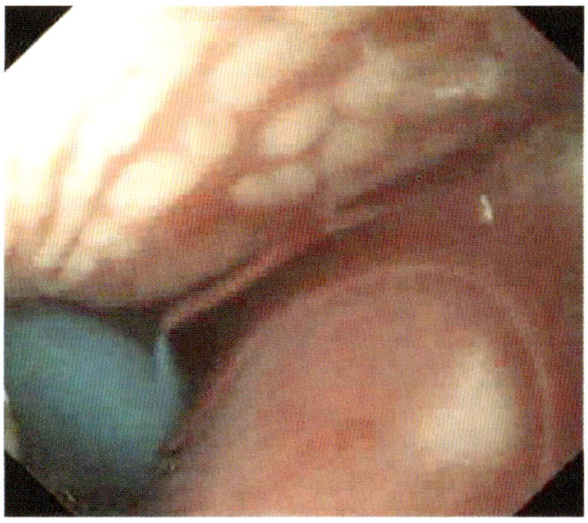

图 4-14-10　在将打火机拉出咽喉部时，患者发生呛咳反应，打火机滑脱，嵌顿于舌根与咽后壁间

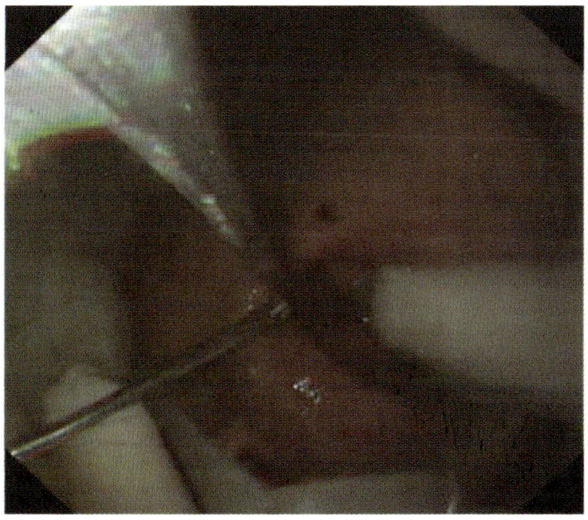

图 4-14-11　迅速退出胃镜，以胃镜灯光为光源，患者取仰头位，以血管钳在直视下将打火机取出

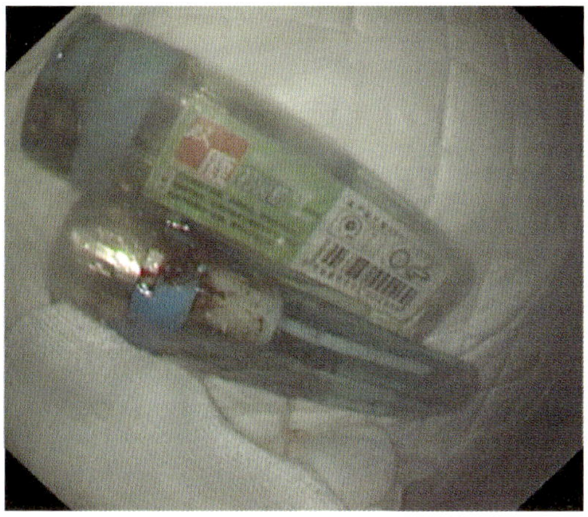

图 4-14-12　取出的打火机

血、穿孔等并发症。以往食管异物的取出主要靠外科开胸手术或硬质食管镜，但随着消化内镜技术和器械的发展，且其具有操作简单、创伤小、并发症少、成功率高等优点，胃镜下取异物已成为治疗食管异物的首选方法，一般都可在门诊常规下完成，不需住院治疗。

为了预防食管穿孔的出现，对于嵌顿于食管的鱼刺等尖锐异物，发现后不要急于钳取，应先仔细观察嵌顿情况及黏膜破损情况，确定可否试取，然后暴露近侧尖端，再钳夹尖端，设法使异物尖锐处从刺入组织中解脱出来，调整异物使尖端向下，异物长轴与胃镜保持平行后退镜。异物处理应该遵循最低风险原则，必要时仍需外科手术，尤其是异物刺入食管壁内深且固定，食管异物嵌顿时间长，需与患者家属交代病情及危险性，必要时可与胸外科医师合作，在完善开胸手术准备的情况下，在手术台旁取，万一发生穿孔或大出血的并发症，可及时行外科手术介入处理。

在取异物过程中，因胃镜和异物的刺激，有的患者会产生剧烈恶心和呕吐，会不同程度地影响医师的操作，有些时候甚至会造成穿孔和出血等并发症。中山医院内镜中心的经验是对条件允许的患者，尽量使用静脉麻醉，异丙酚、芬太尼等麻醉和镇痛药物起效快、可控性强，术中患者安静、无痛苦，术后苏醒迅速完全，对非住院手术患者尤其适用，可增强内镜操作的安全性。

本文的两例患者的消化道异物，一例为圆形的玻璃球，取出的难度相对较小；另一例为 2 个 2cm × 6cm 的打火机，在取出过程中，打火机通过贲门及咽喉部较为困难，术前已预料到手术的困难性，故使患者在静脉麻醉的状态下接受治疗，手术过程中，患者一直保持安静的状态，使术者能从容地调节胃镜镜身，拉直打火机的长轴，使之顺利通过贲门，即使在通过咽喉部时异物滑脱，术者亦能通过血管钳在直视下将异物取出。

（马丽黎）

第十五节　食管固有肌层肿瘤的经黏膜下隧道切除术

【病史简介】

患者，男性，58 岁，因“体检发现食管黏膜下肿瘤 1 年余”就诊。胃镜检查提示食管距门齿 30cm 处可见 1.2cm×2.0cm 黏膜下隆起，表面黏膜完整光滑，质地硬，固定（图 4-15-1）。小探头超声胃镜检查，于食管距门齿 30cm 处探得 1.2cm×2.0cm 大小固有肌层来源的低回声肿瘤，内部回声均匀，边界清（图 4-15-2）。结合胃镜及超声胃镜检查结果，临床诊断为食管平滑肌瘤，来源于固有肌层。

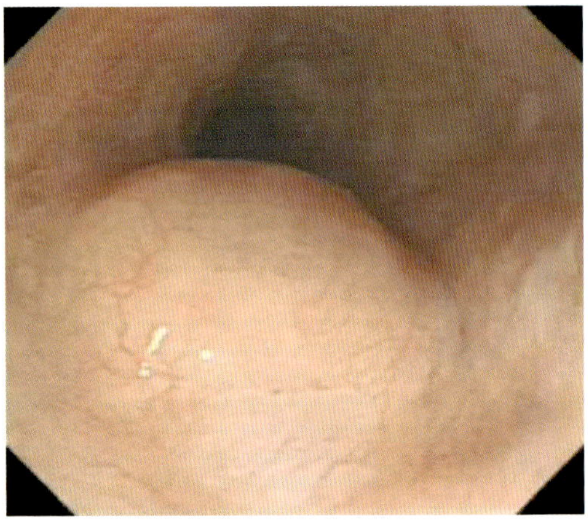

图 4-15-1　胃镜检查至食管距门齿 30cm 处见 1.2cm×2.0cm 黏膜下隆起，表面黏膜完整光滑，质地硬，固定

【初步诊断】

食管黏膜下肿瘤，平滑肌瘤可能。

【内镜治疗方法】

食管固有肌层肿瘤的经黏膜下隧道切除术（submucosal tunneling endoscopic resection，STER）（图 4-15-3）。

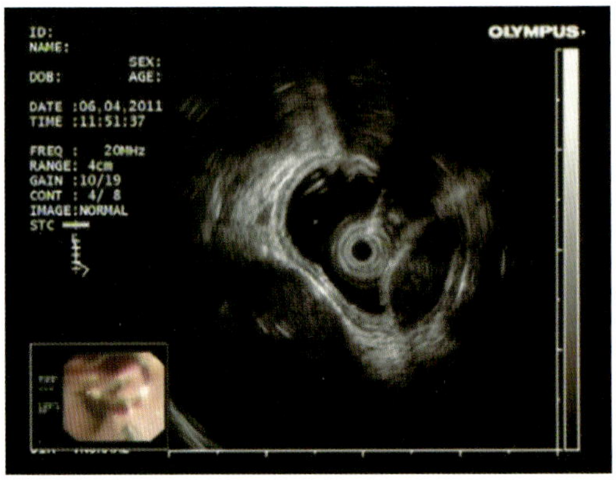

图 4-15-2　小探头超声胃镜检查，于食管距门齿 30cm 处探得 1.2cm×2.0cm 大小固有肌层来源的低回声肿瘤，凸向食管腔内，肿瘤内部回声均匀，边界清

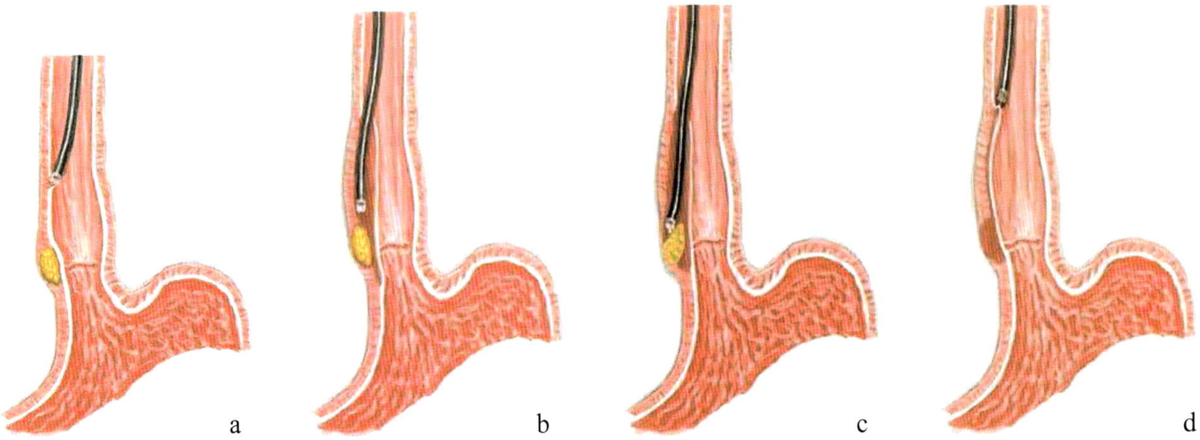

图 4-15-3　STER 示意图。a. 内镜寻找到肿瘤，并准确定位；b. 在瘤体上方 5cm 处切开黏膜，建立黏膜下隧道，显露肿瘤；c. 内镜直视下完整切除肿瘤；d. 缝合黏膜切口

【内镜治疗器械】

ESD 治疗器械。

【治疗过程】

见图 4-15-4 ~ 16。

【术后诊断】

食管固有肌层来源平滑肌瘤。

【术后处理及随访】

患者安返病房，无明显皮下气肿，无气胸，

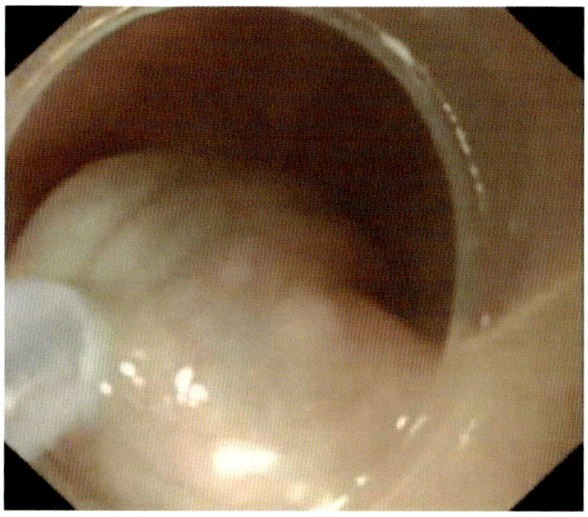

图 4-15-4 在距门齿 25cm（黏膜下肿瘤部位上方 5cm）处黏膜下注射靛胭脂 + 生理盐水 + 肾上腺素混合溶液，形成黏膜下水垫，便于建立黏膜下隧道

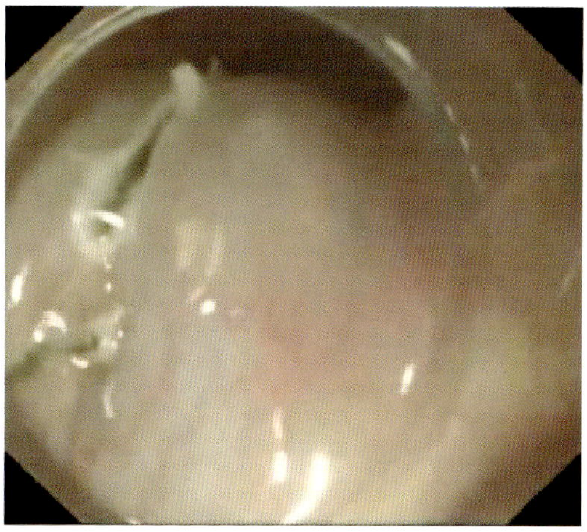

图 4-15-5 以钩形切开刀沿食管纵轴逐步切开黏膜层和黏膜下层，建立黏膜下隧道的“窗口”

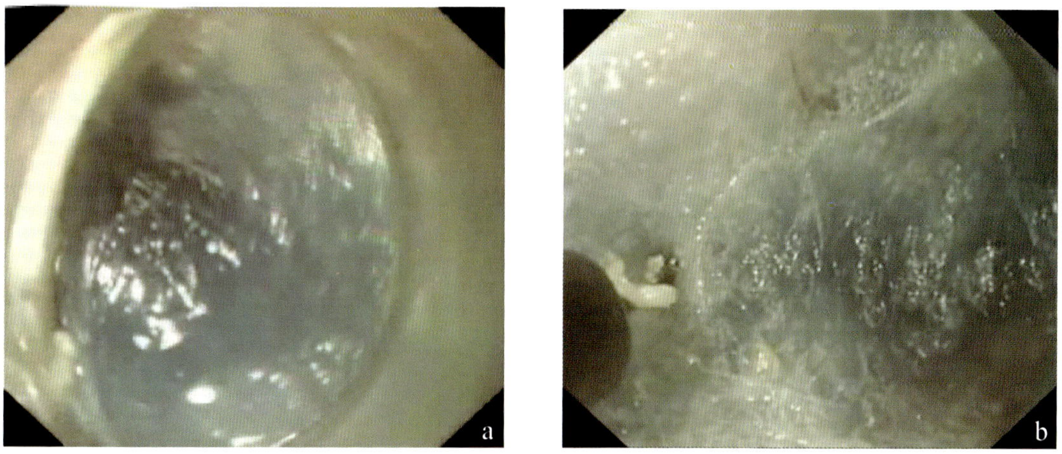

图 4-15-6 以透明先端帽推开切开的黏膜层，暴露黏膜下层，以钩形切开刀逐步切开黏膜下层组织，建立黏膜下隧道

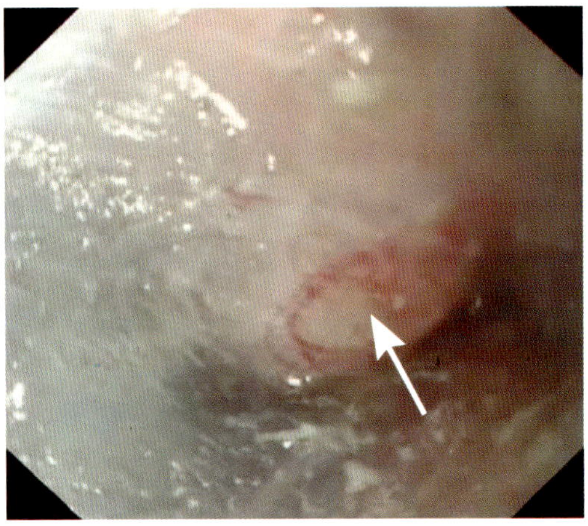

图 4-15-7　逐步由口侧向肛侧切开黏膜下层组织，建立黏膜下隧道，在向下分离的过程中，暴露肿块(白色箭头为黏膜下肿块)

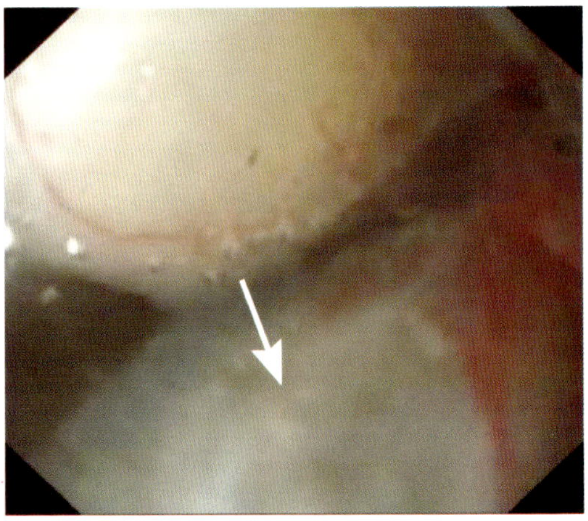

图 4-15-8　以钩形切开刀分离肿块与黏膜层（白色箭头所指）之间的黏膜下层组织，游离肿块

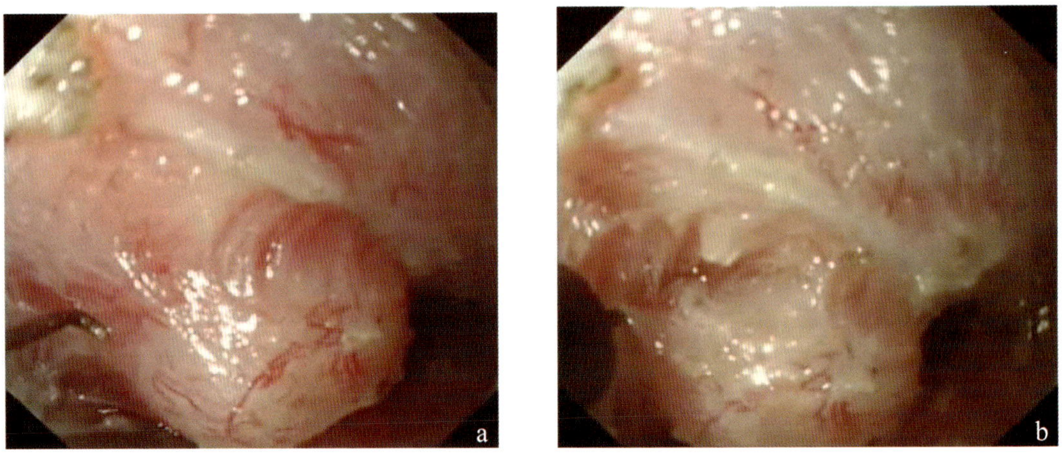

图 4-15-9　完全游离肿块后，可见肿块为白色，来源于食管固有肌层，表面可见扩张的血管。以钩形切开刀逐步切开肿块边缘的固有肌层组织

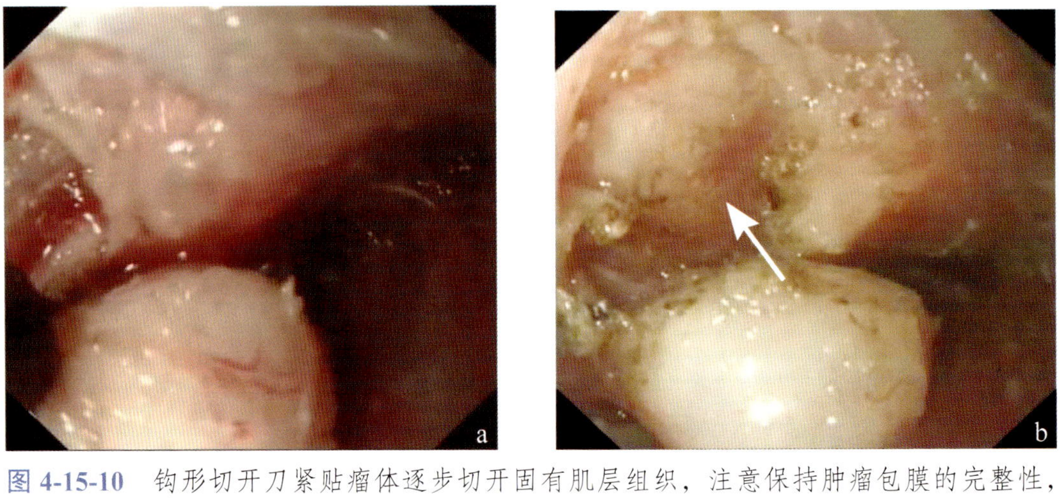

图 4-15-10　钩形切开刀紧贴瘤体逐步切开固有肌层组织，注意保持肿瘤包膜的完整性，必要时可切除一部分肌组织。白色箭头所指为固有肌层中肌组织缺损区，透明膜后即为主动脉弓

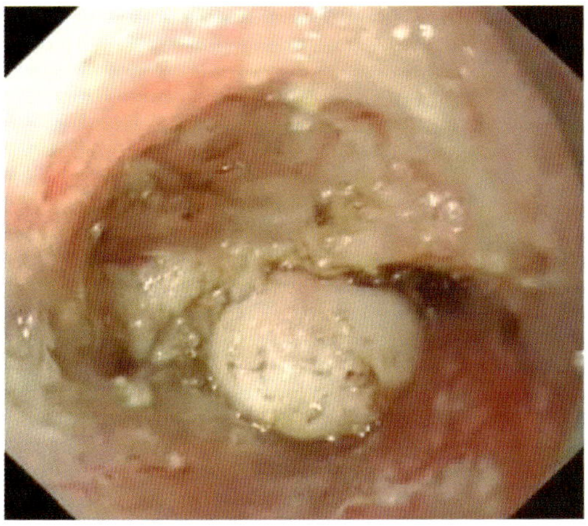

图 4-15-11　瘤体切除后，可见固有肌层约直径 2cm 的肌组织缺损

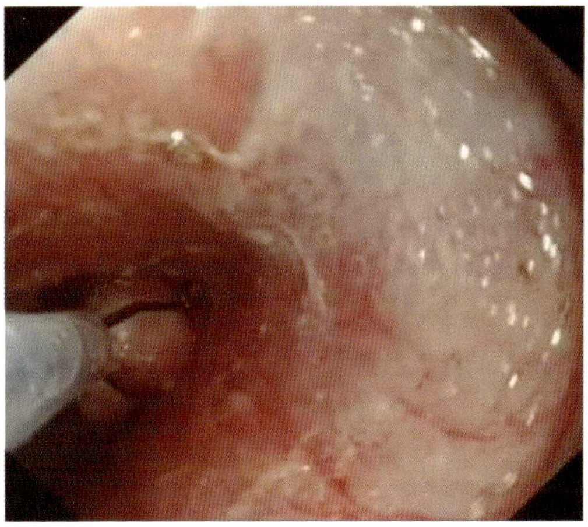

图 4-15-12　以网篮从隧道内取出切除的瘤体

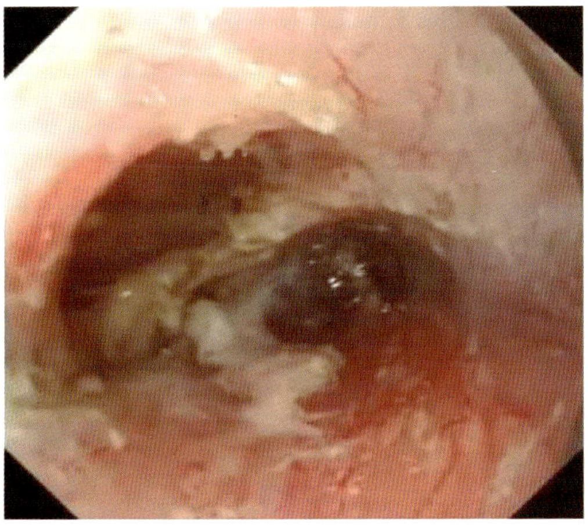

图 4-15-13　检查隧道内创面无活动性出血，食管固有肌缺损区仅存一层透明薄膜，隐隐可见纵隔内组织

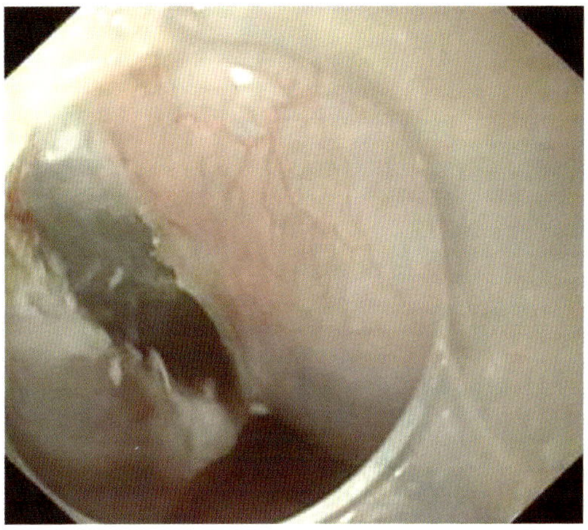

图 4-15-14　检查隧道口创面无活动性出血

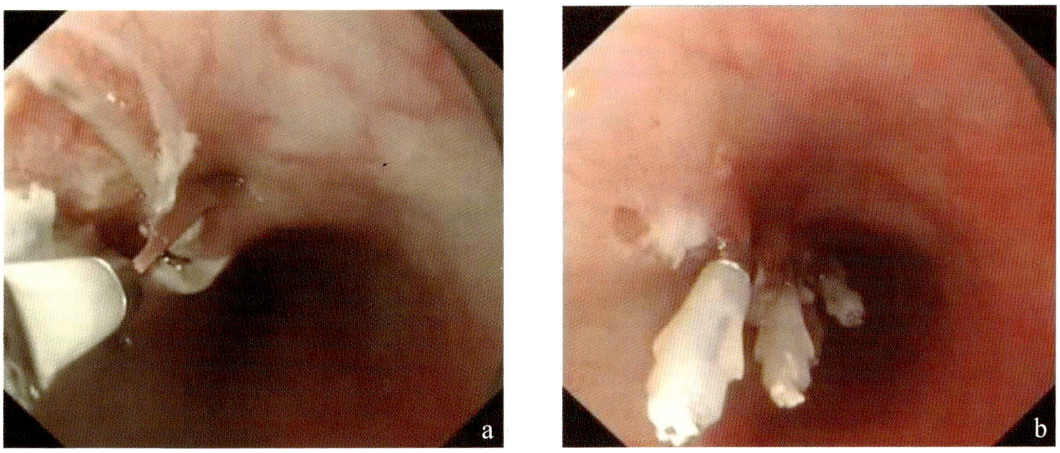

图 4-15-15　以金属夹从肛侧向口侧逐步线性缝合隧道口

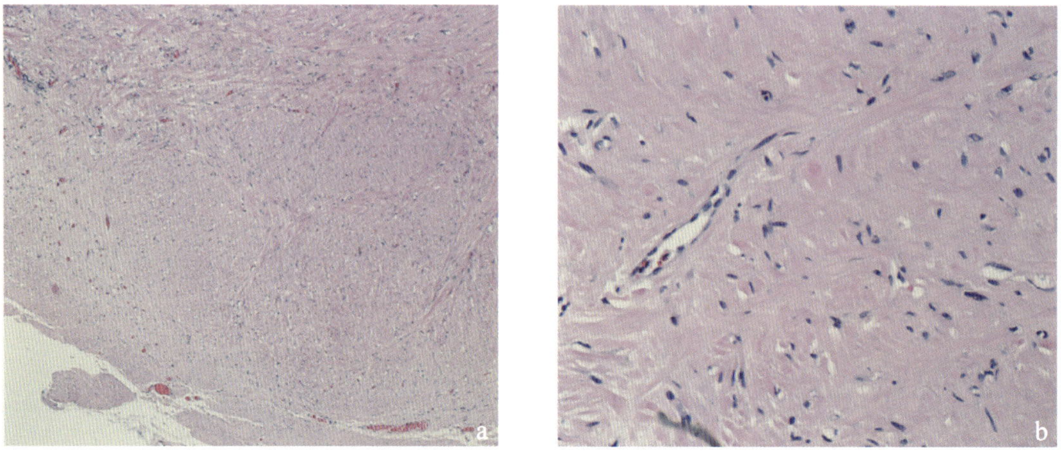

图 4-15-16　病理诊断：平滑肌瘤

予禁食、胃肠减压、抑酸、补液等治疗，患者恢复情况好，术后 48 小时拔除胃管后进食流质，无特殊不适，术后 3 天出院。随访至今，一般情况良好，多次内镜检查，创面愈合良好，无复发征象（图 4-15-17）。

【专家点评】

传统的内镜下电切除术或套扎法切除 SMT，容易导致出血、穿孔和肿瘤残留，尤其是对于来源于固有肌层的 SMT，在切除肿瘤时可能会需要全层切除（包括固有肌层和浆膜层），这样就破坏了消化道的完整性，导致穿孔的发生。虽然大部分病例穿孔可以内镜下成功修补，但是有时内镜下修补很难达到完全封闭的目的，部分患者术后可能出现消化道漏和胸腹腔的继发感染，必然会增加患者痛苦，导致住院时间延长，手术费用增多。

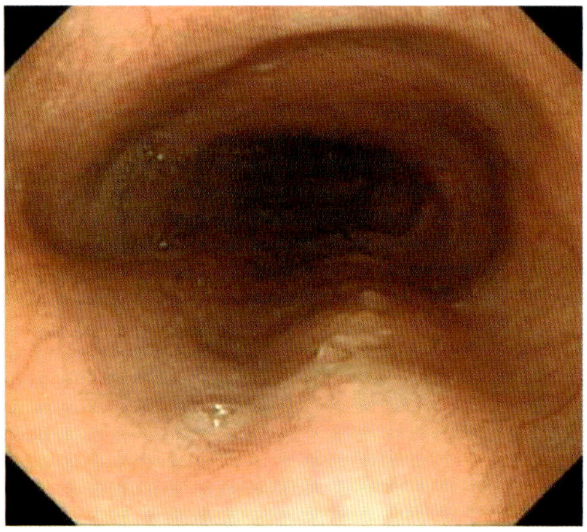

图 4-15-17　术后 3 个月胃镜复查，提示伤口愈合良好，无复发征象

自 2010 年 9 月开始，中山医院内镜中心在积累大量内镜治疗食管病变经验的基础上，国际首创采用 STER 的方法对源于固有肌层的上消化道 SMT 进行治疗，取得了较好的效果。

与以往的治疗方法相比，STER 微创治疗来源于固有肌层的 SMT，其创造性在于：①在国际上首创应用“隧道”内镜技术，内镜直视下进行黏膜下肿瘤的切除，这样既能完整切除肿瘤，又能恢复消化道的完整性，可以避免术后出现消化道漏和胸腹腔继发感染。关于 STER 总结性论文已被国际消化内镜的权威杂志《Gastrointestinal Endoscopy（GIE）》接收并准备发表。② STER 术既不同于传统内镜下胃肠腔内的治疗，也不同于经自然腔道的胃肠腔外的内镜治疗，而是创造性地巧妙利用消化道黏膜和固有肌层之间的空间建立“隧道”进行操作。③ STER 不同于消化内镜方面的其他技术，如 ERCP、ESD、EUS 等（均为国外专家学者发明创造后传入国内），而是我们自己创造的一种新型、先进的消化内镜术式。④STER手术时间短(最短25分钟)，创伤小，术后患者恢复快，住院时间短，治疗费用低，疗效肯定，术后随访无一例病变残留复发或隧道内种植。

STER微创治疗来源于固有肌层的SMT，其新颖性在于：①STER术充分利用了消化道这个人体自然腔道，同时又巧妙地在消化道黏膜和固有肌层之间建立“隧道”进行微创手术，可以在直视下进行肿瘤的切除，避免损伤周围的组织和脏器而导致严重并发症。②选择在瘤体上方5cm处切开黏膜，建立黏膜下隧道，既能保证术后缝合黏膜切口后可以完全恢复消化道的完整性，避免出现术后消化道漏和胸腹腔继发感染，又最大限度地减少了手术的时间。③可以达到术后完全无体表瘢痕，充分体现了“微创治疗”的优越性。

（徐美东）

第五章 十二指肠疾病

第一节 十二指肠球部黏膜病变的黏膜下剥离术

【病史简介】

患者，男性，57 岁，因“体检发现十二指肠球部黏膜隆起 2 周”来院就诊。患者平日无症状，体检时胃镜检查提示十二指肠球部前壁可见一个 1.0cm×1.0cm 隆起物，表面充血、水肿，略粗糙（图 5-1-1、2）。

【术前诊断】

十二指肠球部黏膜隆起病变（性质待定）。

【内镜治疗方案】

ESD。

【内镜治疗器械】

ESD 治疗器械、Olympus HX-610 型金属钛夹、Boston Scientific 公司 Resolution™ 金属夹等。

【治疗过程】

见图 5-1-3 ～ 20。

【术后处理和随访】

术后予禁食、胃肠减压、抗感染、补液等支持治疗，患者一般情况好，无发热、明显腹痛、腹胀，查体亦无腹部压痛、反跳痛等腹膜炎体征。术后 48 小时后拔除胃管，进食流质饮食，无不适。术后 4 天出院，随访至今 6 个月，无复发（图 5-1-21）。

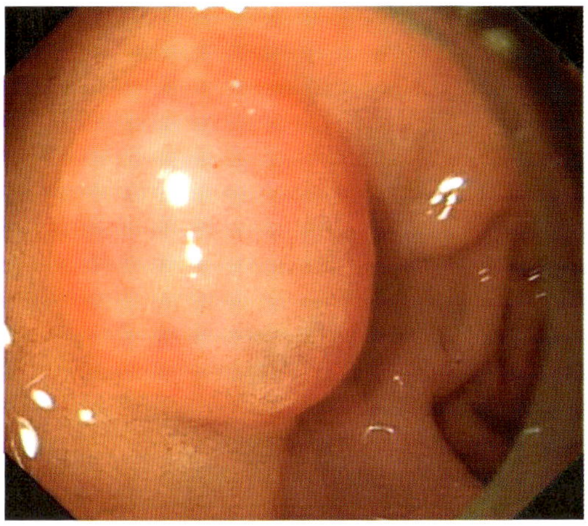

图 5-1-1　十二指肠球部前壁可见一个 1.0cm×1.0cm 隆起物，边界清，表面黏膜尚完整，略粗糙，质地软，不可推动

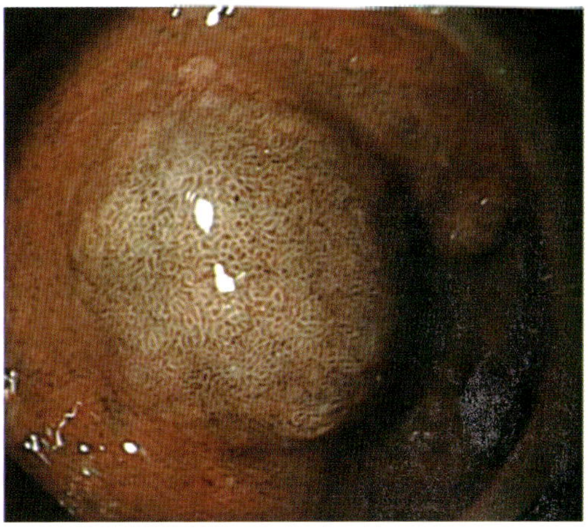

图 5-1-2　NBI 可见病变与周围组织界限尚清，表面腺管开口明显增粗，色泽较深，提示血液含量大于周围正常组织

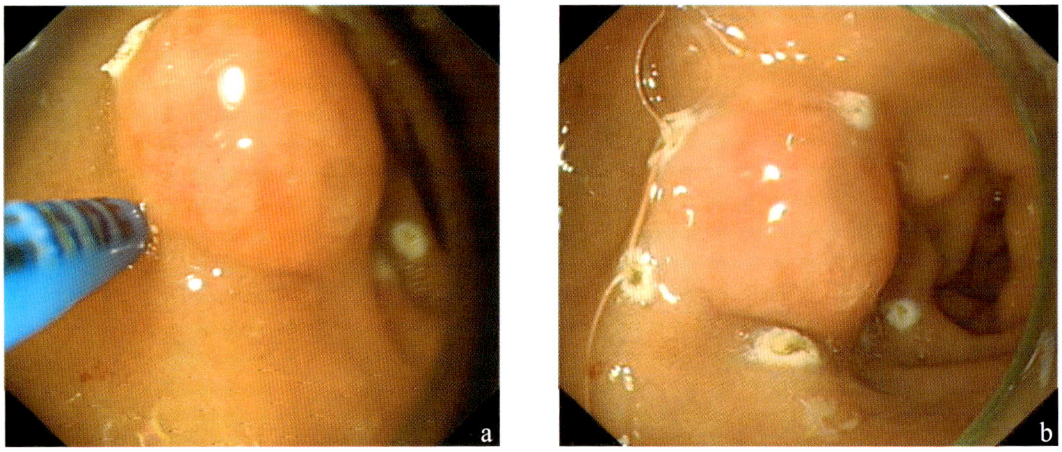

图 5-1-3 应用 APC 于病灶周围标记 ESD 切缘

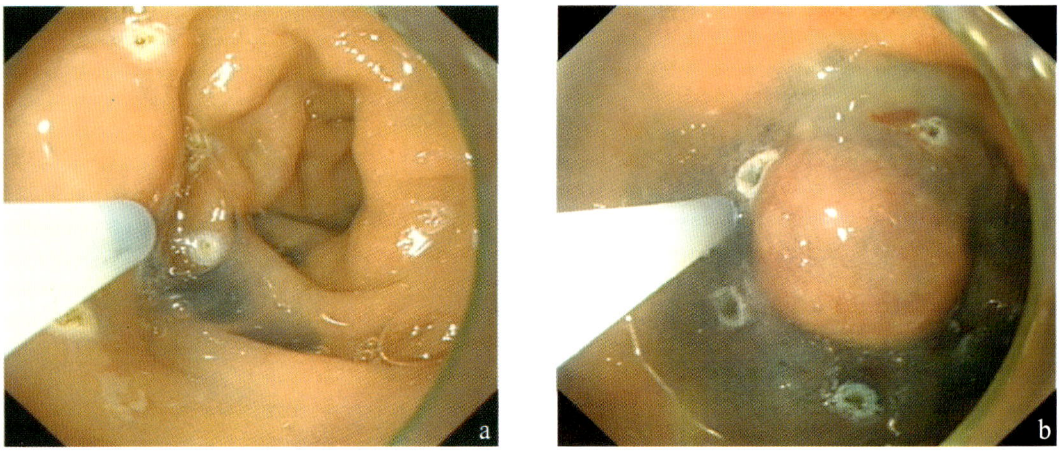

图 5-1-4 黏膜下注射靛胭脂 + 肾上腺素 + 生理盐水混合溶液后，病灶抬举明显

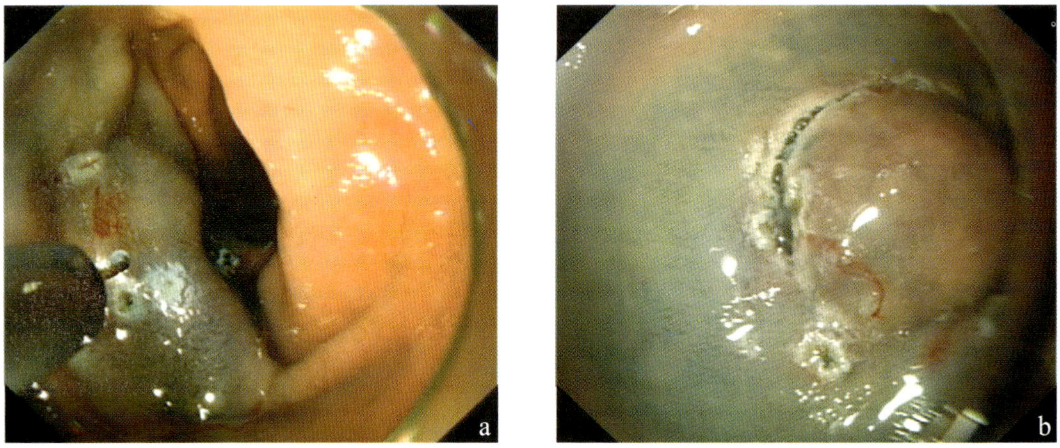

图 5-1-5 应用 Hook 刀进行边缘切开，因为十二指肠肠壁菲薄，在进行边缘切开时，将刀头向肠腔内挑起，防止切开过深引起穿孔

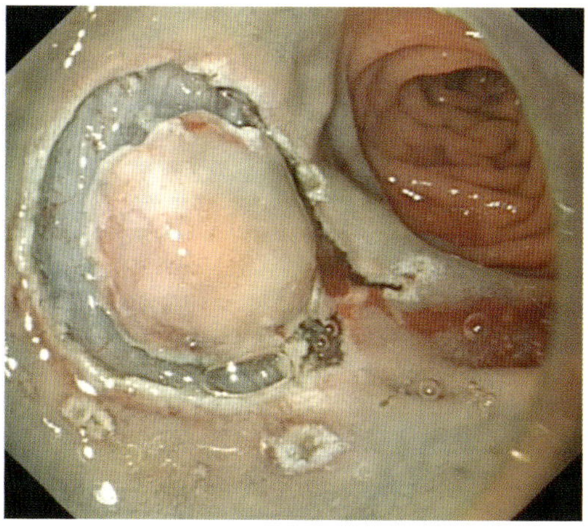

图 5-1-6　将病灶边缘完整切开

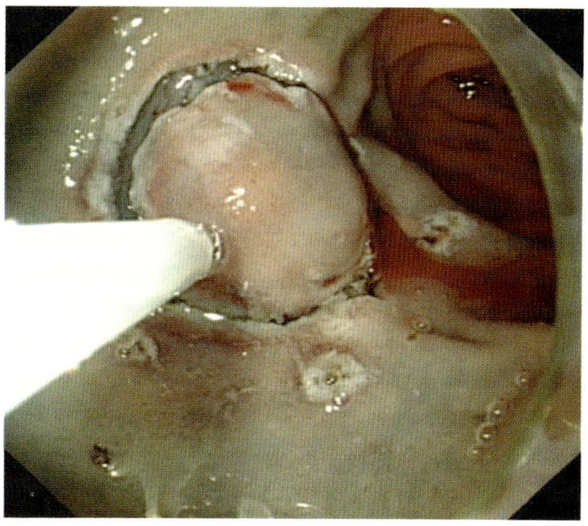

图 5-1-7　再对病灶进行黏膜下注射，便于进一步剥离

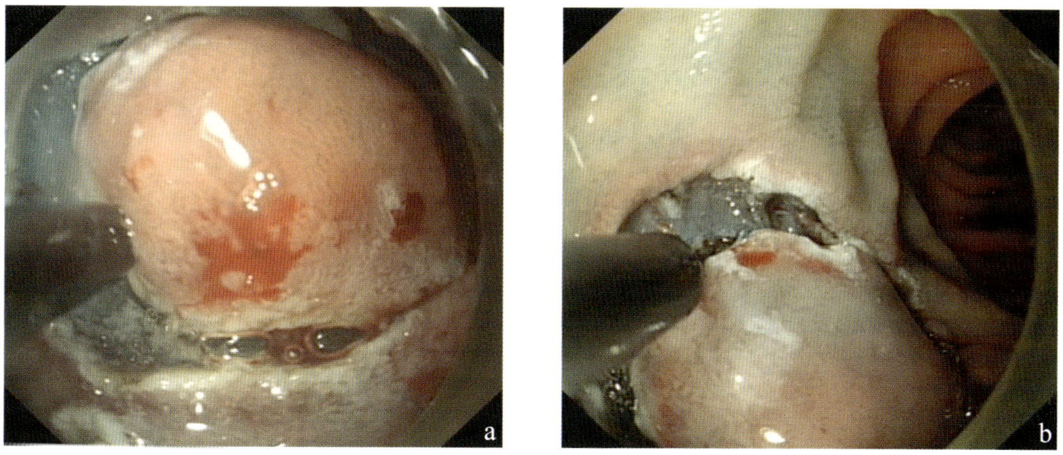

图 5-1-8　应用 Hook 刀对病灶进行剥离

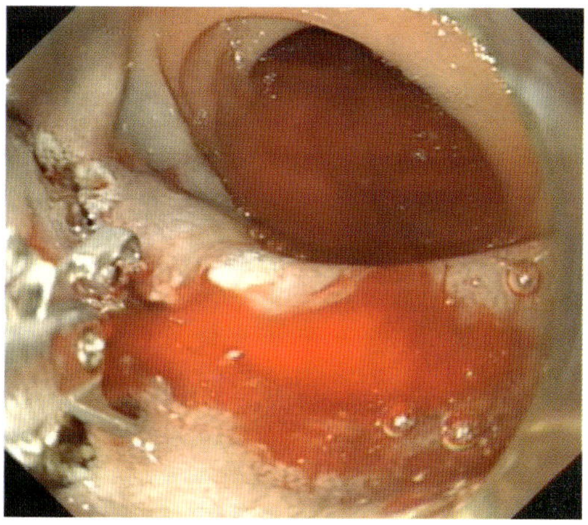

图 5-1-9　如在剥离过程中黏膜下层的血管破裂出血，可先用无菌水冲尽血液，明确出血点位置后，应用热活检钳进行电凝止血

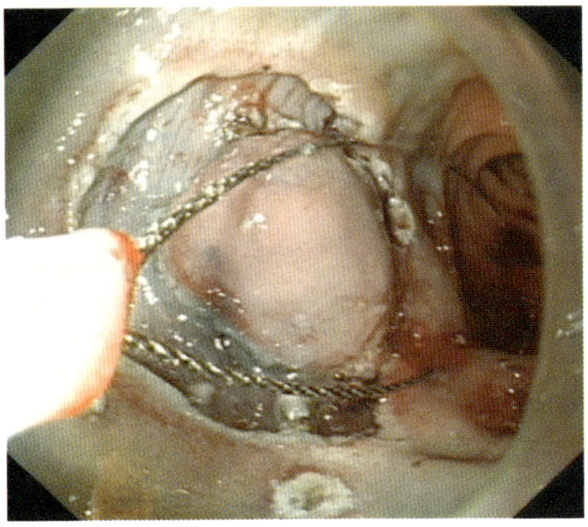

图 5-1-10 游离部分病灶后，应用圈套器将病灶电切除

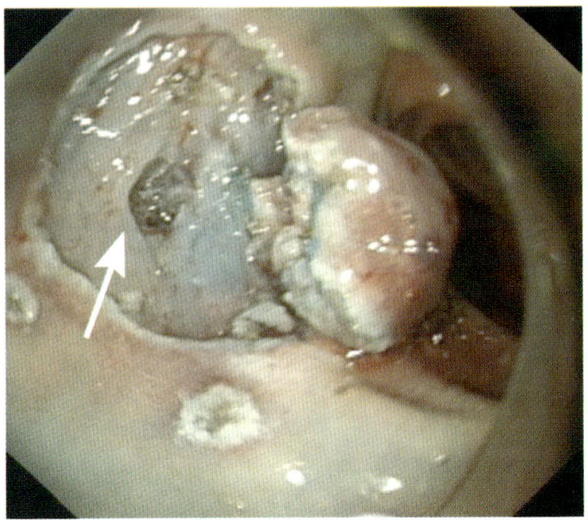

图 5-1-11 病灶切除后，可见创面中央有一处固有肌层破损处（白色箭头所指）

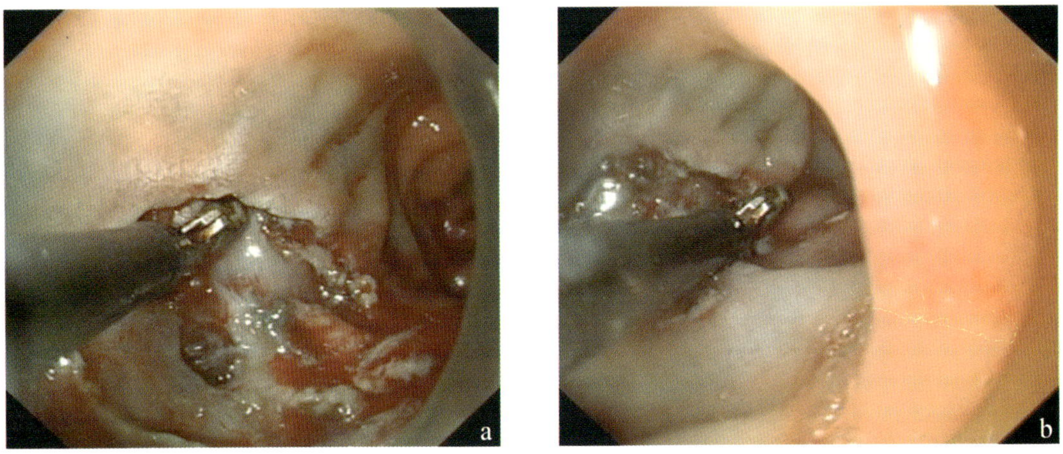

图 5-1-12 检查 ESD 创面，对活动性出血点、裸露的黏膜下血管，使用热活检钳或氩离子电凝凝固，预防术后迟发性出血

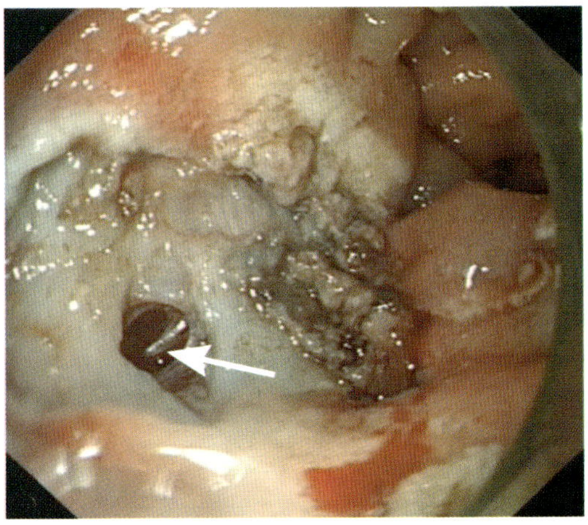

图 5-1-13 创面处理后，已无活动性出血和裸露的黏膜下血管，创面中央可见 0.3cm×0.4cm 裂孔，裂孔中的结缔组织为肠壁外软组织（白色箭头所指）

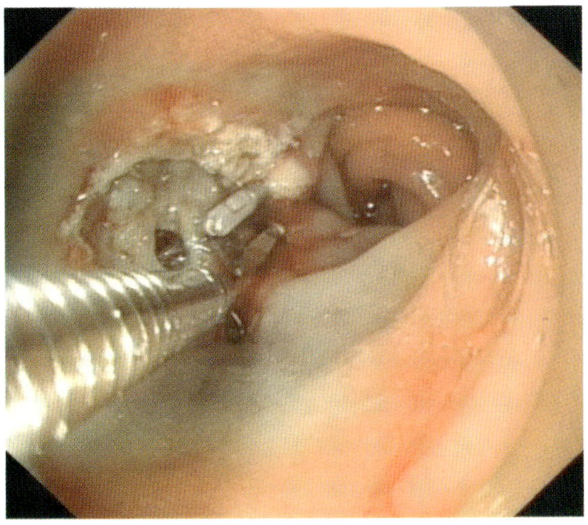

图 5-1-14　应用 Olympus HX-610 型金属钛夹逐步缝合创面

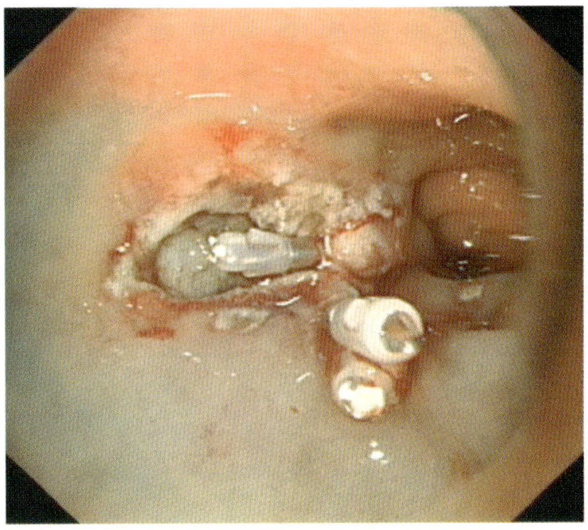

图 5-1-15　应用 3 个钛夹后创面已明显缩小

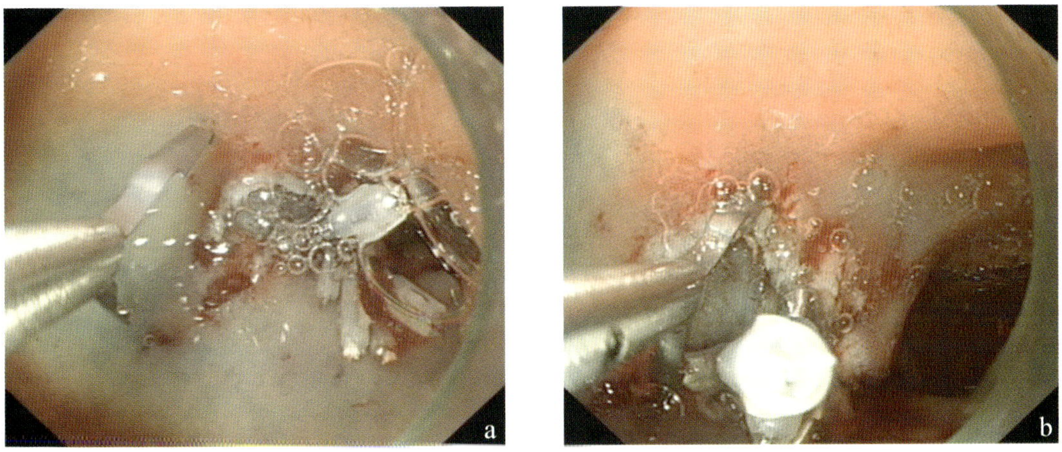

图 5-1-16　应用 Boston Scientific 公司的 Resolution™ 金属夹缝合残余创面

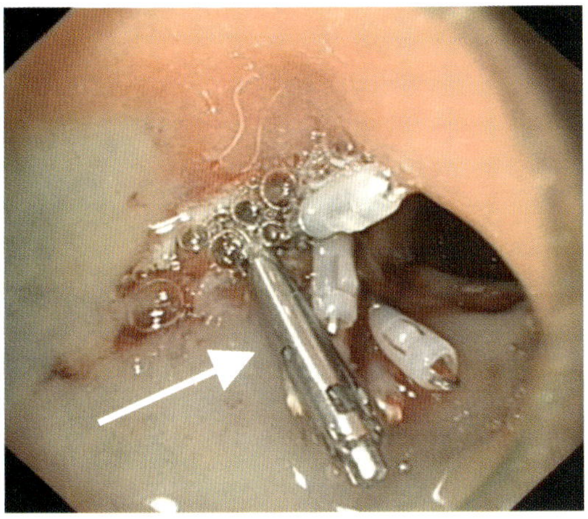

图 5-1-17　创面已基本缝合（白色箭头所指的即为 Boston Scientific 公司的 Resolution™ 金属夹，可用于缝合直径小于 3cm 的黏膜缺损）

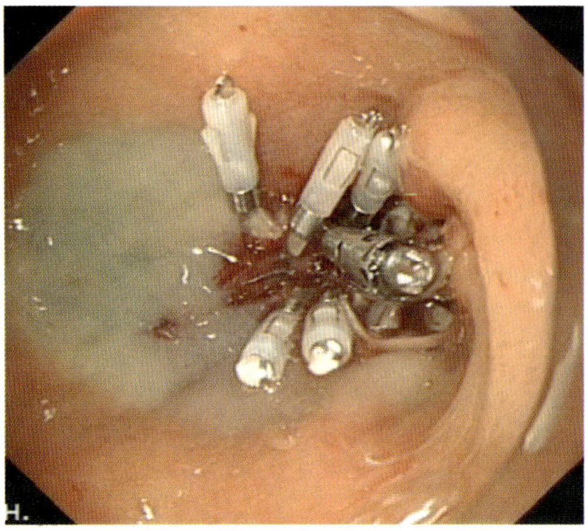

图 5-1-18　完全缝合的创面

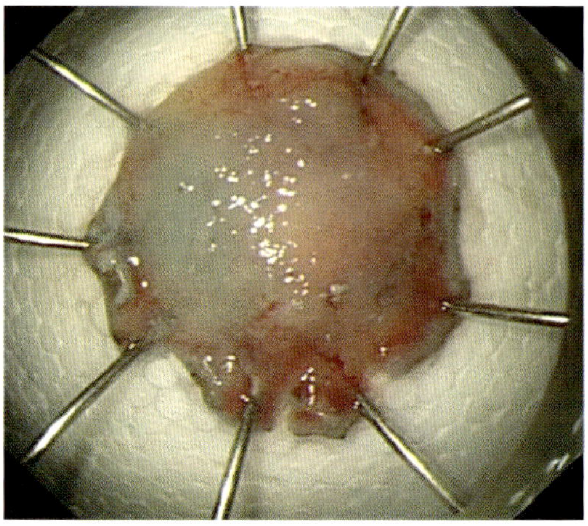

图 5-1-19　完整切除的标本

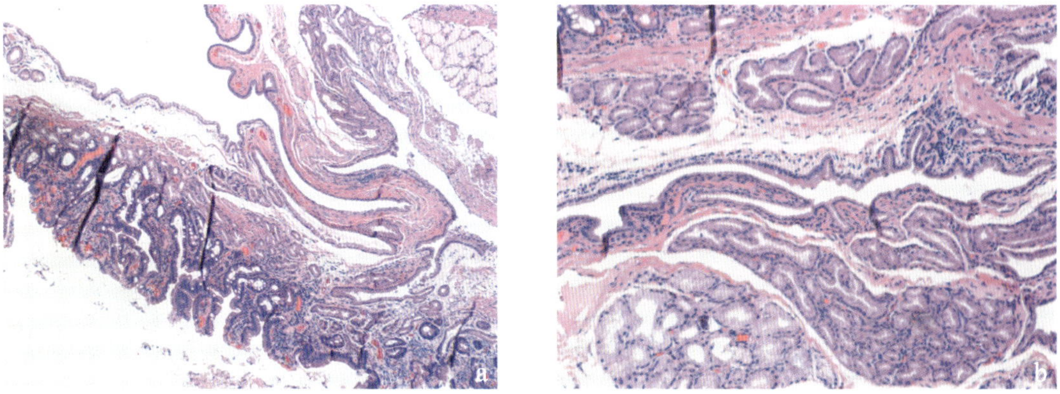

图 5-1-20　病理诊断：（十二指肠）黏膜慢性炎伴黏膜下层腺体囊样扩张

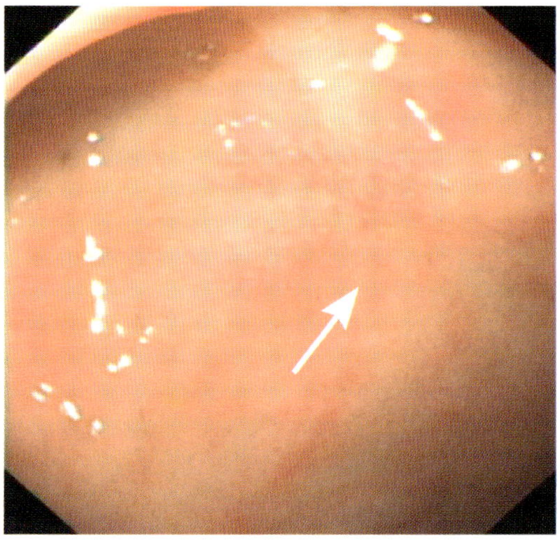

图 5-1-21　术后 6 个月复查胃镜，创面愈合良好，无复发征象

【术后诊断】

十二指肠黏膜慢性炎伴黏膜下层腺体囊样扩张。

【专家点评】

在消化道息肉中，十二指肠息肉比较少见，息肉形成的原因尚不清楚，有的是先天性的，有的是慢性炎症引起的。一般十二指肠息肉无明显临床症状，大都是因为其他原因或健康体检进行胃镜检查时发现。少数息肉可能发生出血或引起胃肠道梗阻而引发一系列的临床症状。

十二指肠息肉因病理性质不同而预后不同，治疗方案也不同。腺瘤有癌变的概率，一般发现均应切除；增生性息肉癌变的概率约为0.1%～1%，条件允许的情况下也应切除；炎性息肉一般不会癌变，可长期随访；不过，一般认为若息肉大于0.5cm，仍应切除为宜。

十二指肠是消化道管壁最薄的部位，大部分位于腹膜后，又是胆胰管开口的部位，其特殊的解剖结构决定了十二指肠息肉比消化道其他部位的息肉治疗难度更高。

十二指肠息肉的内镜治疗方法可以根据息肉的大小和形态而定，对于小于0.5cm的息肉，可采用活检钳钳除、氩离子电凝或微波电灼，对于大于0.5cm的息肉可采用高频电凝电切治疗。对于十二指肠广基息肉或侧向发育性肿瘤，高频电凝电切治疗有困难，一般采用外科手术治疗，对于年老体弱不能耐受手术的，采用电凝方法治疗，但术后容易复发。

ESD技术的引入，使一大批原来需要手术治疗的患者可免除手术的痛苦。但是十二指肠壁较薄，管腔扭曲，ESD治疗难度较大，术中穿孔的发生率大于消化道其他部位。穿孔发生后，只要术毕金属夹缝合满意，术后辅以禁食、胃肠减压、抗感染、补液等措施，一般都能痊愈，无需外科手术介入，不会发生严重的并发症。

本例患者，病变为广基的黏膜病变，部位在十二指肠球部前壁，ESD的过程比较顺利，因为固有肌层菲薄，在剥离过程中损伤了肌层，引起十二指肠球部小穿孔，但标本切除后金属夹缝合较为满意，经禁食、胃肠减压、抗感染、补液等保守治疗后顺利出院。这个病例提示我们，ESD术中的穿孔并不能称为并发症，只是治疗过程中发生的事件，通过恰当的处理，可以避免穿孔引起的一系列不良反应。

（钟芸诗　姚礼庆）

第二节　十二指肠黏膜下肿瘤的黏膜下挖除术

【病史简介】

患者，男性，57岁，因“体检发现十二指肠球部黏膜下隆起1周”来院就诊。患者平日无症状，来我院体检行胃镜检查发现十二指肠球部前壁一个0.8cm×1.0cm隆起物，表面黏膜完整、光滑、淡黄色，质地偏硬，不可推动（图5-2-1）。超声胃镜可见一个1.4cm×0.8cm偏低回声占位，来源于黏膜下层，回声尚均匀，边界清晰（图5-2-2）。临床拟诊为十二指肠黏膜下层来源肿块。

【术前诊断】

十二指肠黏膜下肿块（来源于黏膜下层）。

【内镜治疗方案】

ESE。

【内镜治疗器械】

ESD治疗器械、Olympus HX-610型金属钛夹、APC。

【治疗过程】

见图 5-2-3 ~ 11。

【术后处理和随访】

术后给予禁食、抑酸和补液对症治疗，术后 12 小时后进食流质，术后 24 小时后进食半流质，患者无不适，无腹痛、腹胀，无发热、呕血、黑便等症状，术后 2 天出院。患者术后一般情况好，随访至今约 6 个月，无复发（图 5-2-12）。

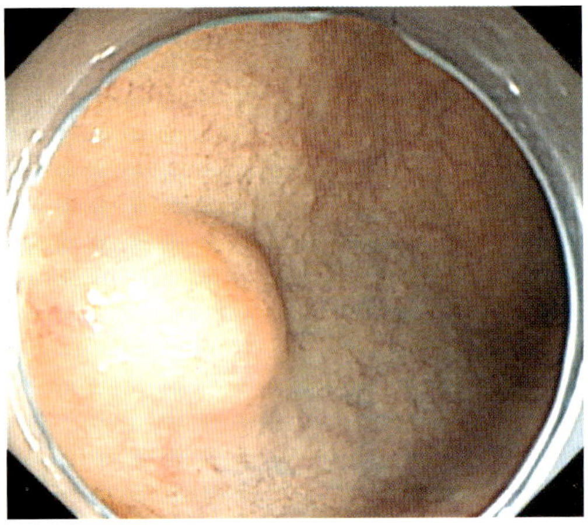

图 5-2-1　胃镜进镜至十二指肠球部，发现前壁一个 0.8cm×1.0cm 椭圆形黏膜下隆起物，表面黏膜完整、光滑、淡黄色，质地偏硬，不可推动

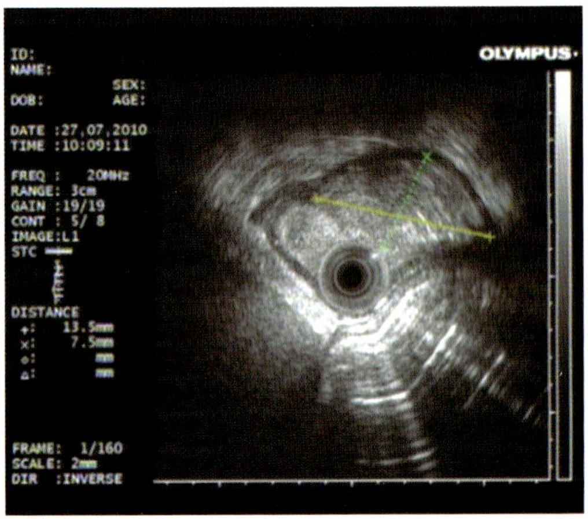

图 5-2-2　超声探头置肿物表面，探及肿块 1.4cm×0.8cm，椭圆形，偏低回声，边界清，内部回声均匀，肿块位于黏膜下层，固有肌层完整

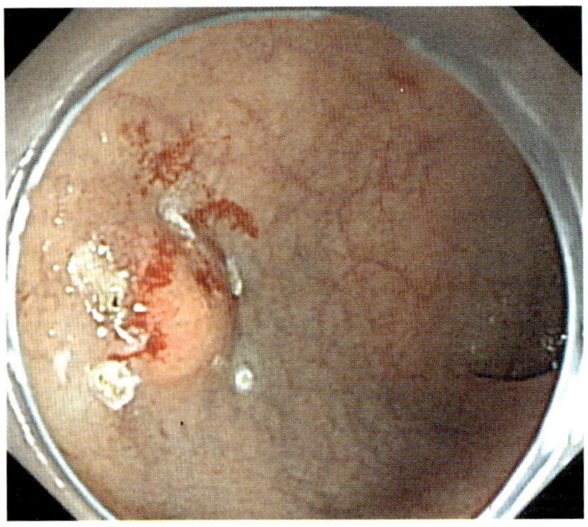

图 5-2-3　应用 APC 于病灶周围标记边缘

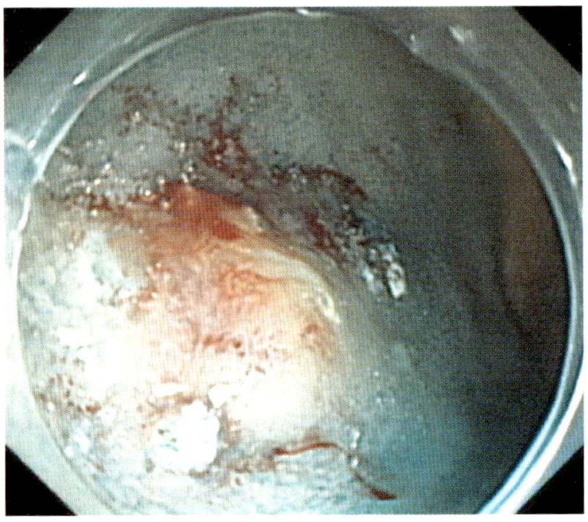

图 5-2-4　黏膜下注射靛胭脂 + 肾上腺素 + 生理盐水混合溶液后，病灶抬举明显

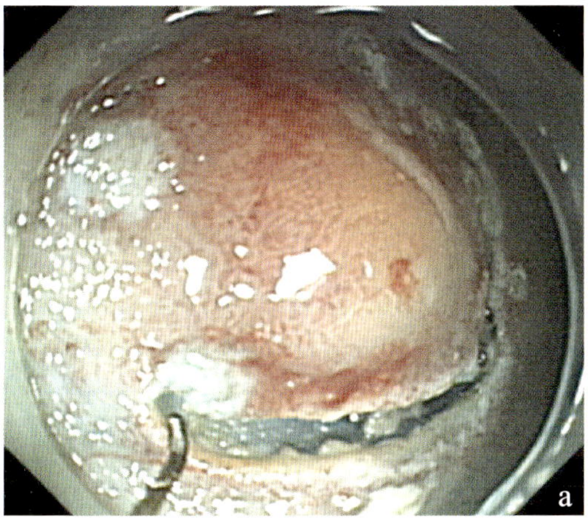

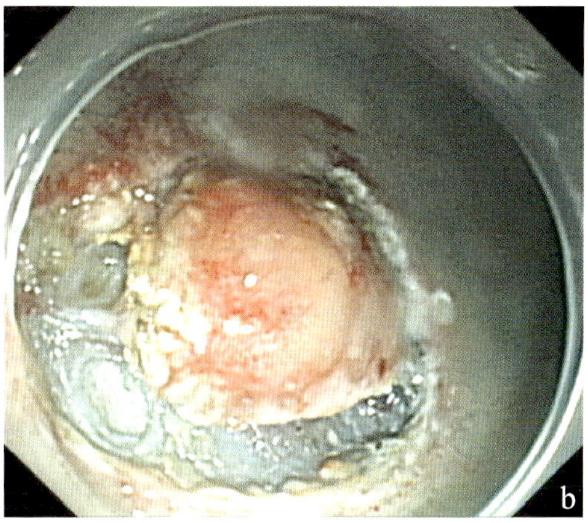

图 5-2-5　应用 Hook 刀沿标记点进行边缘切开，因为十二指肠肠壁菲薄，在进行边缘切开时候，一定要将切开刀向肠腔内挑起，防止切开过深引起穿孔

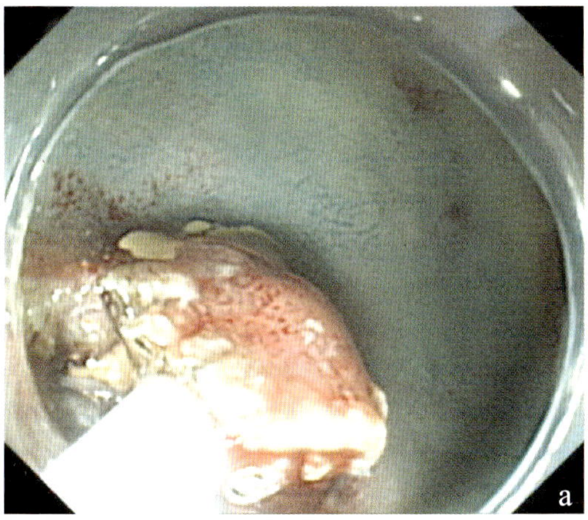

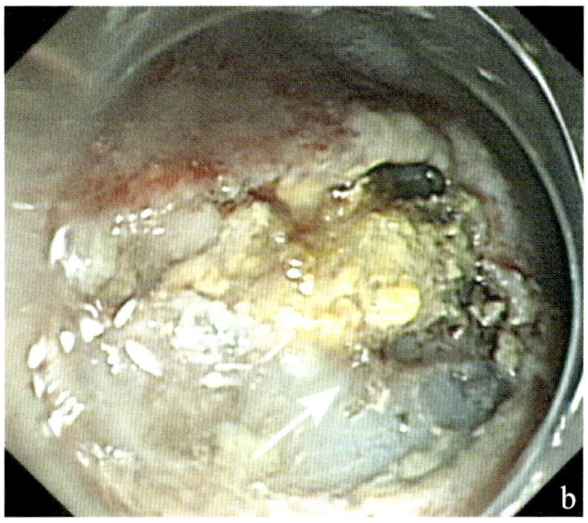

图 5-2-6　以圈套器切除黏膜下肿瘤表面的黏膜“被盖”，可见黏膜下肿块为淡黄色、边界不清、质软、松散的组织，镜下诊断考虑为异位胰腺组织（白色箭头所指）

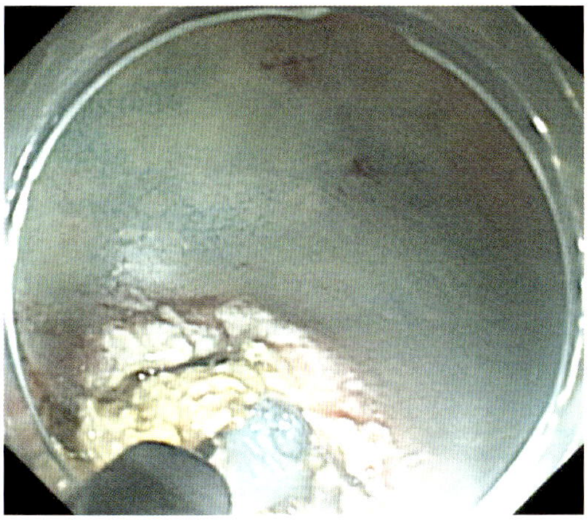

图 5-2-7　以 Hook 刀逐步剥离黄色组织，标本送病理学检查

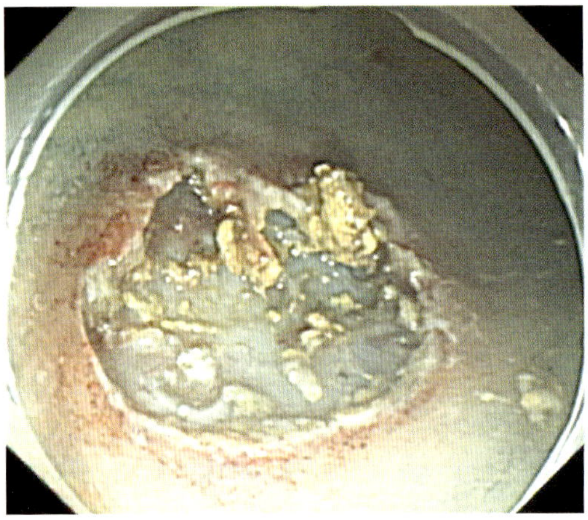

图 5-2-8 黄色组织已剥离，十二指肠固有肌层完整

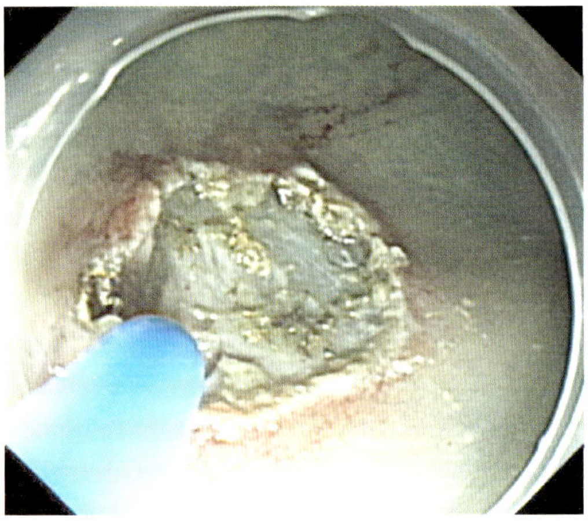

图 5-2-9 以 APC 处理创面，将活动性出血点、黏膜切开缘、黏膜下层裸露的血管凝固，可以有效地防止术后迟发性出血

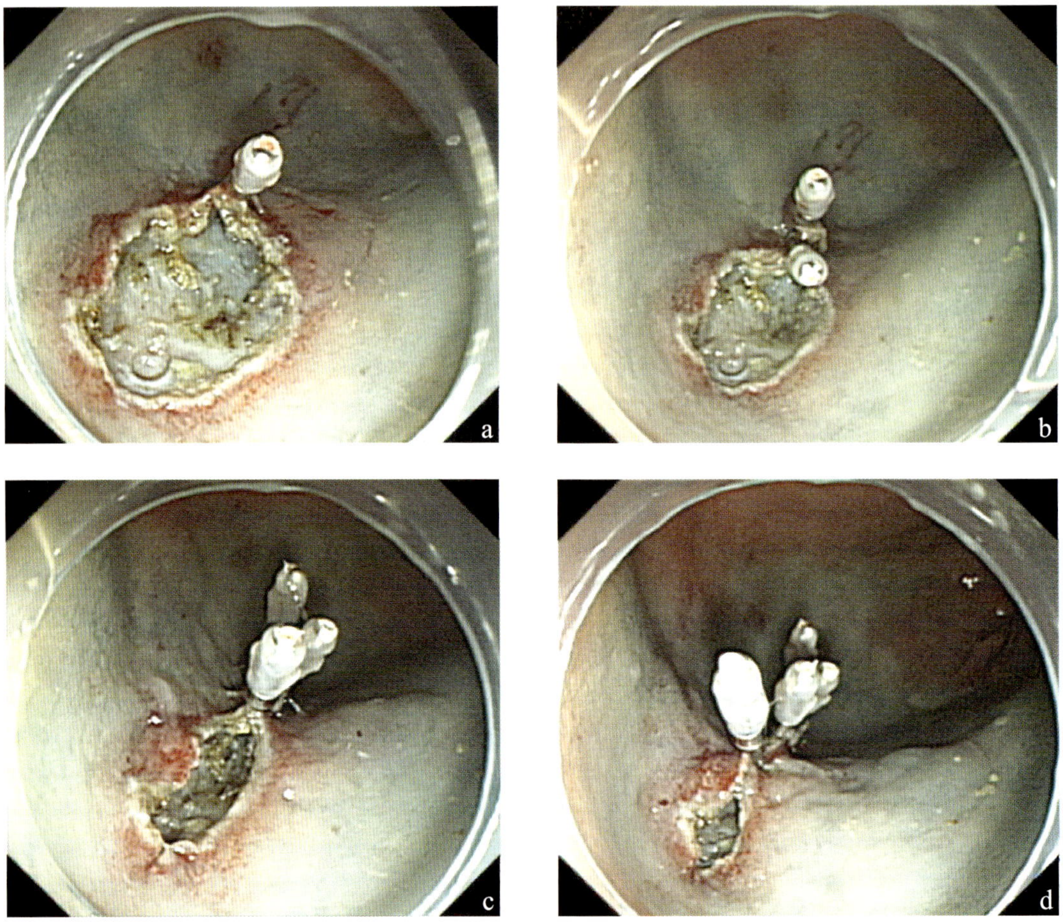

图 5-2-10 应用 Olympus HX-610 型金属钛夹逐步线性缝合创面，可减少胃酸对手术创面的刺激，降低术后迟发性出血的发生率，促进创面愈合

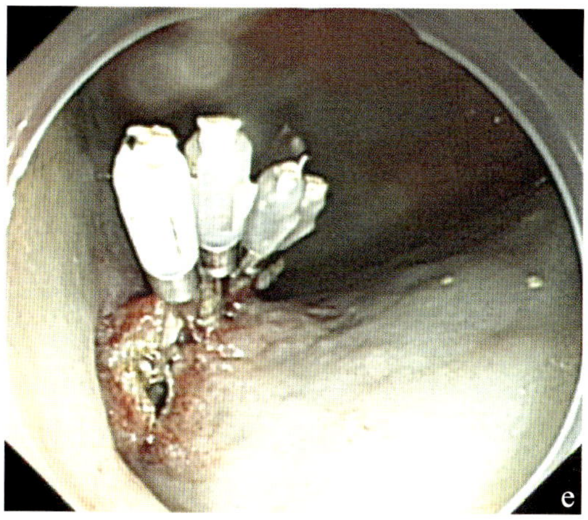

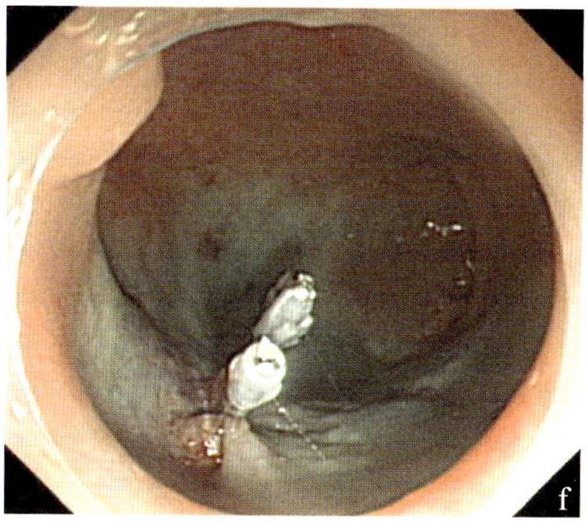

图 5-2-10 续　应用 Olympus HX-610 型金属钛夹逐步线性缝合创面，可减少胃酸对手术创面的刺激，降低术后迟发性出血的发生率，促进创面愈合

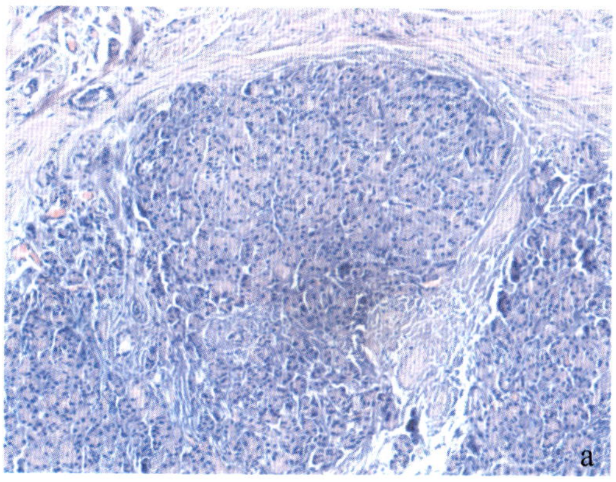

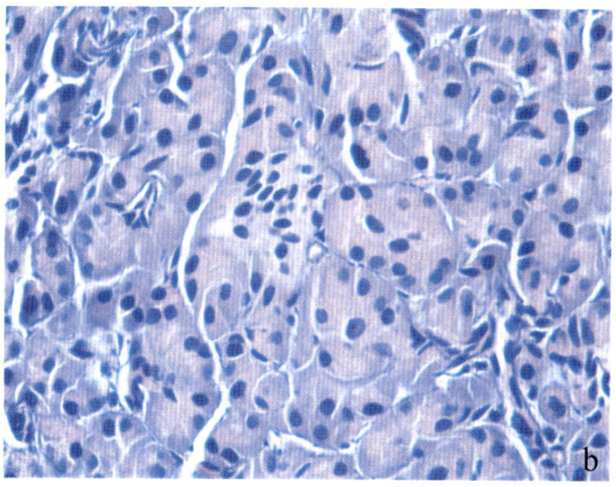

图 5-2-11　病理诊断：异位胰腺组织

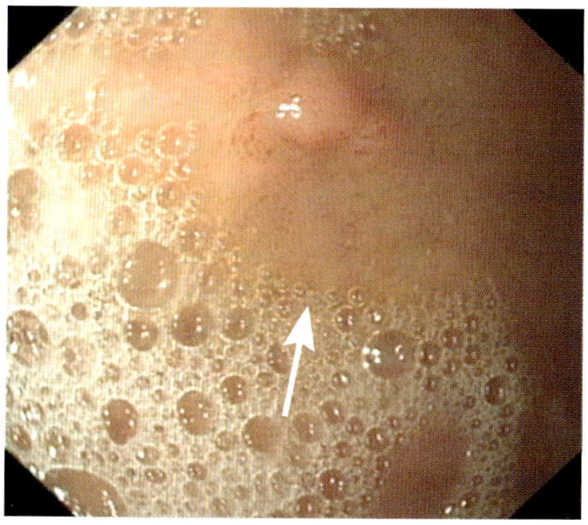

图 5-2-12　术后 6 个月复查胃镜，创面呈红色瘢痕样愈合，无复发征象。

【术后诊断】

十二指肠球部黏膜下层异位胰腺。

【专家点评】

异位胰腺又称迷路胰腺或副胰，它是存在于正常胰腺位置以外的孤立胰腺组织，与正常胰腺之间无解剖学联系。

异位胰腺的发生原因与胚胎发育异常有关。在人胚的第 6 ～ 7 周时，当背侧和腹侧胰始基随着原肠上段旋转融合时，如果有一个或几个胰始基细胞停留在原肠壁内，由于原肠纵行生长而可将胰始基带走。背侧胰胎基产生的细胞组织将被带到胃；腹侧胰始基产生者则被带到空肠，成为异位胰腺。如果胰始基伸入胃肠壁、胆系、网膜甚至脾，就会在这些器官中出现胰腺组织，也为异位胰腺。

约 90% 的异位胰腺位于上消化道，主要是胃（通常位于距幽门内侧 5cm 以内的大弯侧）、十二指肠、空肠。少见部位有胆总管、十二指肠乳头部、肝、回肠、肠系膜、大网膜、肺、梅克尔憩室、结肠、阑尾、横膈、肺及食管。大多数为单发，多发者少见。如位于胃肠道壁内，则多位于黏膜下，其中黏膜下层最多见。

异位胰腺多数不引起症状，偶有引起胃肠道梗阻、消化道出血、消化道溃疡；有的异位胰腺位于胃肠道黏膜下层，可使黏膜隆起，位于肌层内则可使消化道壁增厚，容易误诊为消化道肿瘤；偶有异位胰腺组织会发生胰岛细胞瘤，可引起低血糖；有的异位胰腺组织可位于胃肠道的先天性憩室内，尤其在梅克尔憩室内最多见，并可出现憩室炎、出血等症状。目前缺乏特异的检查、诊断方法，仅少数病例因其部位特殊、体积较大可以作出诊断，随着胃肠道 ESE 的开展，越来越多的黏膜下肿瘤被切除后进行病理学检查，黏膜下异位胰腺的诊断率也有所提高。

异位胰腺继发病理改变并引起明显症状时，应进行手术治疗。如胃次全切除术、肠切除术、憩室切除术等。病灶较小者可做部分胃壁或肠壁切除，再缝合胃壁或肠管。如果在其他手术中偶尔发现异位胰腺，且患者在术前也无异位胰腺引起的症状，在不影响原定手术和切除异位胰腺并不困难的情况下，应尽可能予以同时切除。术中还应做冰冻切片，如有癌变则应扩大切除范围或行根治术。

本例患者的黏膜肿块位于十二指肠球部前壁，通过 ESE 手术切除了病灶，并进行了病理学检查，明确诊断为十二指肠黏膜下层的异位胰腺组织。与以往的套扎术相比，ESE 不仅可以完整地切除黏膜下肿块，还可以获得明确的病理诊断，是一种更为有效的黏膜下肿块的内镜治疗技术。

（陈巍峰　周平红）

第三节　十二指肠降部乳头周围腺瘤的分块切除术

【病史简介】

患者，男性，43 岁，因“反复上腹部隐痛不适 3 个月”就诊，行胃镜检查提示十二指肠乳头开口处一圈及乳头下方见绒毛状扁平息肉，靛胭脂染色后边界清晰（图 5-3-1、2）。内镜活检病理提示为管状腺瘤。

【术前诊断】

十二指肠乳头腺瘤。

【内镜治疗方案】

通过 EPMR 切除病灶，因病灶累及十二指肠乳头，病灶切除后形成的瘢痕收缩可引起十二指肠乳头开口狭窄，导致胆总管和胰管开口狭窄、引流不畅，故病灶切除后应进行 ERCP，放置胆道塑料支架和胰管塑料支架，以防引起狭窄。

【内镜治疗器械】

十二指肠镜、黏膜下注射液（靛胭脂+肾上腺素+生理盐水混合溶液）、圈套器、氩气刀、胆道塑料支架、胰管塑料支架。

【治疗过程】

见图 5-3-3 ～ 10。

【术后处理】

术后常规禁食、应用抗生素、抑酸、抑制胰酶分泌及补液治疗。

患者术后初始一般情况良好，无发热、腹痛，于术后 48 小时后出现大量黑便，感觉头晕、乏力，心率 120 次 / 分，血压 90/60mmHg，实验室检查血红蛋白由 140g/L 降至 120g/L。临床考虑为 EPMR 手术创面的迟发性出血。拟行急诊内镜检查（图 5-3-11 ～ 13）。

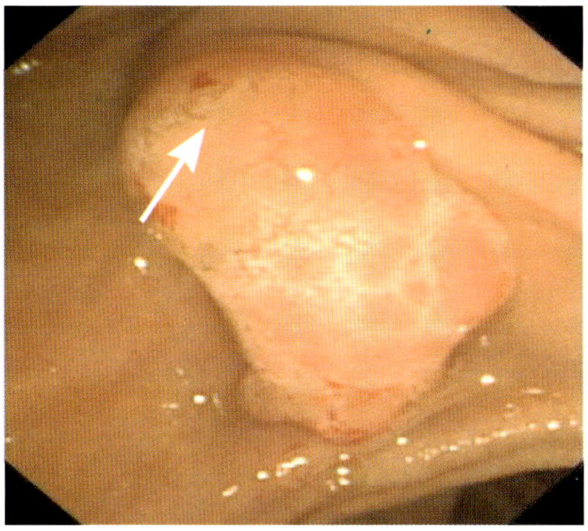

图 5-3-1　十二指肠乳头开口处一圈及乳头下方见绒毛状扁平息肉（白色箭头为十二指肠乳头开口）

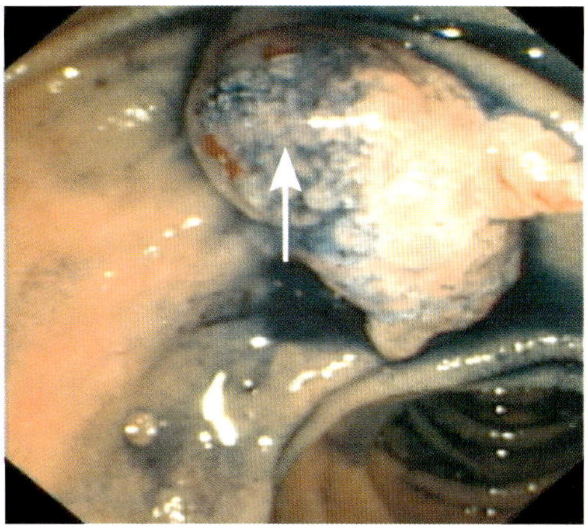

图 5-3-2　0.2% 的靛胭脂染色可见病灶大部分区域淡染和不染，提示病灶区腺管开口异常，考虑为肿瘤性病变（白色箭头所指为不染区，与周围正常组织界限较清）

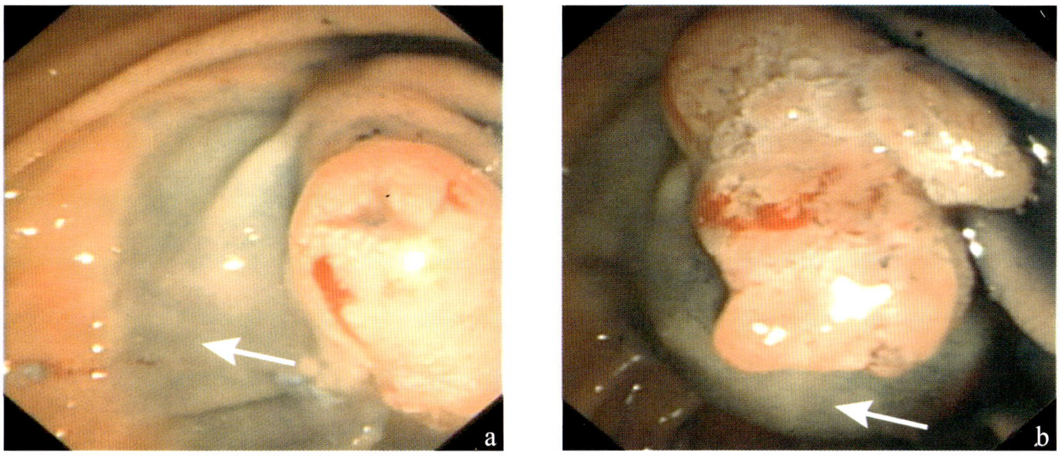

图 5-3-3　对病灶进行黏膜下注射，病灶抬举良好，提示病变局限于黏膜层（白色箭头所指为黏膜下注射后黏膜层抬举明显）

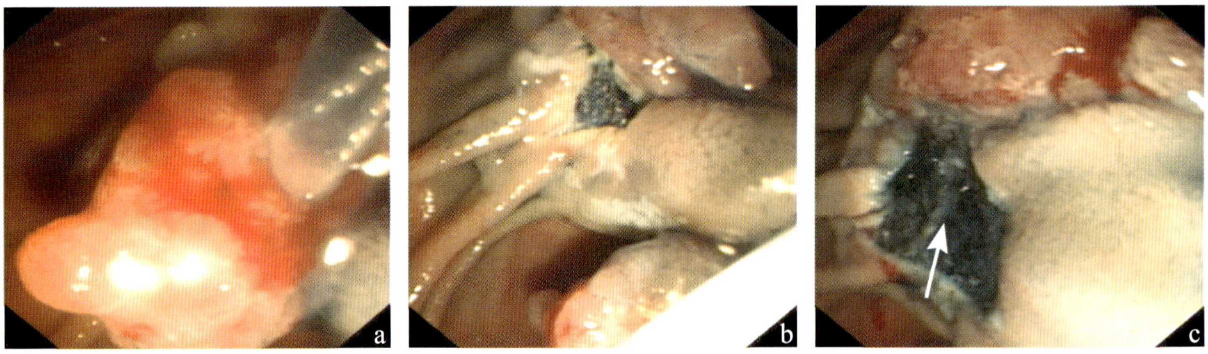

图 5-3-4 以圈套器圈套乳头开口下方的病灶后电切，c 图可见部分病灶已切除，暴露病灶下方蓝色的黏膜下层组织（白色箭头所指）。除十二指肠乳头和乳头下方少量残余病灶外，其余切缘均为正常组织

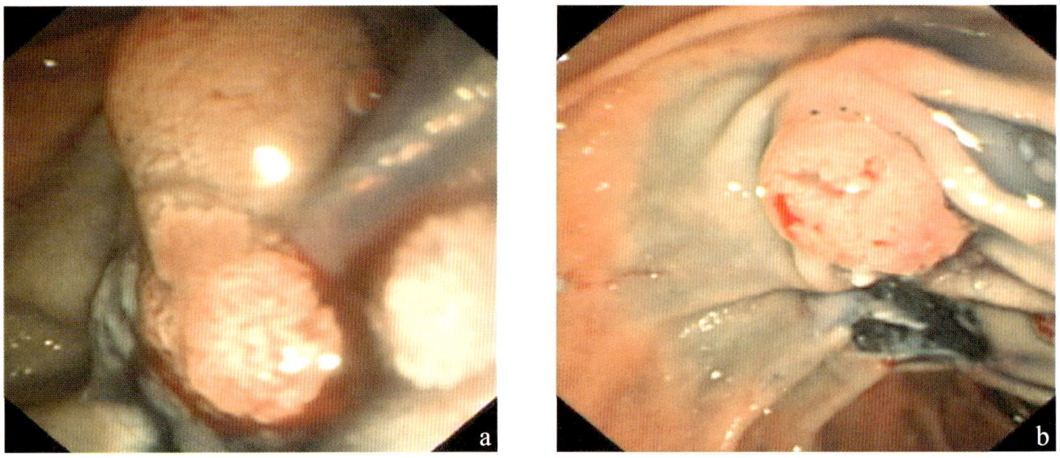

图 5-3-5 圈套器圈套十二指肠乳头下方的病变，切除后仅余绕十二指肠乳头开口一圈的残余病灶尚未切除

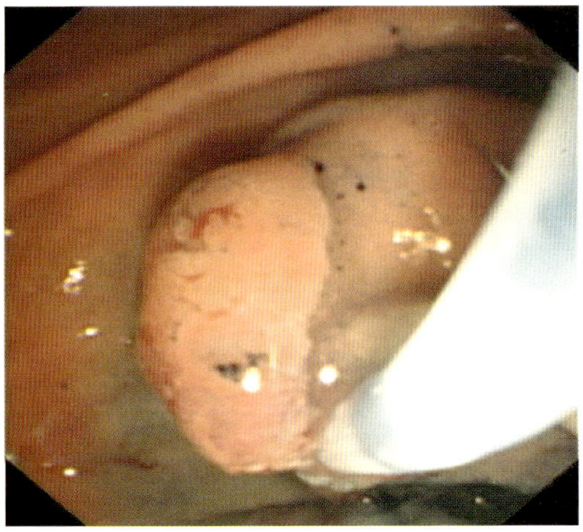

图 5-3-6 再次进行黏膜下注射

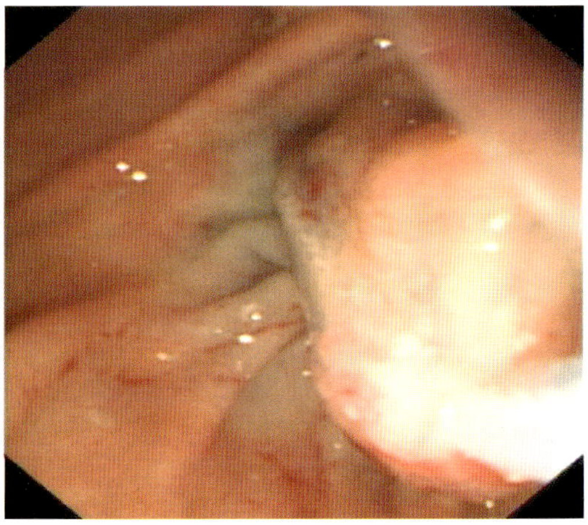

图 5-3-7 圈套器圈套十二指肠乳头后完整将十二指肠乳头切除

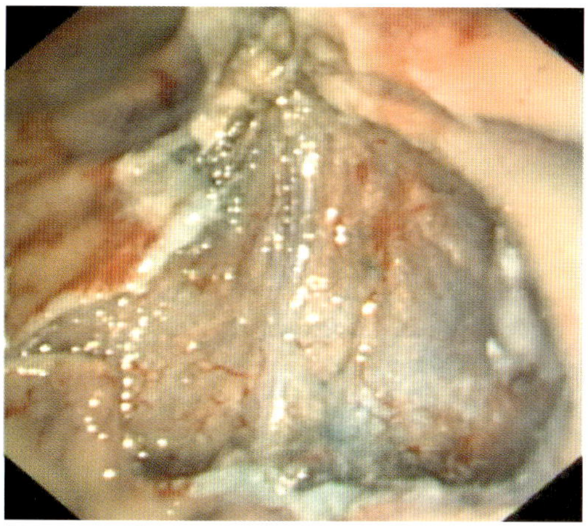

图 5-3-8　手术创面，可见病灶完整切除，暴露黏膜下层，无穿孔，无活动性出血，可见较多的黏膜下层血管暴露

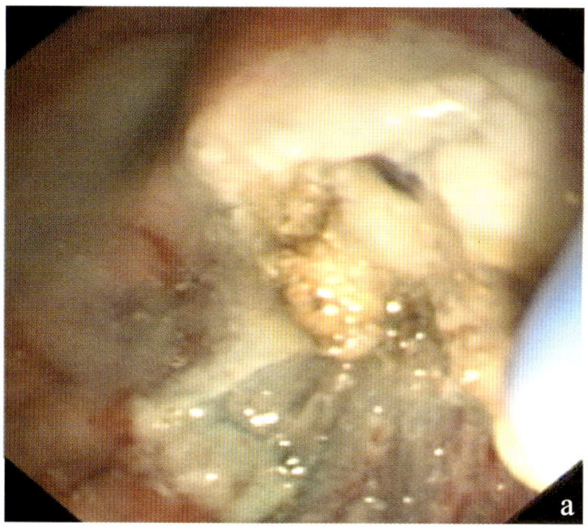

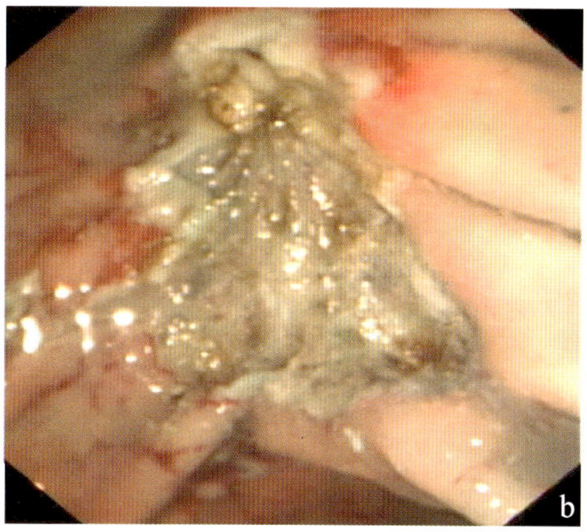

图 5-3-9　以 APC 处理创面，将内镜下肉眼可见的黏膜下层血管完全凝固，防止术后迟发性出血。b 图为 APC 处理过的创面

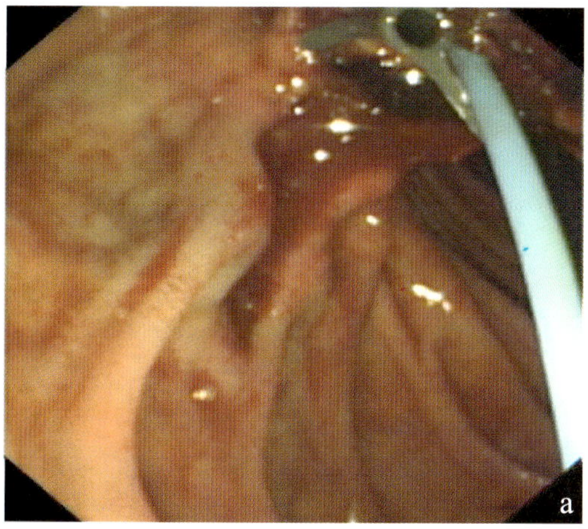

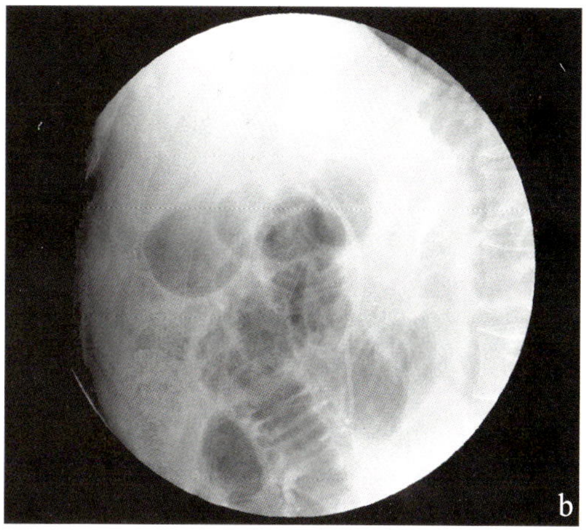

图 5-3-10　更换十二指肠侧视镜进行 ERCP，分别放置胆道塑料支架（Cook 公司，8.5F×7cm）和胰管塑料支架（Cook 公司，5F×5cm），起支撑和引流作用，防止术后胆管炎和胰腺炎及胆胰管开口瘢痕性狭窄

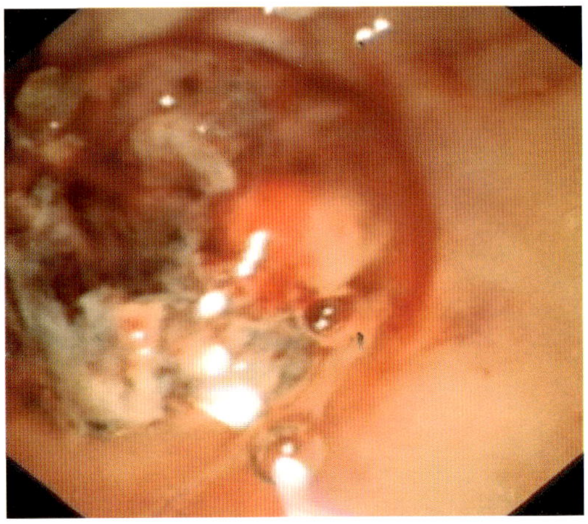

图 5-3-11 术后 48 小时，十二指肠镜进镜至十二指肠降部，可见手术创面下缘由较多坏死组织和黏液覆盖，坏死组织下可见活动性出血

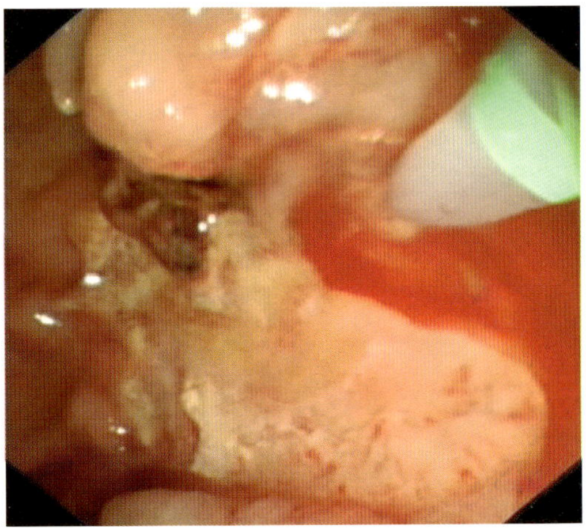

图 5-3-12 使用聪明刀以 8% 冰去甲肾上腺素溶液大量冲洗，冲尽坏死组织层，可见创面有一处活动性出血

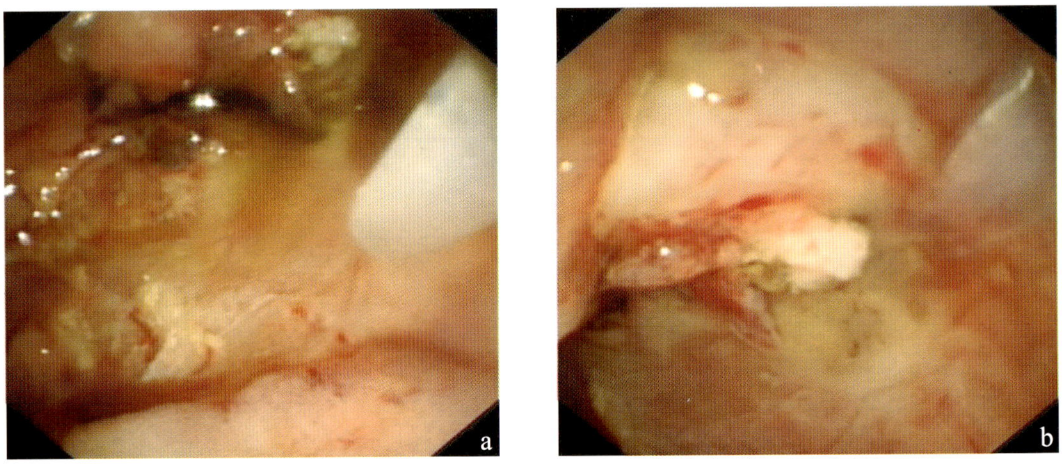

图 5-3-13 以 8% 冰去甲肾上腺素溶液冲洗 + 热活检钳电凝止血，止血效果满意，反复检查未见其他活动性出血

【治疗结果和随访】

急诊止血术后，患者一般恢复情况良好，无发热、黄疸、腹痛等，未再发生迟发性出血。术后 6 天顺利出院。患者于术后 6 个月拔除胆道、胰管塑料支架，随访至今，无局部复发（图 5-3-14 ～ 16）。

【术后诊断】

十二指肠降部绒毛状管状腺瘤。

【专家点评】

十二指肠乳头肿瘤发病率不高，仅占消化道肿瘤的 5%，但是随着内镜检查和 ERCP 的应用其检出率越来越高。在十二指肠乳头良性肿瘤中以腺瘤最为常见，约占 70%，其恶变率约为 30%，具有重要临床意义。

十二指肠乳头腺瘤的诊断需要依赖十二指肠镜，可以得到正面图像，内镜下表现为乳头膨大，表面充血，可呈颗粒状，易出血。活检组织

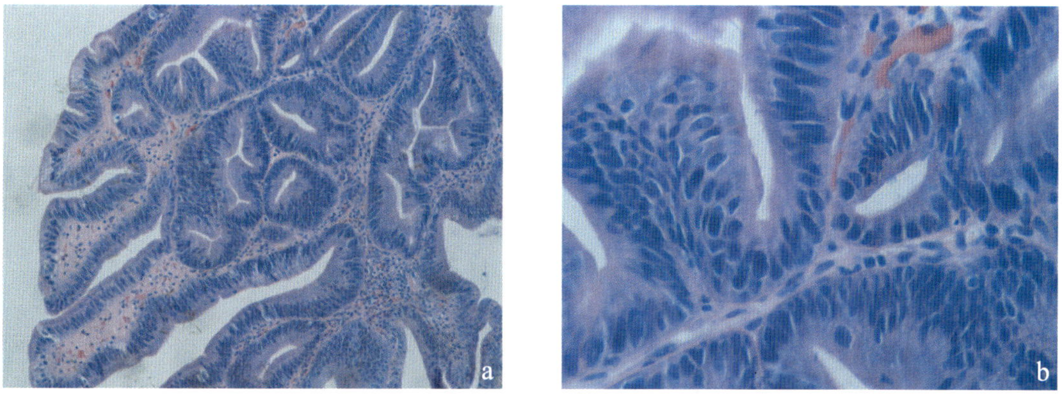

图 5-3-14　病理诊断：十二指肠绒毛状管状腺瘤，伴腺上皮轻－中度异型增生

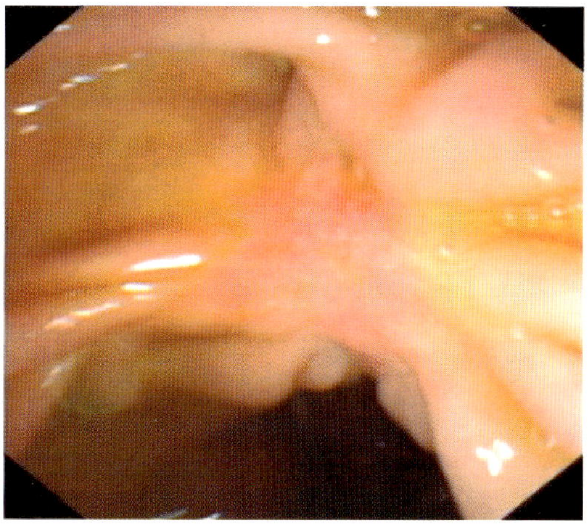

图 5-3-15　术后 6 个月，拔除胆道、胰管塑料支架，可见乳头开口周围及下方瘢痕形成，无复发征象

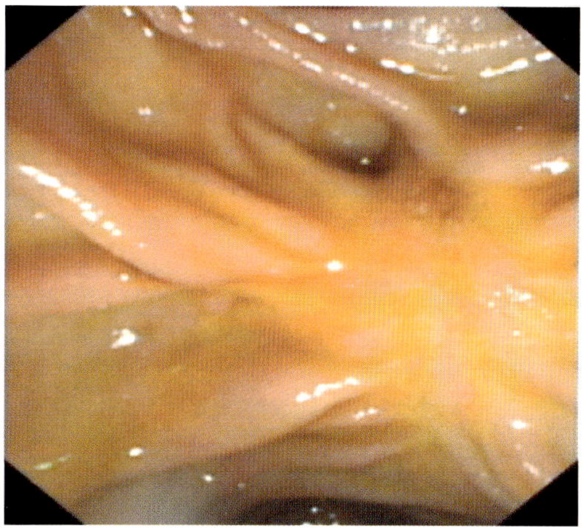

图 5-3-16　术后 12 个月随访，无复发

病理可以确诊，超声内镜检查（endoscopic ultrasonography，EUS）对于区别良恶性和浸润深度有重要价值，尤其是装有微探头的超声内镜可以明确乳头肿块的性质。

对于十二指肠乳头良性肿瘤，内镜下切除可以取得与开腹手术同等的效果，且创伤小，术后恢复快。电切指征：目前内镜乳头切除术的适应证并未统一，有学者认为病变直径小于 4cm、边界规则、质地柔软、没有溃疡等恶变征象，组织学检查结果为良性，大小不超过十二指肠半周，未累及胰管和胆管，黏膜下注射能抬起的病变均适宜切除。日本内镜学会制定的内镜乳头切除术指征为暴露型的腺瘤和原位癌，未侵犯十二指肠黏膜肌层，未侵犯胰管和胆管。

韩国学者 Dae-Keun Pyun 等报道了 1 例十二指肠乳头类癌患者，在内镜下用圈套器将类癌电切除，术后无并发症，恢复良好，随访半年，未见复发。Catalano MF 等搜集了 4 个内镜中心共 103 例十二指肠乳头腺瘤病例，均行内镜下电切术，并进行了随访。他们发现切除成功和无复发病例占 80%，而切除失败或复发病例占 20%；并且患者年龄越大，病灶约小，越能体现内镜手术的优势。

十二指肠乳头部位内镜下切除手术的并发症包括急性胰腺炎、出血，以及晚期的胆管狭窄等。术后急性胰腺炎与乳头周围高频电凝引起的乳头水肿有关，腺瘤切除术后放置胆道、胰管塑料支架可起到引流和支撑作用，对预防术后胰腺炎和胆管炎有积极的作用，塑料支架应留置至少 3 ~ 6 个月时间，可防止乳头周围瘢痕挛缩引起胆管、胰管出口狭窄。本例患者术后 48 小时出现了手术创面的迟发性出血，通过及时的内镜介入而成功止血。迟发性出血始终困扰着各种内镜下治疗，如内镜乳头括约肌切开术（endoscopic sphincterotomy，EST）、ESD、息肉电切等，对于近期接受过内镜治疗、有消化道出血症状的患者，应高度怀疑创面出血，及时的内镜介入可以大大降低出血并发症的严重程度和后果。

（周平红）

第四节　十二指肠降部恶性肿瘤梗阻的支架治疗

【病史简介】

患者，男性，24 岁，因“十二指肠降部癌伴梗阻”入院治疗。患者于 2 个月前因腹胀、腹部隐痛来院就诊，胃镜检查提示十二指肠降部乳头远端巨大环形占位性病变，肠腔狭窄，胃镜无法通过（图 5-4-1），活检提示为低分化腺癌，腹部 CT 提示肝广泛转移，已无外科根治性手术指征，近 2 周来，患者腹胀症状加重，并出现进食后呕吐，呕吐物为宿食，伴有胆汁，患者体重下降明显。

【术前诊断】

十二指肠降部腺癌伴梗阻。

【内镜治疗方案】

通过内镜下放置金属支架，解除十二指肠梗阻，使患者能够恢复经口进食，改善营养状况。

【内镜治疗器械】

治疗型胃镜（钳道直径 3.8mm）、造影管、导丝、金属夹、自膨式金属肠道支架等。

【治疗过程】

见图 5-4-2 ~ 7。

【术后处理和随访】

术后 2 小时进食少量冷流质，观察有无腹痛、发热等症状。患者术后无腹痛、发热，梗阻症状缓解，可进食少量流质或稀薄半流质饮食，3 个月后因全身衰竭死亡。

【术后诊断】

十二指肠降部腺癌伴梗阻。

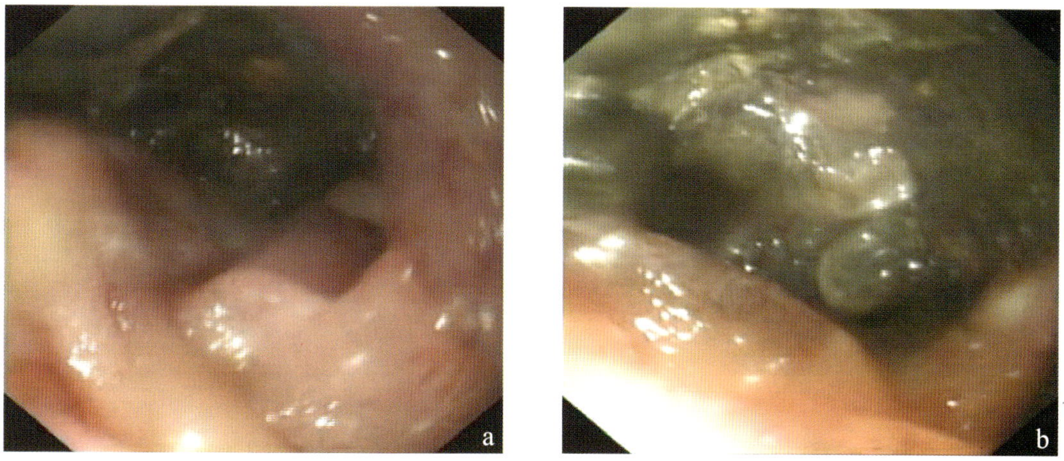

图 5-4-1　胃镜进镜至十二指肠降部，于乳头远端见巨大环形占位性病变，肠腔狭窄，胃镜无法通过，肿块僵硬，表面粗糙、糜烂，覆有大量污苔，质地硬，活检易出血

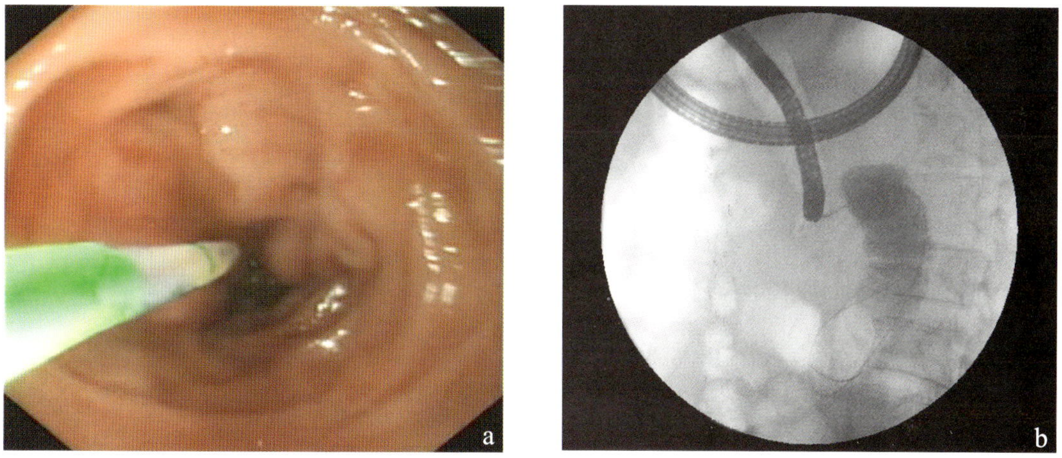

图 5-4-2　使用导丝通过狭窄段，使用导丝辅助造影管通过狭窄段后造影，提示狭窄段长约 3cm，远端肠管通畅

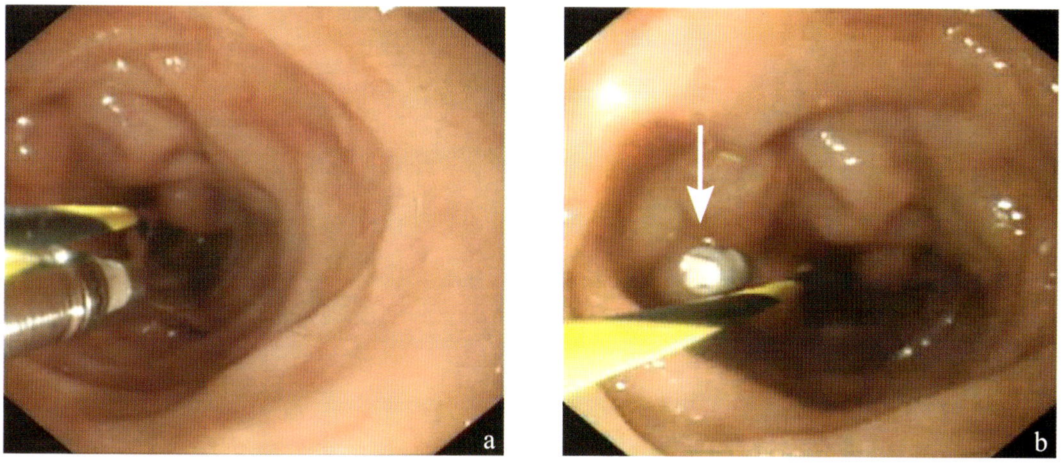

图 5-4-3　应用金属夹于狭窄近端留置 2 枚金属夹作为 X 线下标记物（白色箭头为金属夹）

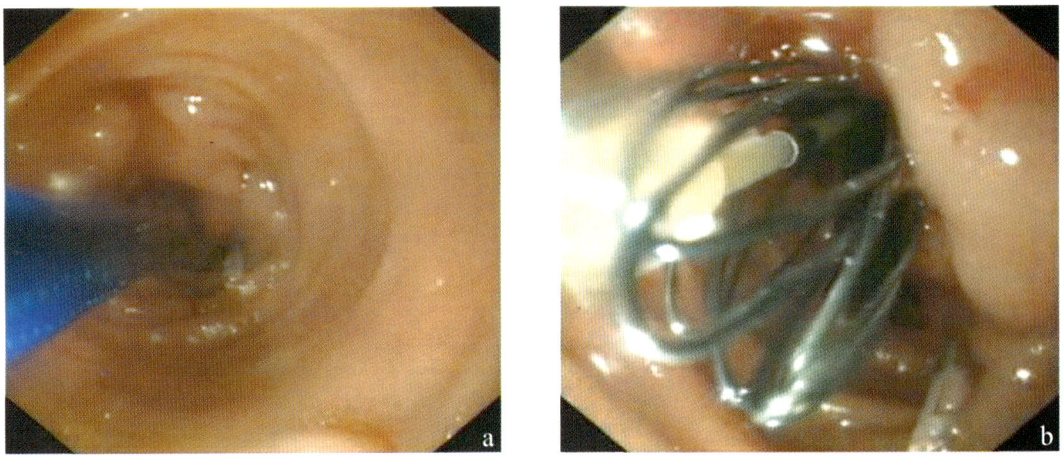

图 5-4-4 采用经内镜钳道释放的自膨式金属支架，顺导丝将金属支架推送器置入，在内镜直视和 X 线监视下释放支架

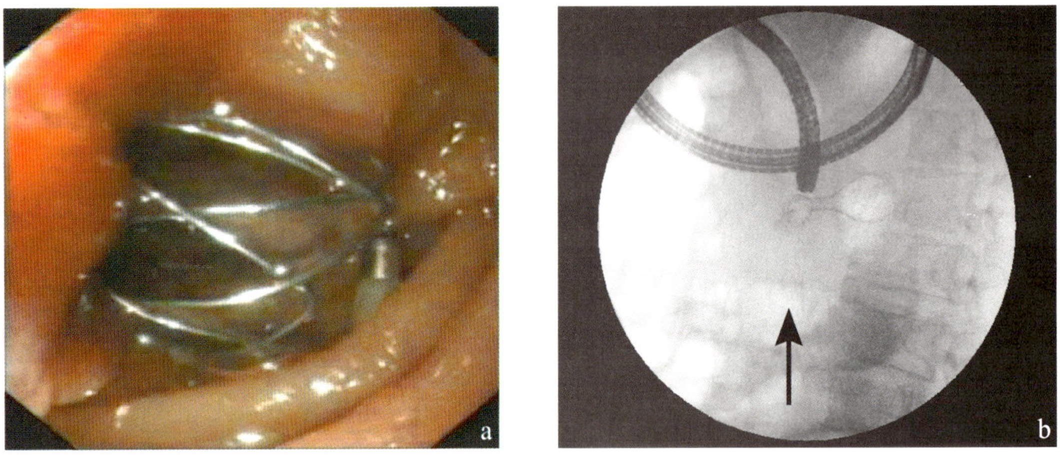

图 5-4-5 释放时由于患者呕吐反应剧烈，导致支架上口露出肿瘤组织过短，未能将肿瘤组织完全撑开（黑色箭头所指为 X 线下支架上口，未能完全撑开）

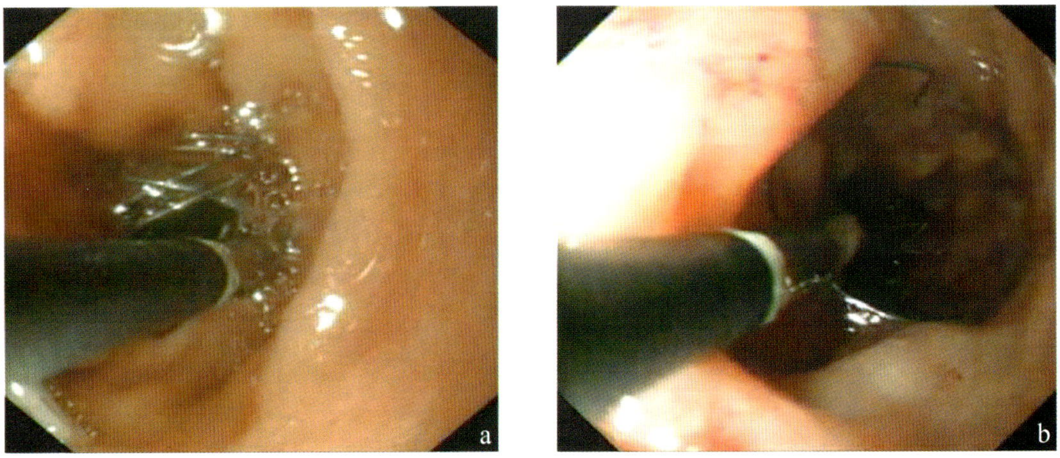

图 5-4-6 应用鳄齿状异物钳钳住支架上口的金属网丝，在内镜直视和 X 线监视下将支架慢慢向狭窄近端牵拉，使支架上口露出狭窄段 1cm 左右

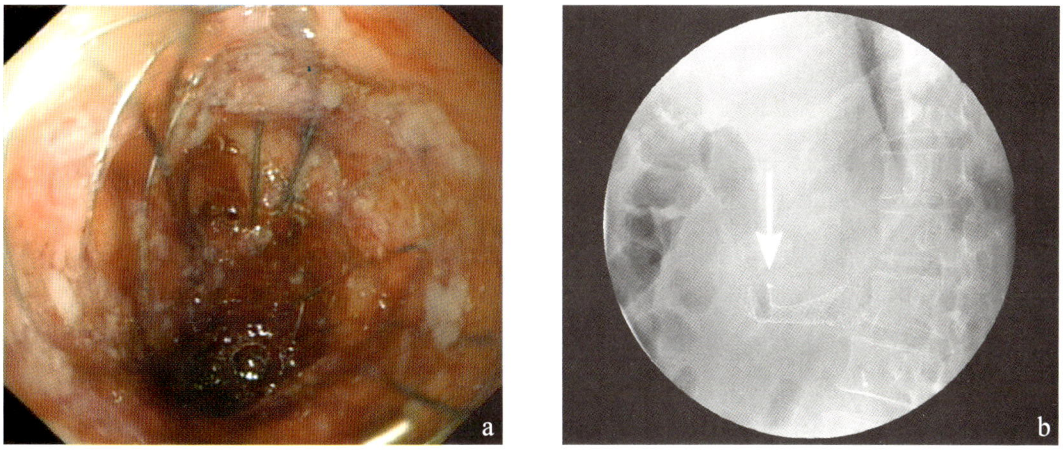

图 5-4-7　待支架上端完全打开后，可见支架将肿瘤组织完全撑开，X 线图像可见支架上口位于狭窄段上方，扩张良好（白色箭头所指）

【专家点评】

原发性十二指肠癌是一种发病率低、病因不明且诊断困难的疾病，常误诊为消化性溃疡、胆道疾病等，等明确诊断时，往往已进展至中晚期，治疗效果较差，因此临床医师应提高对本病的认识。

原发性十二指肠癌早期无特异性症状，主要表现为上腹隐痛不适，与十二指肠溃疡相似，但进食及抑酸药物不能缓解疼痛；如肿瘤侵犯胰腺或后腹膜时，疼痛常放射至腰背部。黄疸的出现取决于病变的部位，十二指肠乳头周围癌常可引起梗阻性黄疸。进展期癌可引起十二指肠梗阻或狭窄，表现为进食后腹胀伴呕吐，如梗阻部位在乳头近端，则呕吐物不含胆汁，如在乳头远端，则呕吐物含大量胆汁。十二指肠癌还可引起消化道出血。临床上，对有相关症状的患者，应想到十二指肠癌的可能，及早进行上消化道钡餐造影或低张十二指肠造影，有助于诊断，增强 CT 有助于鉴别原发性或继发性癌，并明确病灶的部位，常规胃镜检查对于十二指肠降部及水平部的肿瘤易漏诊，对于可疑病例，胃镜检查应尽量伸入十二指肠水平部，胃镜直视下活检可进行病理诊断。

治疗方面，根治性手术切除是目前治疗原发性十二指肠癌最基本、最有效的方法。对于乳头近端、乳头周围及乳头远端但已侵犯胰头者应施行胰十二指肠切除术；对于乳头远端的癌肿，若病变较小且局限于肠壁本身，可行局部肠段切除。既往对于那些已有远隔脏器转移或局部广泛浸润无法切除者，可行胃肠及胆肠内引流术，以缓解消化道及胆道梗阻症状，改善患者的生活质量，延长生存期。近年来随着内镜技术和器械的发展，对于晚期出现消化道及胆道梗阻的患者，可采用内镜下放置金属支架的方法解除梗阻，使患者免受外科短路手术的打击，进一步提高生活质量。

（徐美东）

第五节　十二指肠黏膜下肿瘤的腹腔镜内镜联合手术

【病史简介】

患者，男性，58 岁，体检发现十二指肠球部黏膜下占位，超声胃镜提示肿块直径 0.6cm，来源于固有肌层，内镜诊断为十二指肠固有肌层来源肿块，为进一步治疗收住入院（图 5-5-1、2）。

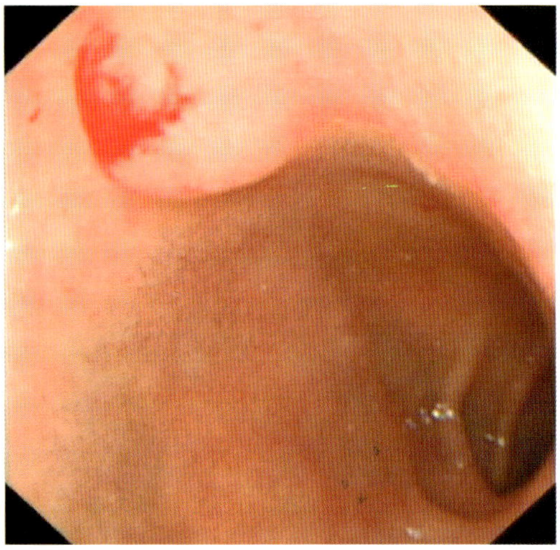

图 5-5-1　胃镜下可见十二指肠球部直径 0.6cm 的圆形黏膜下隆起，表面黏膜完整

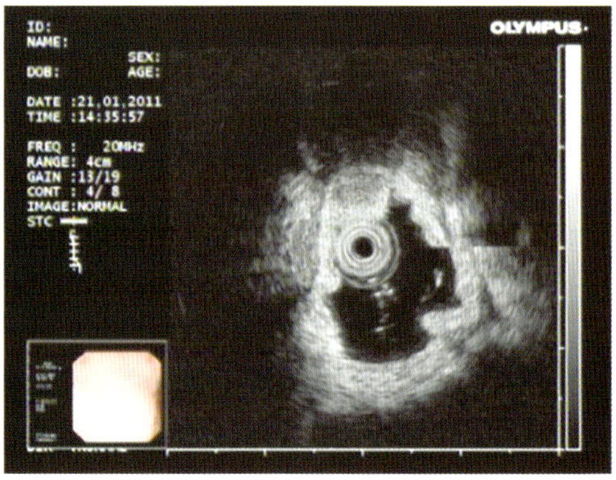

图 5-5-2　超声胃镜提示肿块直径 0.6cm，来源于固有肌层

【术前诊断】

十二指肠固有肌层来源肿块。

【内镜治疗方法】

腹腔镜内镜联合手术（laparoscopic endoscopic combined surgery，LECS）

【特殊治疗器械】

ESD 专用器械、腹腔镜手术专用器械等。

【治疗过程】

见图 5-5-3 ～ 11。

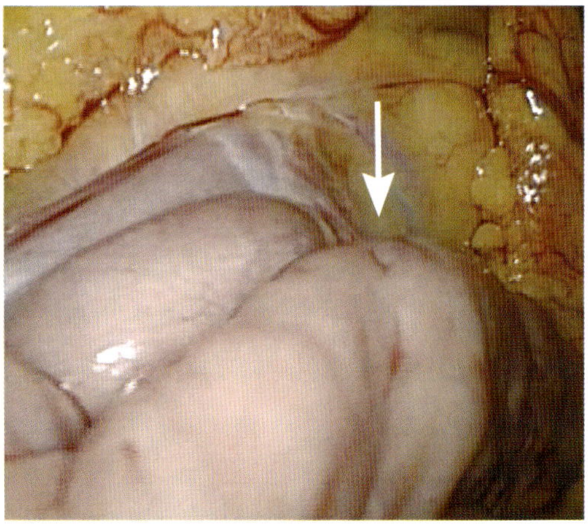

图 5-5-3　腹腔镜进腹腔后暴露屈氏韧带（白色箭头所指）

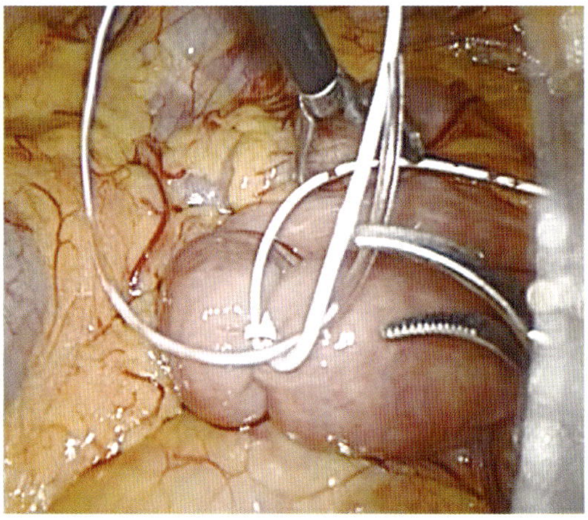

图 5-5-4　距屈氏韧带远端 10 ～ 15cm 以塑料带结扎阻断空肠，防止在进行内镜手术时，较多气体进入小肠引起肠腔扩张而影响腹腔镜视野

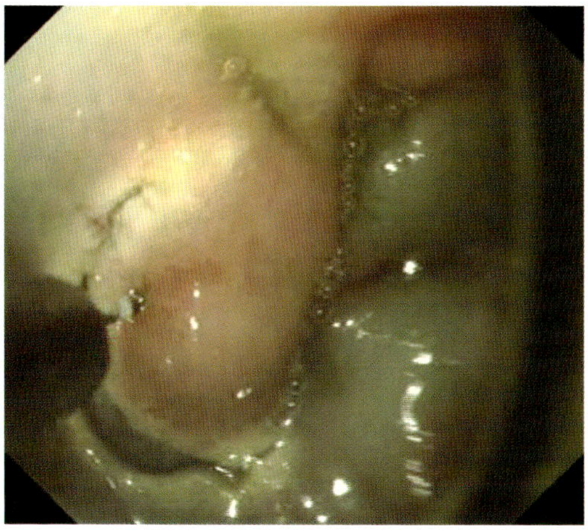

图 5-5-5　黏膜下注射后，进行黏膜预切开

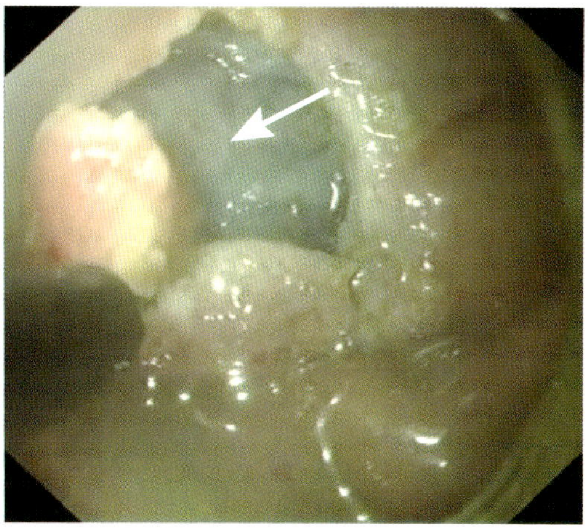

图 5-5-6　黏膜切开后，显露肿块，可见肿块位于固有肌层（白色箭头所指）

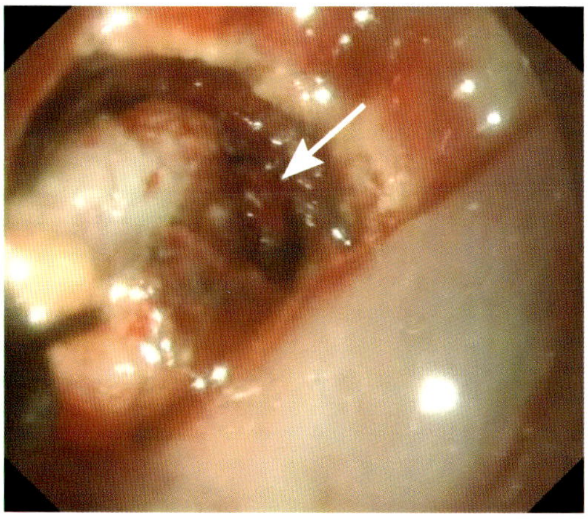

图 5-5-7　内镜下可见肿块紧贴浆膜层，内镜完全切除肿块及部分浆膜层（白色箭头所指）

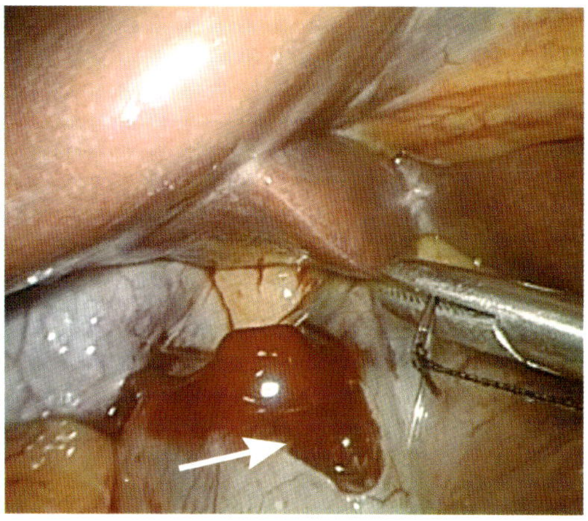

图 5-5-8　腹腔镜下可见肿块切除后肠壁全层缺损并有少量渗血（白色箭头所指）

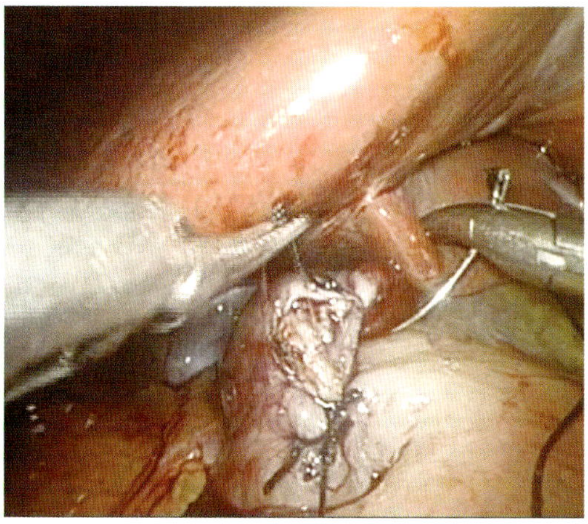

图 5-5-9　腹腔镜下缝合十二指肠肠壁缺损

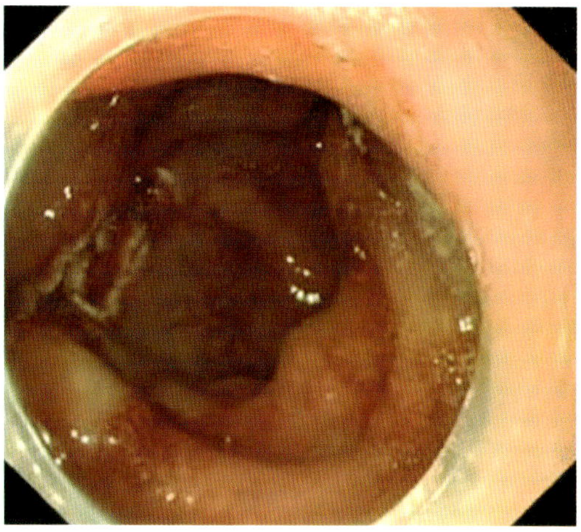

图 5-5-10　病灶切除后的内镜下创面

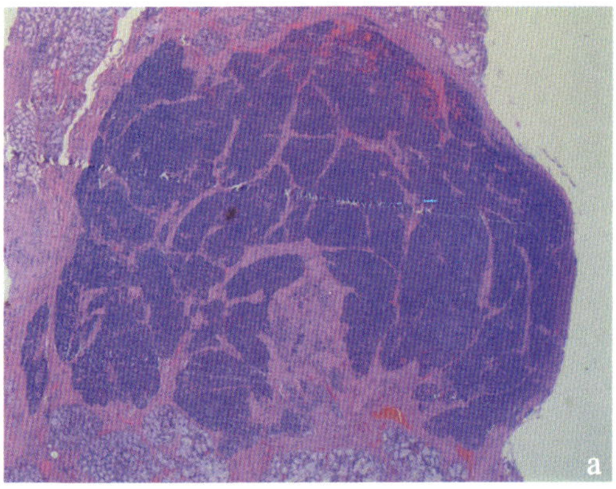

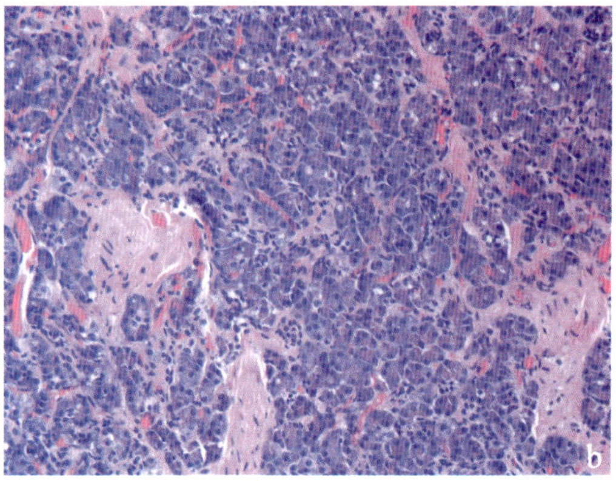

图 5-5-11 病理诊断：（十二指肠）异位胰腺组织

【术后处理和随访】

术后予患者禁食、胃肠减压、应用抗生素、补液等治疗，患者恢复好、无腹痛、压痛、反跳痛等腹膜炎体征，术后 48 小时拔除胃肠减压管，进食流质饮食，无不适，术后 5 天顺利出院，随访至今约 1 年，一般情况良好（图 5-5-12）。

【术后诊断】

十二指肠异位胰腺。

【专家点评】

原发性十二指肠占位发病率低，良性占位的发生率为 0.08‰，主要包括息肉、囊肿、异位胰腺、Brunner 腺瘤、间质瘤、脂肪瘤和类癌等。十二指肠异位胰腺的发生与胚胎期胰腺组织的异常迁徙有关，临床上多无特异性表现，可主诉腹痛、腹胀、恶心、呕吐、上消化道出血、急腹症等。发生上述症状的原因可能是异位胰腺分泌消化酶和血管活性物质，削弱消化道黏膜屏障功能而形成消化性溃疡；或是异位胰腺组织腺管受阻发生炎症而引发上腹痛或胃肠痉挛。异位胰腺是否需要治疗存在争议，有作者认为异位胰腺可并发急慢性胰腺炎、出血、囊肿，甚至有癌变的可能，一经发现，无论有无症状，都应手术治疗。随着内镜技术的发展，微创切除异位胰腺成为可能，且能获得可靠的病理证据，有助于制定进一步的治疗策略。但部分异位胰腺来源于固有肌层或与固有肌层关系密切的患者，由 ESD 发展而来的 ESE 和 EFR，为整块切除病灶提供了可能。

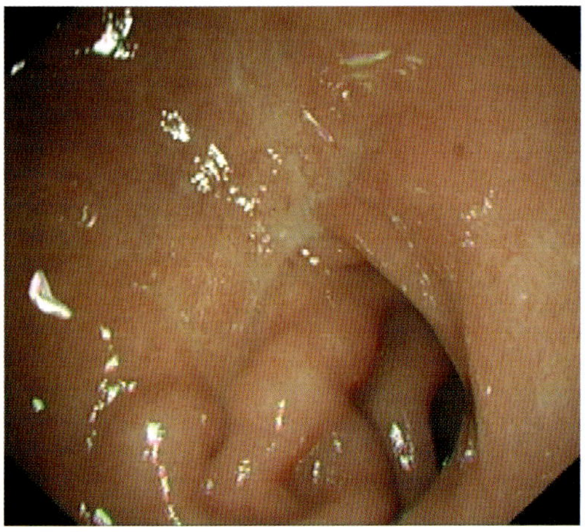

图 5-5-12 术后 1 年随访，创面可见白色瘢痕形成，无复发征象

但是十二指肠肠壁菲薄，单纯内镜手术风险较大，尤其是术前超声考虑来源于固有肌层的肿块，LECS 提供了良好的选择。与传统外科手术相比，LECS 保留了足够多正常的十二指肠肠壁，损伤周围脏器和术后狭窄的可能性大大降低。而与单纯内镜手术相比，由于腹腔镜缝合后在创面放置了引流管，因此术后腹痛和局限性腹膜炎的症状大大降低，提高了手术的安全性。

（姚礼庆　钟芸诗　时　强）

第六章 胆胰系统疾病

第一节 化脓性胆管炎伴乳头结石嵌顿的内镜引流术

【病史简介】

患者，男性，85 岁，因“右上腹疼痛，伴高热、皮肤巩膜黄染 3 天”，来我院就诊。测体温 39.2℃，伴寒战，血压 90/60mmHg，患者神志尚清，皮肤巩膜明显黄染，右上腹压痛明显。实验室检查：白细胞 22×10^9/L，中性粒细胞比例 95%，总胆红素 157μmol/L，结合胆红素 131μmol/L；急诊超声检查：肝内外胆管明显扩张，胆总管下段显示不清，十二指肠降部有可疑占位性病变，考虑十二指肠乳头结石嵌顿可能。CT 提示十二指肠乳头部位结石嵌顿，结石大小约 1cm（图 6-1-1）。

【术前诊断】

急性梗阻性化脓性胆管炎，十二指肠乳头部结石嵌顿。

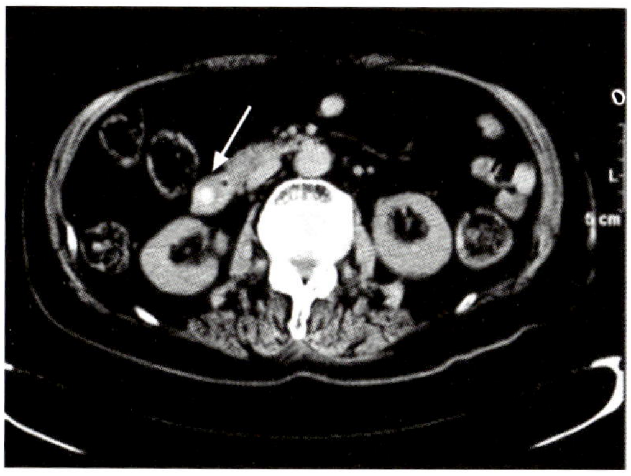

图 6-1-1　患者急诊 CT 平扫，提示十二指肠乳头部位结石嵌顿，结石大小约 1cm（白色箭头所指）

【内镜治疗方案】

因患者年龄较大，发病较急，病情较重，急诊手术耐受性差，故选择内镜下 ERCP 行胆道引流术，解除胆道梗阻，改善患者病情。

【内镜治疗器械】

十二指肠镜、聪明刀、ERCP 用导丝、针形切开刀、取石网篮、胆道塑料支架等。

【治疗过程】

见图 6-1-2 ～ 12。

【术后处理和随访】

常规禁食、抗感染、抑酸、抑制胰酶分泌、

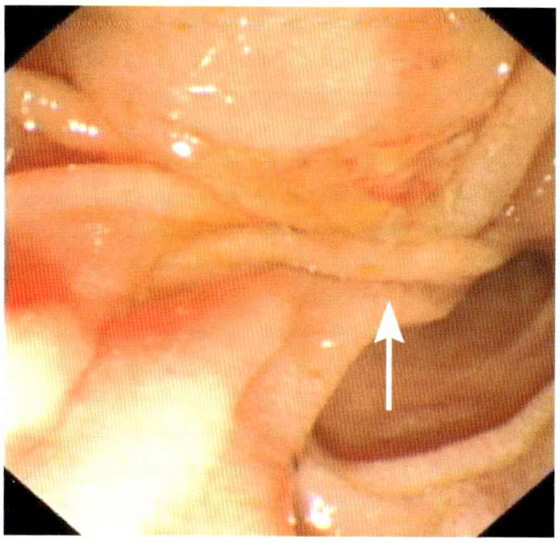

图 6-1-2　十二指肠镜进镜至十二指肠降部，乳头开口处（白色箭头所指）可见少量白色脓性分泌物，无胆汁流出

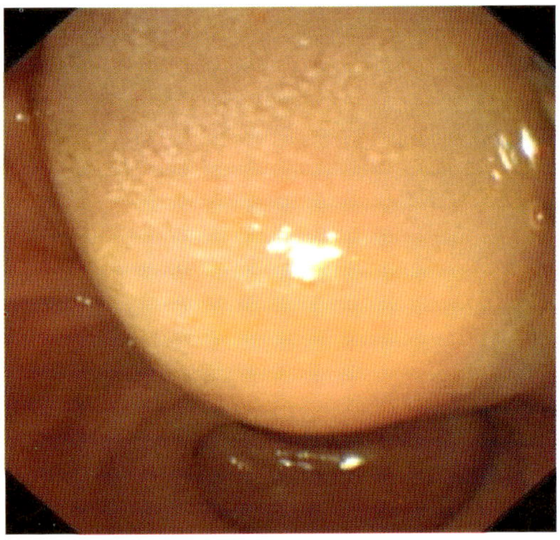

图 6-1-3 十二指肠乳头明显肿胀、增大，乳头黏膜明显水肿呈半透明状

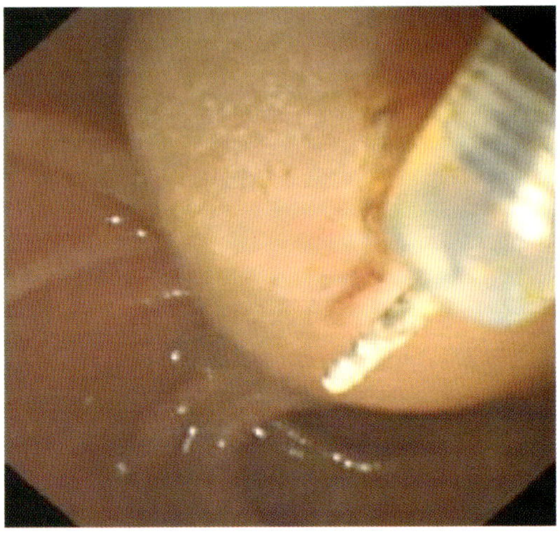

图 6-1-4 乳头结石嵌顿，如按常规方法从乳头开口逆行插管困难，故选择使用针形切开刀，在乳头开口上方梗阻的近端行预切开

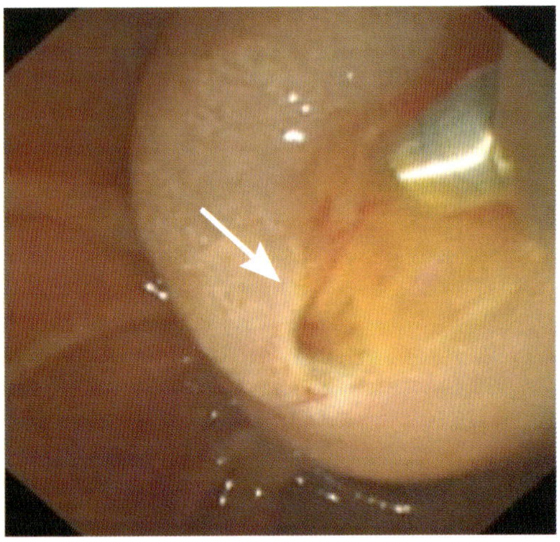

图 6-1-5 针形切开刀在肿胀的乳头处“开窗”后（白色箭头处为针形切开刀切开乳头黏膜处），可见大量半透明脓性胆汁涌出，说明胆道完全梗阻，胆道内压力较高

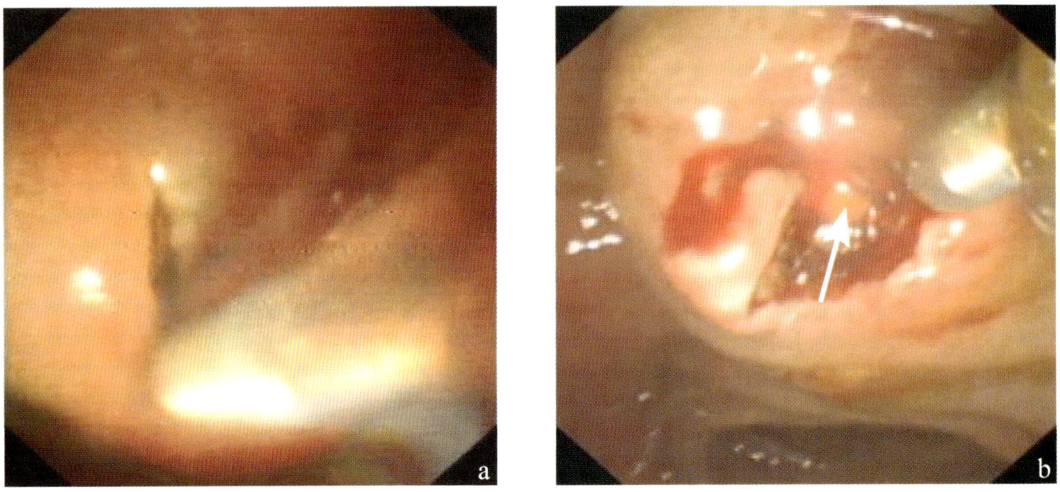

图 6-1-6 由上至下扩大切开乳头，充分引流胆汁，减轻胆道内压力。a 图示针形切开刀切至乳头开口部位时，切口露出部分嵌顿的结石（b 图如白色箭头所指）

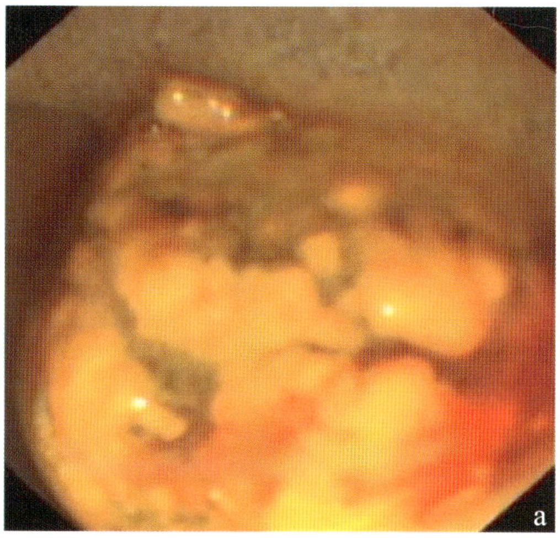

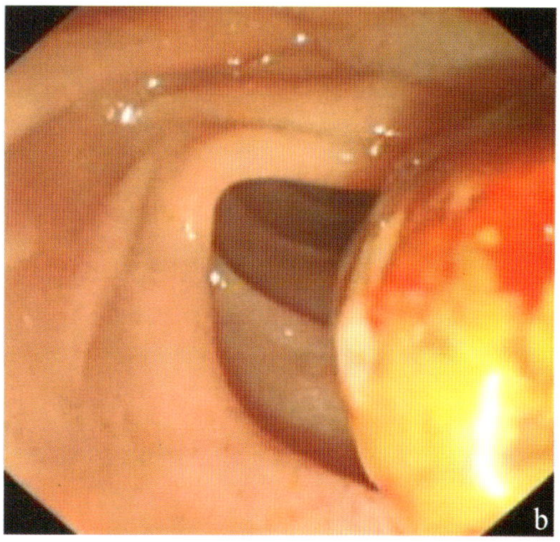

图 6-1-7　针形切开刀向下切至乳头开口处后，结石由胆总管开口排出。结石直径约 1.0cm

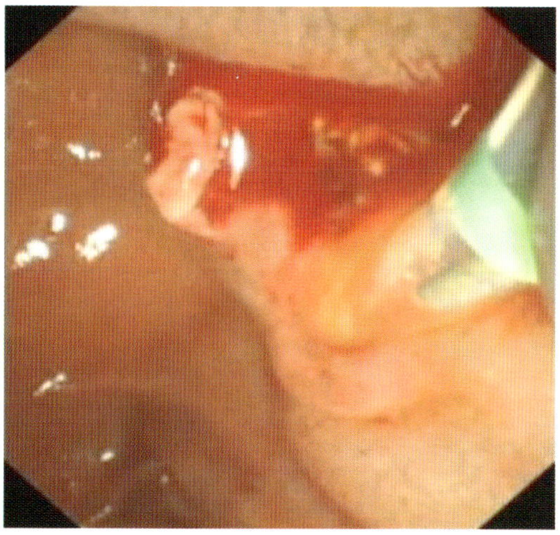

图 6-1-8　嵌顿的结石排出后，乳头明显缩小，使用聪明刀插管造影

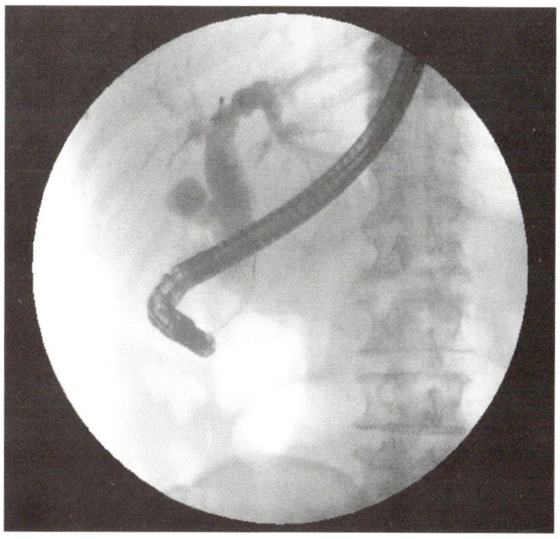

图 6-1-9　造影片提示胆总管明显扩张，下段因乳头已切开，故显影不良

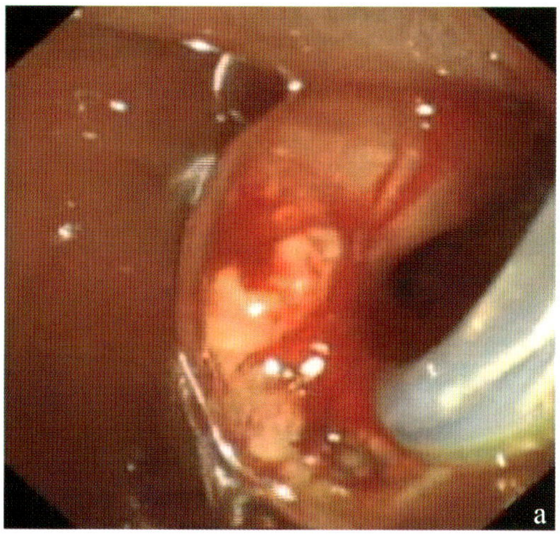

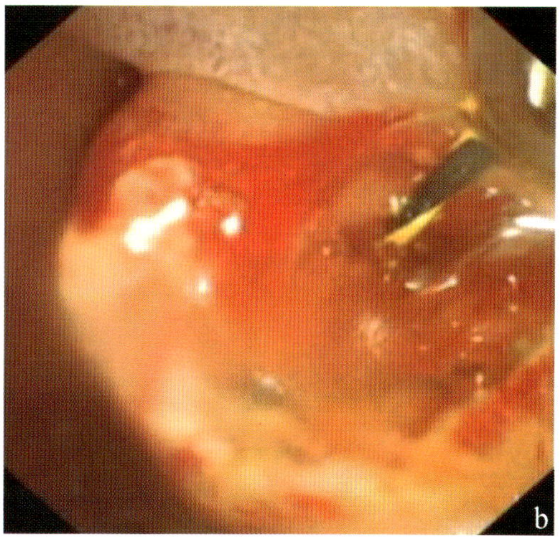

图 6-1-10　以取石网篮清理胆道，未见明显残留结石。X 线透视下于胆管内留置导丝

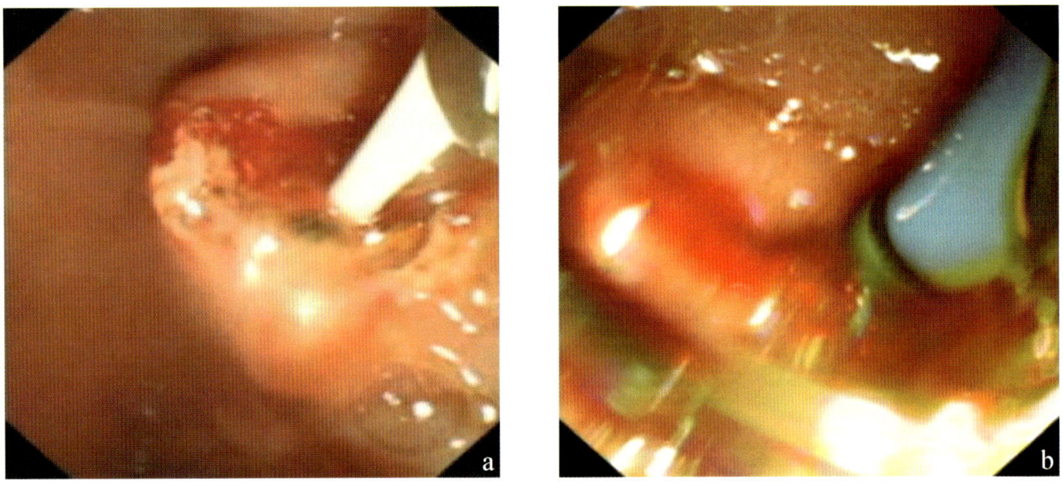

图 6-1-11 顺导丝置塑料支架内芯，后置入一体式胆道塑料支架（Boston Scientific 公司，8.5F×10cm 一体式塑料支架）

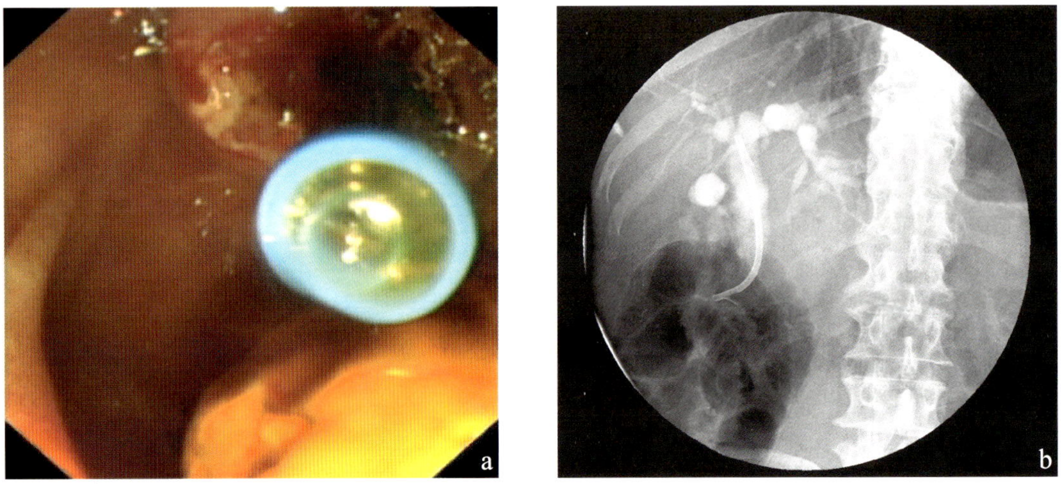

图 6-1-12 塑料支架放置成功，引流通畅，X 线透视可见支架位置好

补液、维持水和电解质平衡等支持治疗。患者术后即自觉右上腹痛缓解，24 小时后热退，进食半流质，无不适，术后 5 天血清总胆红素、结合胆红素降至正常范围，术后 7 天出院。术后 3 个月来院复诊，内镜下拔除内支架并行胆管内造影，未见结石残留。

【术后诊断】

急性化脓性梗阻性胆管炎，十二指肠乳头结石嵌顿。

【专家点评】

急性化脓性胆管炎（acute purulent cholangitis，

APC）又名急性梗阻性化脓性胆管炎（acute obstructive suppurative cholangitis，AOSC），泛指由阻塞引起的急性化脓性胆道感染，是胆管外科患者死亡的最重要、最直接的原因，多数继发于胆管结石和胆道蛔虫症。中国的急性胆道感染用重症急性胆管炎（acute cholangitis of severe type，ACST）一词来描述，其意特指急性化脓性胆道感染的严重类型，它突出强调了原发性肝内外胆管结石、胆管狭窄的病理与临床的严重性，也强调了胆道梗阻在感染发生、发展中的重要意义，并提出了相应的治疗要求。因此，ACST 与 APC、AOSC 的含义是不一样的，一旦确立 ACST 的诊断，临床上即应有足够的认识与重视，及时有效地帮助患者应对可能面临的威胁、减少死亡的危险是胆管外科临床与科研面临的首要问题。

对于胆管炎病因不明者；非手术治疗 24 ~ 36 小时无效或病情加重者；年龄较大，合并症较多或较重，手术麻醉风险较大者；有多次胆道手术史者，均可行急诊内镜胆道减压引流，包括十二指肠乳头括约肌切开术并取石，或 ENBD 和内镜下胆管内引流术（endoscopic retrograde biliary drainage，ERBD）。有研究显示内镜治疗确实有效，并可降低病死率。急性胆管炎行急诊内镜 EST 和取石的指征为：

1. 结石嵌顿或胆总管远端结石，如不取出则无法有效放置引流减压。

2. 患者一般情况尚可，无血流动力学及凝血机制异常。

3. 结石较少、较小，1 ~ 3 枚，小于 1.0cm，估计易取出。

急诊内镜取石后应常规放置鼻胆管引流或塑料支架引流。在急诊内镜下做 EST 有利于胆汁引流及结石取出和排出，也有利于胰液的引流，降低胰管压力，减少胰腺炎的发生。引流通畅可有效预防结石复发和胆道感染复发。但在急诊情况下，治疗原则应以有效胆道减压引流为主，不应一味追求彻底治愈。

ENBD 和 ERBD 相对简单，操作时间短，对生理干扰极小，能迅速有效的解除胆道梗阻，减压引流，达到治疗目的，使患者平稳渡过危重期，对于急性梗阻性化脓性胆管炎和急性胆源性胰腺炎，有效的胆汁引流可使死亡率下降 50%。对急性梗阻性化脓性胆管炎患者，ENBD 和 ERBD 是安全、经济、有效的治疗方法。

（时强　陈巍峰）

第二节　胰头癌浸润胆总管致梗阻性黄疸的内镜胆道引流治疗

【病史简介】

患者，男性，84 岁，上腹部隐痛不适，伴食欲缺乏、消瘦半年余，无畏寒、发热，近 1 个月出现皮肤瘙痒、黄疸，腹痛程度加剧并向后腰部放射。实验室检查：总胆红素 318μmol/L，结合胆红素 257μmol/L，CA19-9：1117.6U/ml；影像学检查：MRI 示肝内外胆管梗阻性扩张，胰头体积增大，形态饱满，胰头部肿块影与正常胰腺分界不清，边界欠清（图 6-2-1）。磁共振胆胰管成像（magnetic resonance cholangiopancreatography，MRCP）示肝内外胆管梗阻性扩张，扩张胆管突然中断，主胰管亦中断（图 6-2-2）。

【术前诊断】

梗阻性黄疸，胰头癌。

【内镜治疗方案】

因患者年龄较大，合并症较多，无法耐受根治性的胰十二指肠切除术，故选择内镜下放置支架，解除胆道梗阻，减轻黄疸，改善患者的生活质量，延长生存期。

【内镜治疗器械】

聪明刀、导丝、胆道扩张探条、胆道金属支架等。

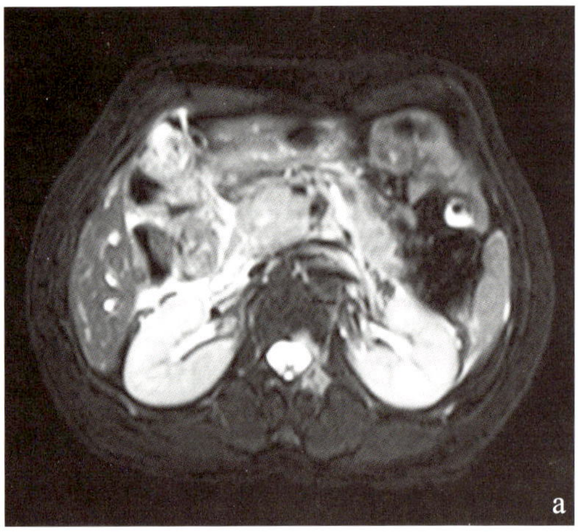

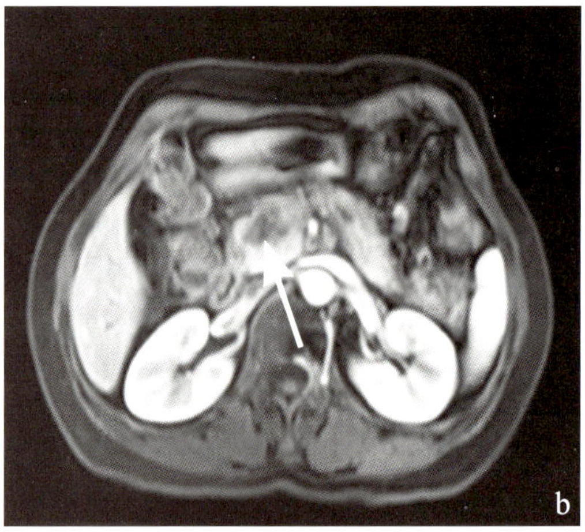

图 6-2-1 胰头体积增大，形态饱满。T2 信号（a 图）示肿块影，与正常胰腺分界不清。增强扫描动脉期（b 图）病灶呈轻度强化，与正常胰腺相比，呈相对较低信号（白色箭头所指），肿块边界欠清

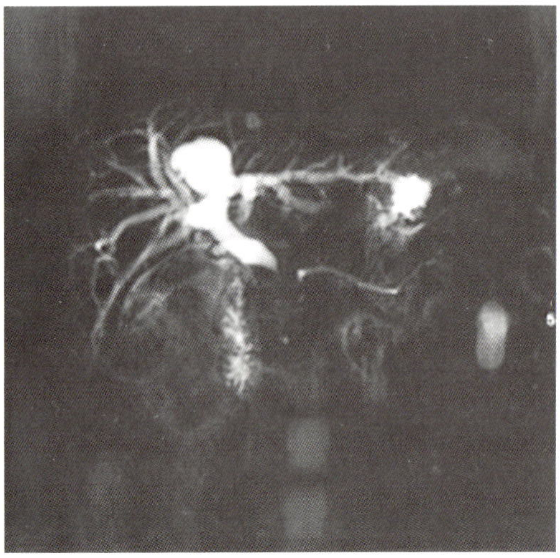

图 6-2-2 MRCP 示肝内外胆管梗阻性扩张，而中下段扩张的胆管突然中断，主胰管扩张，胰头段中断，提示梗阻部位在胆总管中下段

【治疗过程】

见图 6-2-3 ～ 11。

【术后处理】

禁食、抗生素应用、抑酸、抑酶、保肝和补液对症支持治疗，患者恢复情况可，术后无发热、黄疸加深、腹痛等症状，术后第 2 天进食半流质，无不适，术后 3 天出院。术后 2 周，总胆红素降至 112μmol/L，结合胆红素 57μmol/L，随访 3 个月后失访。

【术后诊断】

梗阻性黄疸，胰头癌浸润胆总管。

【专家点评】

胰头癌是指发生于胰腺头部的恶性肿瘤，约占胰腺癌的 2/3 ～ 3/4。胰腺癌为近几年逐渐增多的消化系统肿瘤，其恶性程度高，发展迅速，有的头、体、尾部均有，属于弥漫性病变或多中心性病变。胰腺癌早期诊断困难，手术切除率低，预后较差，已成为中国人口死亡的十大恶性肿瘤之一。年轻的胰腺癌患者也较 10 年前有明显增加的趋势。

胰腺癌的外科治疗效果很不理想，大多数患者确诊后已属中晚期，根治性手术切除率低，手术创伤大，并发症多，手术效果差，术后存活时间短。故对不能切除肿瘤者应用内镜下置入金属

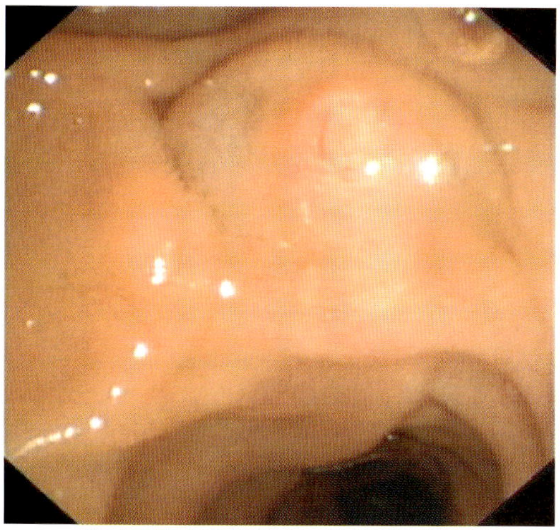

图 6-2-3　十二指肠镜进镜至十二指肠降部，暴露十二指肠乳头，可见乳头形态及大小正常，无充血、水肿、糜烂，无肿瘤侵犯征象

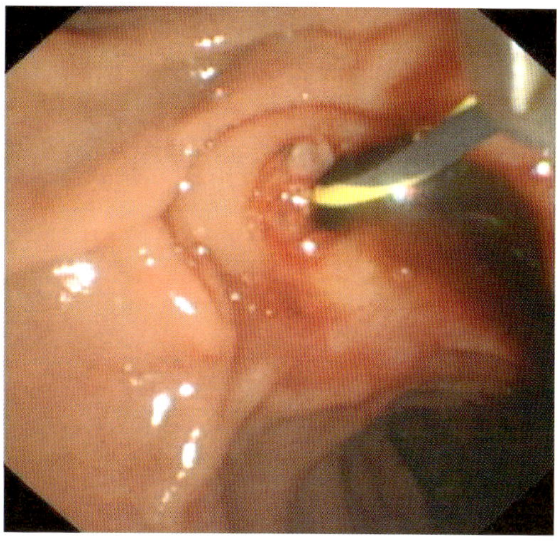

图 6-2-4　通过十二指肠镜成功插管至胆管，留置黄斑马导丝于胆管内，可见少量墨绿色胆汁顺导丝流出

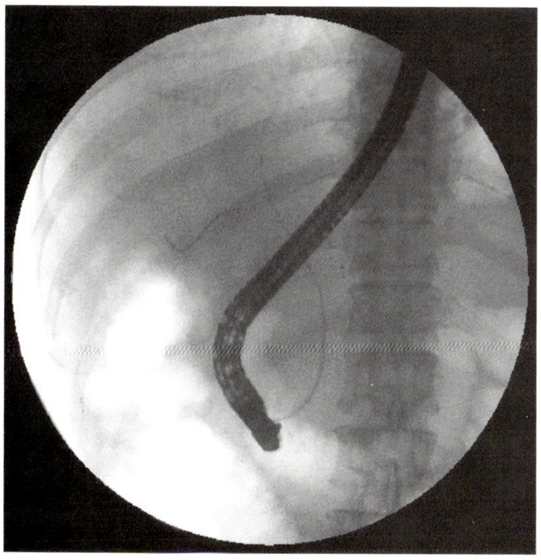

图 6-2-5　透视下可见十二指肠镜下插管，导丝进入胆管，呈反“C”形

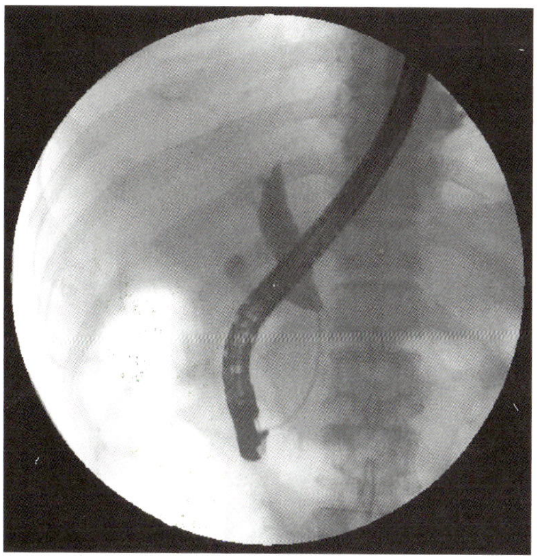

图 6-2-6　行胆道造影，提示胆总管中段明显狭窄，下段不显影，狭窄段上方胆管明显扩张，直径达 1.8cm（注意事项：对于胆道梗阻明显，肝内外胆管扩张明显的患者，造影时只要明确狭窄部位即可，不宜过多注射造影剂，过多的造影剂留在扩张的胆道系统内，极易引起术后较难控制的胆道感染，从而造成黄疸减退不明显）

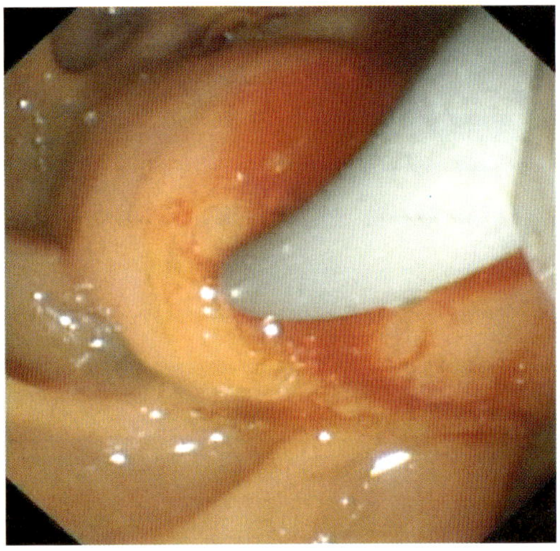

图 6-2-7 胆道探条对狭窄段进行扩张，以便金属支架的推送器能顺利通过狭窄段

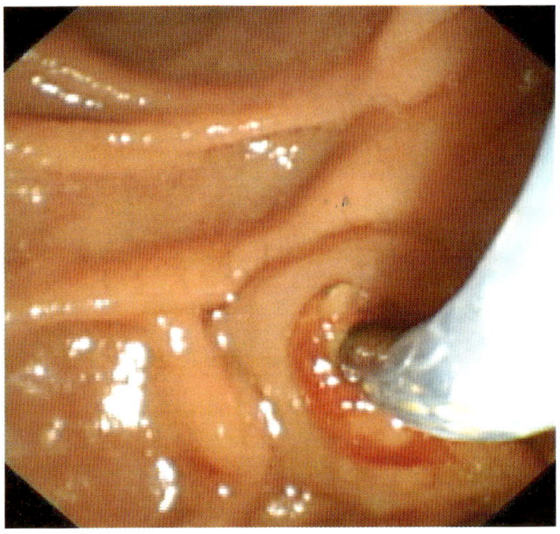

图 6-2-8 扩张后，顺导丝置入自膨式胆道金属支架（8mm×70mm）推送器

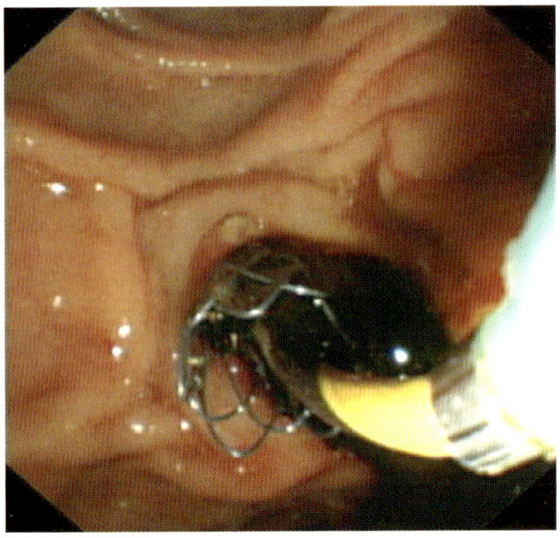

图 6-2-9 在直视下和 X 线监视下释放金属支架，可见随着支架将狭窄段撑开后，大量黑色胆汁涌出

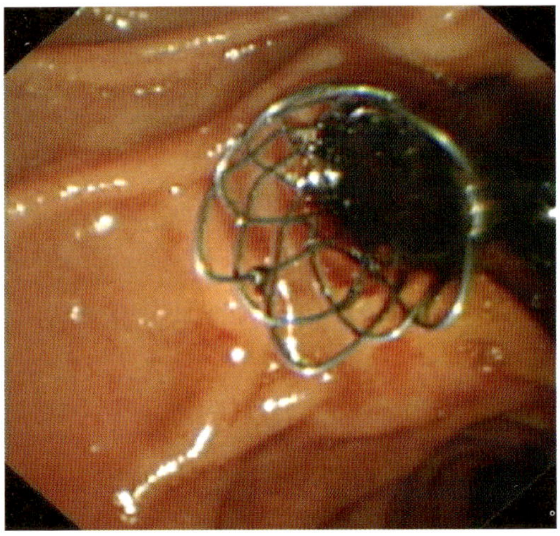

图 6-2-10 支架释放完毕，可见金属支架下端 0.5 ~ 0.8cm 留于十二指肠乳头外，大量墨绿色胆汁流出，说明引流效果较好

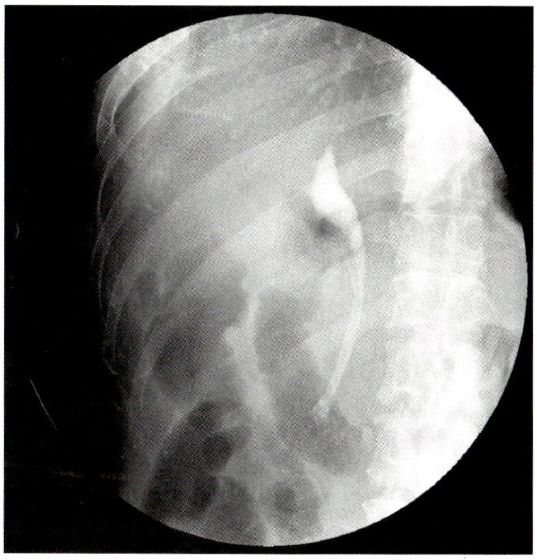

图 6-2-11 X 线透视下可见胆总管中段至十二指肠乳头段明显狭窄，金属支架上端位于狭窄段的上方，支架完全将狭窄段覆盖

支架引流术来解除胆道梗阻，改善症状，提高生存质量，延长生存期，是一种有价值的治疗方法。

胰头癌引起的进行性加重的黄疸和脏器损伤，可严重影响患者的生活质量，并可迅速加快病情的发展，所以引流胆汁以减轻或解除黄疸是非常重要的治疗措施。以往多采用行胆肠吻合术或经皮肝穿刺胆道引流（percutaneous transhepatic cholangial drainage，PTCD）置管引流等治疗，但手术风险大，创伤大，并发症多，而 PTCD 也因有一定创伤性，导管易脱落，引流范围较局限，胆汁丢失体外，护理麻烦等缺陷，临床应用受到限制。自 1979 年 Soehendra 首次报道经内镜放置胆道内支架成功后，ERBD 由于其安全、简便，恢复了胆汁的生理流向，无胆汁丢失之虞，术后也无需特殊护理，疗效确切，能提高患者的生活质量，延长患者生存期，所以成为一种对恶性胆管梗阻患者较好的姑息性治疗手段。

（陈巍峰 姚礼庆）

第三节 胰腺癌致胆管多处狭窄的内镜胆道引流治疗

【病史简介】

患者，男性，57 岁，因“反复上腹部隐痛 1 年余，皮肤巩膜黄染 20 天”就诊。腹部增强 CT 提示：胰头癌，肝门淋巴结肿大，肝内胆管扩张；实验室检查提示总胆红素 228μmol/L，结合胆红素 177μmol/L，临床考虑梗阻性黄疸，胰头癌伴肝门淋巴结转移，肿瘤浸润胆总管或是肝门肿大淋巴结压迫肝门部胆管所致可能。

【术前诊断】

梗阻性黄疸，胰头癌伴肝门淋巴结转移。

【内镜治疗方案】

ERCP 内支架进行胆管引流，减轻黄疸，改善生活质量。

【内镜治疗器械】

十二指肠镜、聪明刀、导丝、胆道支架等。

【治疗过程】

见图 6-3-1 ～ 7。

【术后处理和随访】

术后常规禁食、抑酸、抑制胰酶分泌、抗生素及保肝治疗，患者术后低热 2 天后热退，1 周后血清总胆红素降至 128μmol/L，结合胆红素 72μmol/L。患者术后 2 个月，死于多脏器功能衰竭。

【术后诊断】

梗阻性黄疸，胰头癌伴肝门淋巴结转移，胆总管下段和肝门部胆管多处狭窄。

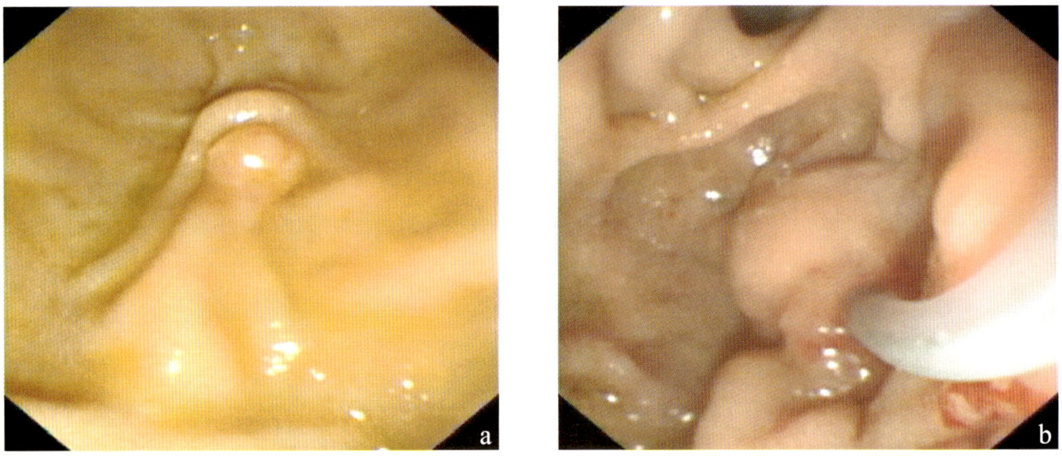

图 6-3-1 十二指肠镜进镜至十二指肠降部，乳头无明显异常，无肿瘤浸润表现，聪明刀进行插管，成功进入胆管后行胆道造影

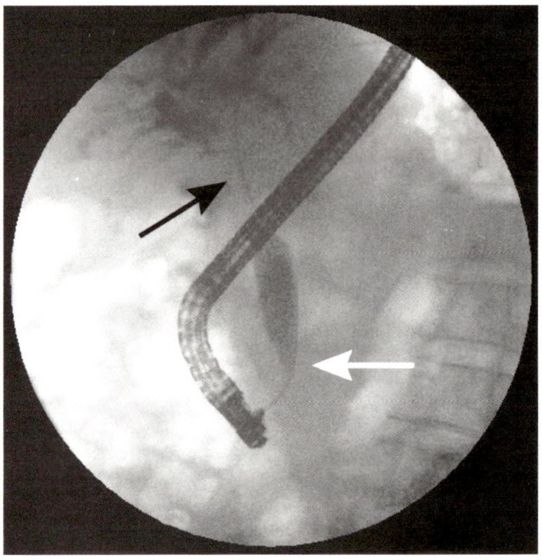

图 6-3-2 插管成功后造影，肝内外胆管显影，胆总管下段狭窄（白色箭头所指），长约 2cm，肝门部胆管狭窄（黑色箭头所指），肝内胆管明显扩张，考虑两处狭窄间距较长，达 10cm，单根金属支架无法解决两处狭窄，故决定先放置一根塑料支架于肝内胆管，再放置一根金属支架于胆总管下段狭窄部

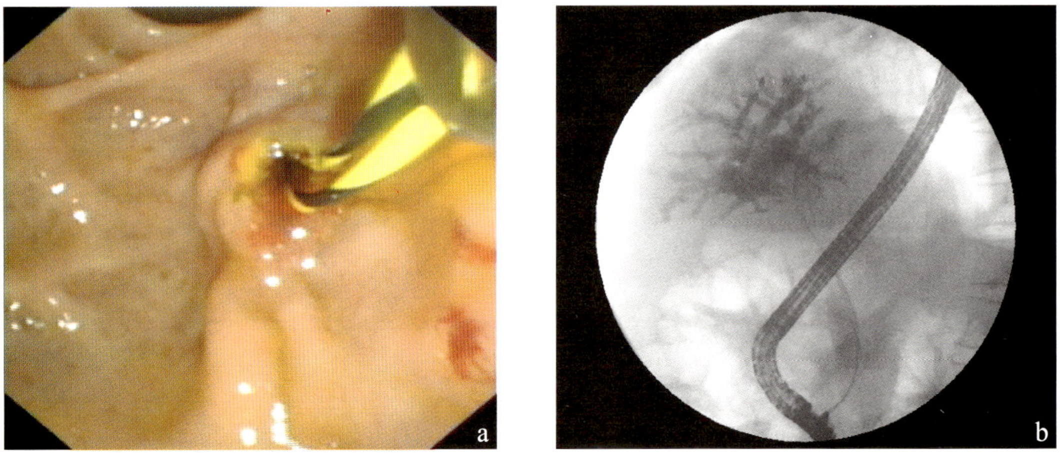

图 6-3-3 在胆道内留置两根黄斑马导丝，均通过两处狭窄段，X 线透视下可见两根导丝均进入肝内胆管

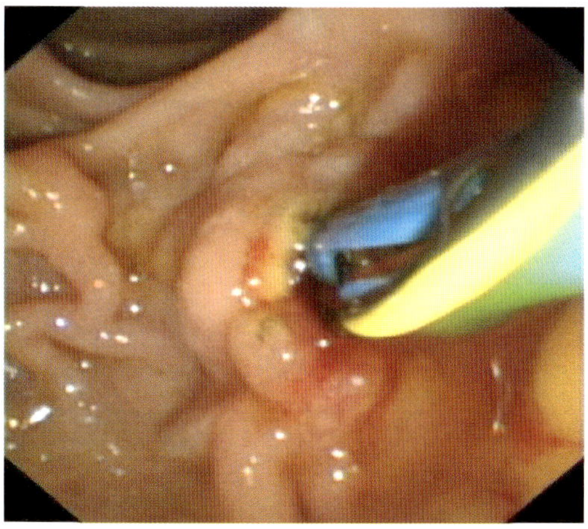

图 6-3-4　先由一根导丝引导置入胆道内支架一根（Boston Scientific 公司，8.5F×15cm 一体式胆道塑料支架）

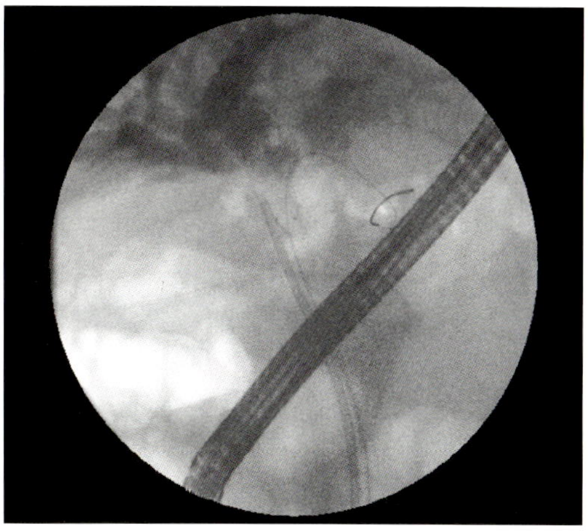

图 6-3-5　X 线透视下可见塑料支架上端通过肝门部胆管狭窄段，进入肝内胆管

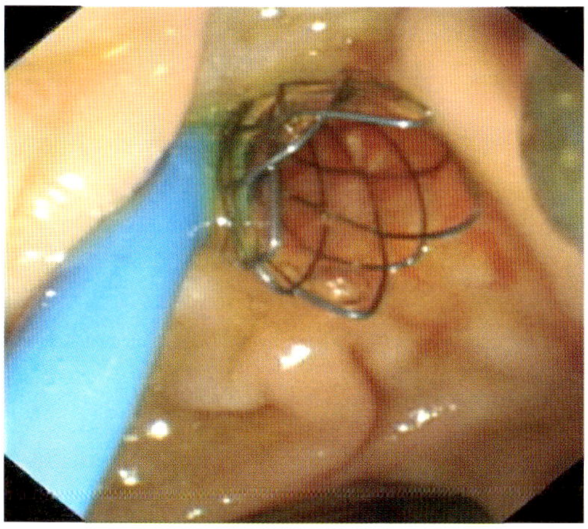

图 6-3-6　由另一根导丝引导置入胆道金属支架一根（南京微创公司，8mm×80mm 自膨式胆道金属支架）

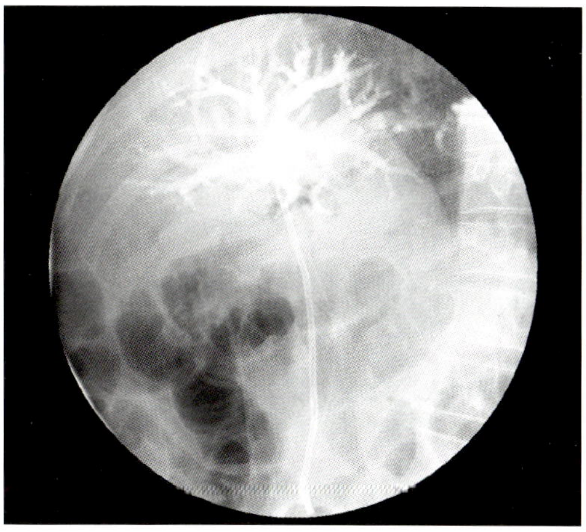

图 6-3-7　X 线透视下可见金属支架通过胆总管下端的狭窄段，塑料支架上段部分进入肝门部狭窄段，下端伸出十二指肠乳头，效果良好

【专家点评】

胰腺癌为近几年逐渐增多的消化系统肿瘤，其恶性程度高，发展迅速，有的头、体、尾部均有，属于弥漫性病变或多中心性病变。胰腺癌的外科治疗效果很不理想，大多数患者确诊后已属中晚期，根治性手术切除率低，手术创伤大，并发症多，手术效果差，术后存活时间短。因胰头与胆总管解剖位置关系密切，故胰头癌常压迫或直接浸润胆总管胰腺段而致胆总管中下段狭窄，患者常表现为无痛性、进行性加重的黄疸，有时患者常因黄疸而发现胰头肿瘤。对胰头肿瘤无法切除或患者无法耐受胰十二指肠手术的，可应用内镜下置入金属支架引流术来解除胆道梗阻，改善症状，提高生存质量，延长生存期。

对于胰源性梗阻性黄疸的患者，ERCP 插管成功后，要尽量在胆道减压的基础上充分进行胆道造影，以排除胆管多处狭窄的存在。因胰头癌除了肿瘤直接压迫和浸润胆总管胰腺段外，可发生肝门淋巴结转移，肿大的淋巴结可压迫肝门部胆管而形成高位的胆道狭窄。本例患者若只重视胰头段狭窄，而不充分造影显示胆总管中上段和肝内胆管情况，就有可能漏诊肝门部胆管狭窄，ERCP 胆道引流的效果也不会理想。

（徐美东）

第四节　胰腺脓肿的内镜经胃壁穿刺内引流术

【病史简介】

患者，女性，72 岁，“胰头癌术后 1 个月，反复腹痛、高热”，患者 2 周前因胰头癌行胰十二指肠切除术，术后反复出现寒战、高热，最高达 40℃，CT 提示胰体部一个巨大囊性占位（图 6-4-1）。胃镜检查：胃窦胃体后壁见巨大腔外压迫，黏膜略充血，无破溃（图 6-4-2）。超声胃镜探头置于胃窦胃体部，探得胰腺占位，大小约 6.7cm×3.5cm，内部回声较低，尚均匀（图 6-4-3）。临床诊断考虑为胰十二指肠切除术后胰腺脓肿形成。

【术前诊断】

胰腺癌术后，胰周脓肿形成。

【内镜治疗方法】

经超声内镜定位，行内镜经胃壁穿刺胰腺脓肿内引流术。

【内镜治疗器械】

Olympus-Aloka 多普勒超声内镜、十二指肠镜、针形切开刀、导丝、聪明刀、胰管塑料支架、经鼻引流管等。

【治疗过程】

见图 6-4-4 ～ 10。

【术后处理和随访】

穿刺引流术后第 2 天，患者体温降至 38℃，1 周后热退，经鼻引流管每日可引出少许脓液，至术后第 3 周后，无脓液引出。术后 3 周复查彩超，提示脓腔消失，无液性暗区，可见塑料支架管及经鼻引流管。患者于术后第 22 天拔除经鼻脓腔引流管，复查胃镜见胃体后壁压迹消失，胃腔内可见塑料支架管，以异物钳取出支架管（图 6-4-11）。患者拔除引流管后无明显不适，无发热、腹痛。术后 25 天出院。

【术后诊断】

胰腺癌术后，胰腺脓肿，内镜经胃壁胰腺脓肿内引流术。

【专家点评】

胰腺脓肿约 48% 累及胰腺头部，28% 累及体尾部，24% 累及全胰。33% ～ 40% 的病例脓肿侵及小网膜囊，35% ～ 43% 累及肠系膜根部以下的后腹膜腔和结肠旁沟。脓肿最多见于急性胰腺炎病例，其次是胆道手术、胃和胰手术、脾切除术、肾上腺切除术。在上述手术中，如损伤胰管系统、十二指肠或十二指肠壶腹，则可发生手术后胰腺炎和胰腺脓肿。手术后胰腺脓肿合并膈下脓肿占 34%。

据脓肿的形态、大小和位置，选择合适的引流方法，可以缩短病程，减少患者痛苦。

剖腹引流是经典的引流方法，进腹后经肝胃韧带、胃结肠韧带或结肠旁沟探查脓肿，尽量吸

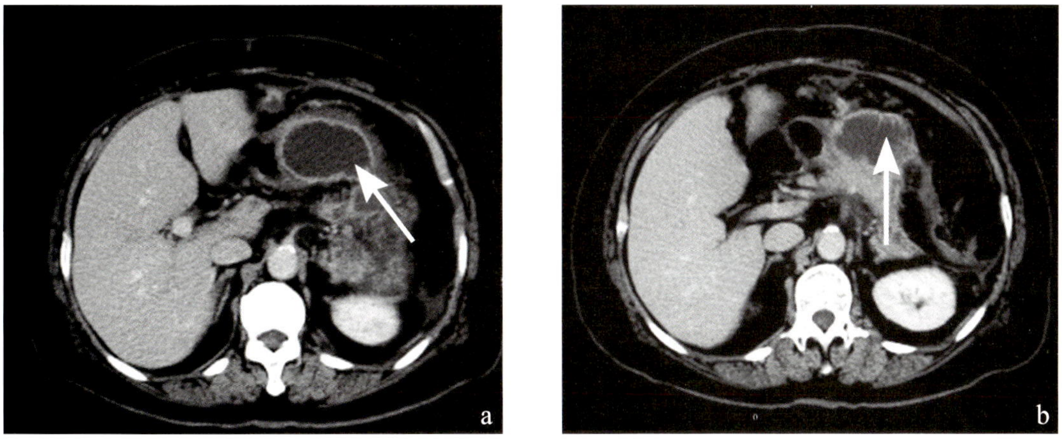

图 6-4-1　腹部 CT 可见一个巨大囊性占位（白色箭头所指）紧贴胃体后壁，胃腔受压明显

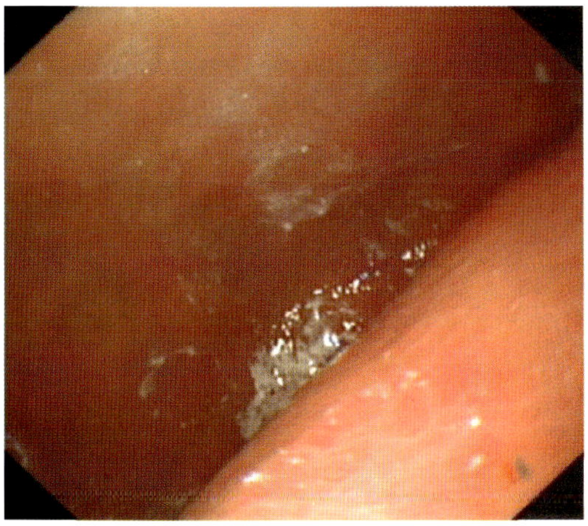

图 6-4-2　胃镜进镜至胃腔，可见胃后壁巨大腔外压迹，胃腔明显受压

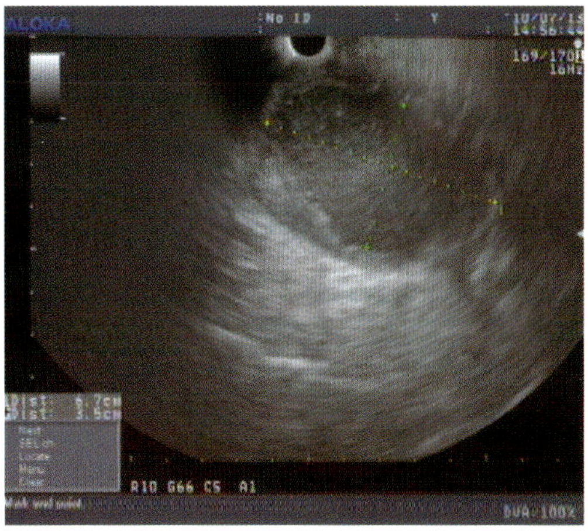

图 6-4-3　Olympus-Aloka 多普勒超声内镜大探头置于胃体后壁，探得胰腺低回声占位，紧贴胃后壁，大小约 6.7cm×3.5cm，内部回声较低，尚均匀

除脓液并清除坏死组织，置管引流。该方法目前应用最多，但手术创伤大，术后需长期持续冲洗才能治愈且并发症较多。经皮穿刺置管引流是近年在微创手术的影响下，较为引人关注的方法，尤其对危重患者可避免手术打击的风险，同时赢得再次手术的时间。方法是在 B 超的指引下，用粗细不均的穿刺管导入脓肿腔，抽吸脓液，并反复冲洗引流。但对有大量坏死组织的脓肿来说，此法效果不可靠，另外穿刺还易误伤肠管、血管及其他腹腔内脏器。

近年来，经内镜做内引流也不失为一种新型的治疗方法。从 1996 年开始已有学者报道内镜

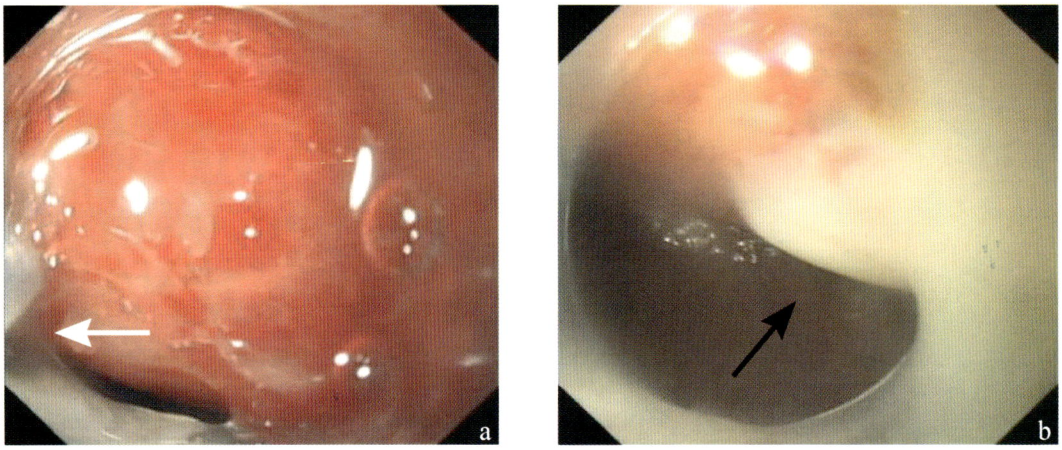

图 6-4-4 内镜头端安置短透明帽，进镜至胃体后壁外压最明显部位，以针形切开刀（白色箭头所指）在波动感最明显处做一个小切口，见大量黄色脓性液体涌出（黑色箭头所指），可见脓肿内部压力较大

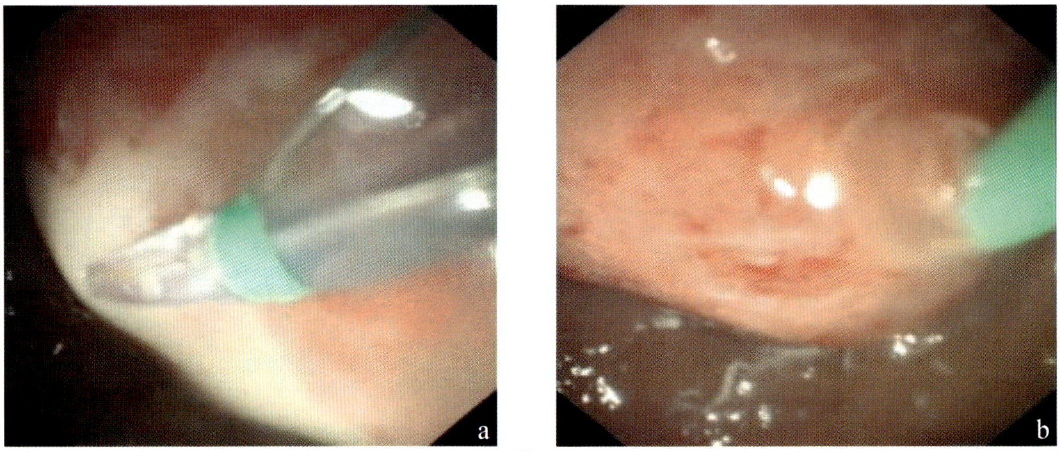

图 6-4-5 普通胃镜无法有效地暴露胃体后壁穿刺点，故更换治疗用十二指肠镜，因为侧视镜能更好地显露胃体后壁，抬钳器能方便地进行一系列内镜下操作。应用聪明刀对穿刺孔进行插管放置导丝

超声引导下行胰腺囊（脓）肿的穿刺引流，成功率达 93%，认为内镜超声治疗胰腺假性囊肿及胰腺脓肿疗效确切，在某些选择性病例中可以取代外科手术，而且复发率较低。内镜超声引导下对腹腔脓肿的介入治疗不仅仅包括胰腺脓肿、肝脓肿，已有对于肾脓肿、脾脓肿、盆腔脓肿内镜下介入治疗的报道，为微创治疗提供更多的选择。

本例患者因胰腺手术后出现反复高热，CT 确诊为胰体部的胰腺脓肿，因患者年老体弱，无法耐受第二次剖腹手术，脓肿位于胃后壁，如行经腹壁穿刺引流，无安全的穿刺入路，因此行经内镜内引流术是其最佳的选择。CT 提示，脓肿的前壁即为胃体后壁，中间无肠管及大血管通过，无疑在此处穿刺置管是安全的。我们在超声

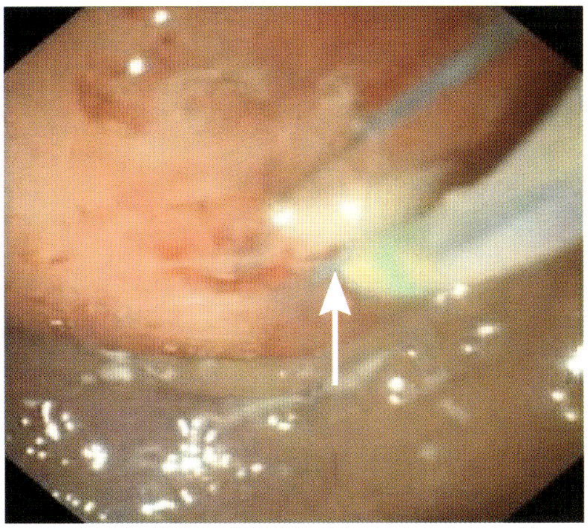

图 6-4-6 聪明刀和导丝成功进入脓肿腔内后，扩大切开穿刺口（白色箭头所指的为聪明刀的电切刀弓）

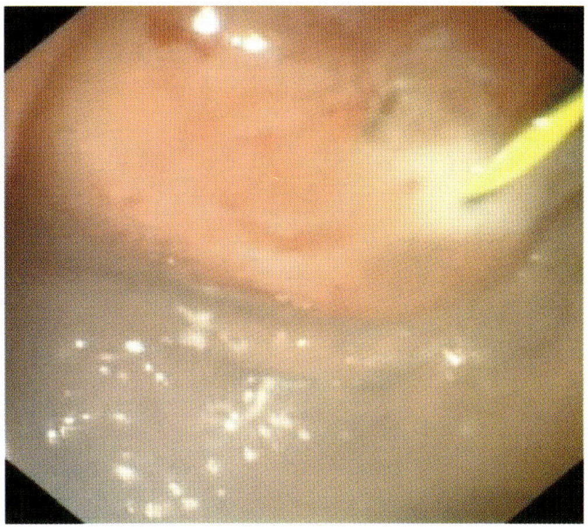

图 6-4-7 退出聪明刀，保留黄斑马导丝于脓肿腔内

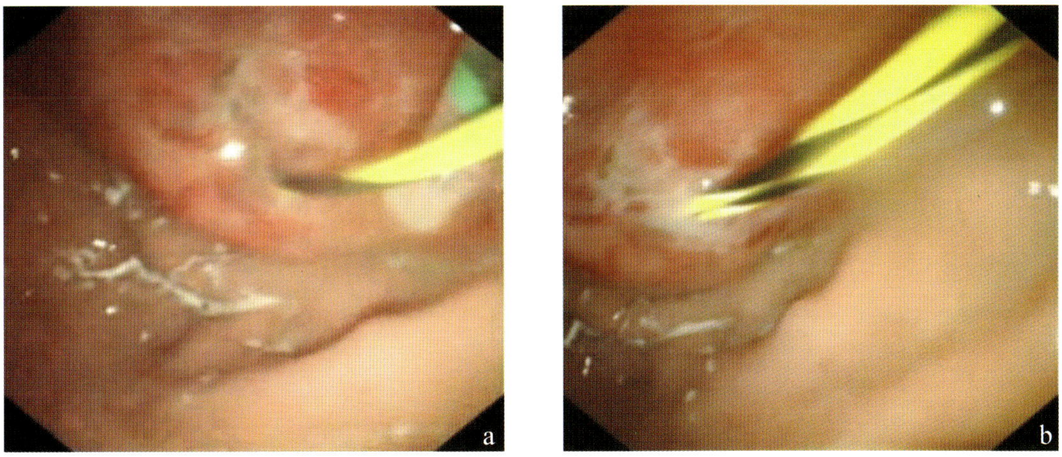

图 6-4-8 应用聪明刀留置第 2 根黄斑马导丝于脓肿腔内

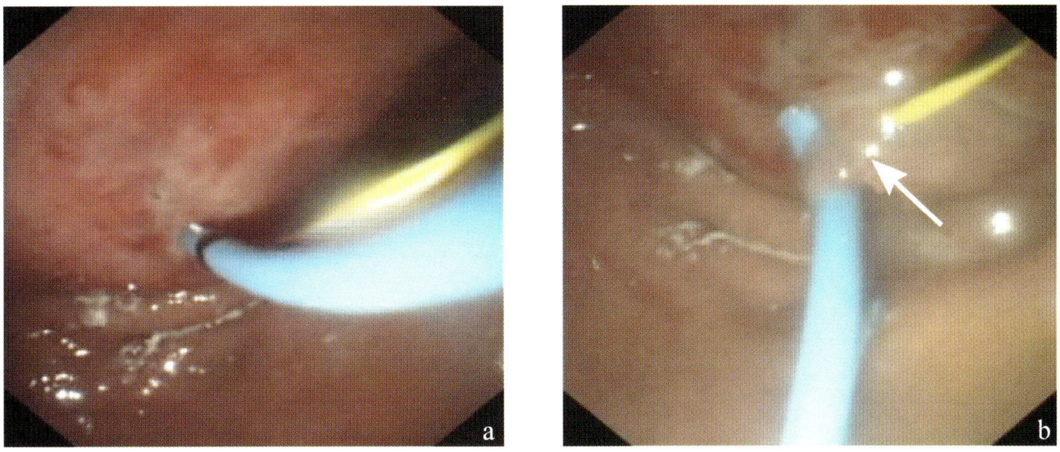

图 6-4-9 经第 1 根导丝引导，置入胰管用塑料支架（6F×4cm），可见支架侧孔内大量脓液流出（白色箭头所指）

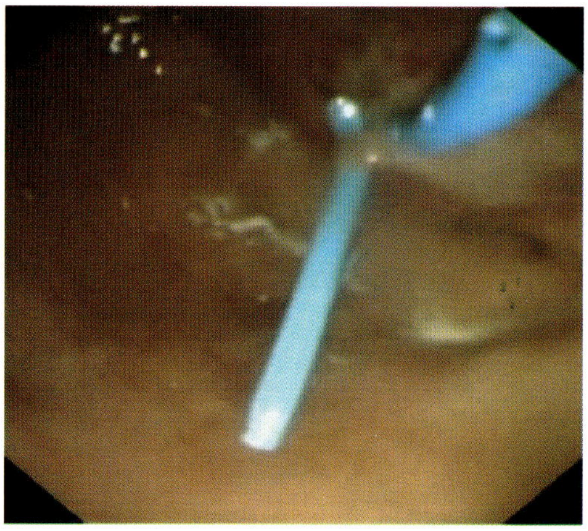

图 6-4-10　经第 2 根导丝引导置入带侧孔的经鼻引流管，引流管接负压引流，可进行负压引流及脓腔冲洗

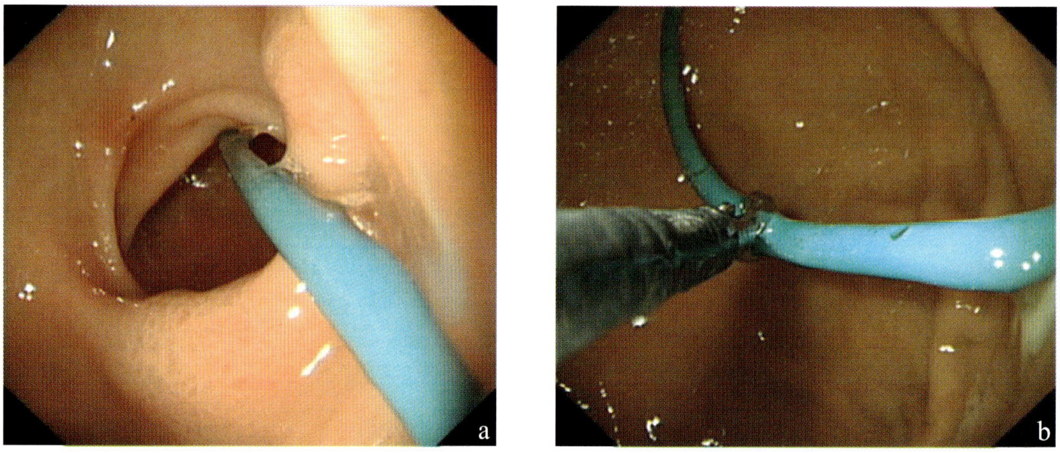

图 6-4-11　胃镜进镜至胃腔可见胃体后壁压迹消失，胃内可见塑料支架管，以异物钳取出支架管

内镜定位下，以针形切开刀做小切口，确认进入脓腔后再扩大切口，并置塑料支架和经鼻引流管行双重引流，取得良好的效果。双重引流的优点在于，经鼻引流管可进行负压吸引，缩小脓腔，也可经引流管冲洗脓腔，而塑料支架可保持持续引流的效果。

（张铁群　周平红）

第七章 结直肠疾病

第一节　直肠类癌的黏膜下挖除术

【病史简介】

患者，男性，48 岁，因“反复大便带血 2 周”就诊。普外科肛门检查提示内痔，为排除结直肠恶性肿瘤而行结肠镜检查，结肠镜检查提示直肠距肛缘 5cm 处见一个 0.6cm × 0.8cm 黏膜下结节，肉眼诊断考虑直肠类癌可能（图 7-1-1、2）。

【术前诊断】

直肠黏膜下肿块，类癌?

【内镜治疗方案】

ESE。

【内镜治疗器械】

ESD 治疗用器械。

【治疗过程】

见图 7-1-3 ～ 13。

【术后处理和随访】

复方角菜酸酯软膏创面局部应用，忌酒、辛辣饮食，观察排便情况。患者术后恢复情况好，无便血、腹痛等症状。术后第 3 天出院。随访至今约 4 年，无复发征象（图 7-1-14、15）。

【术后诊断】

直肠类癌（位于黏膜肌层）。

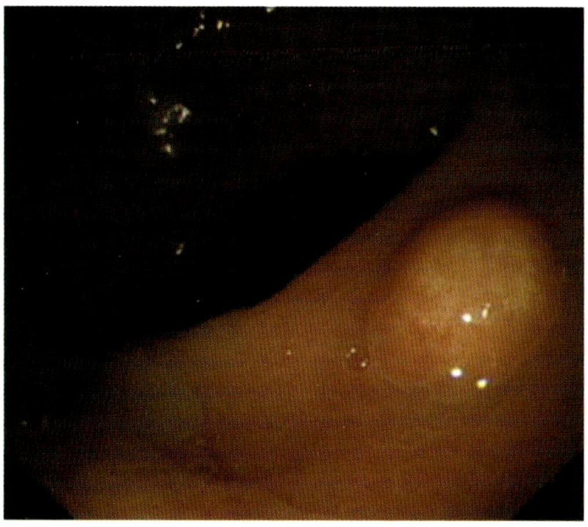

图 7-1-1　直肠距肛缘 5cm 处见一个 0.6cm×0.8cm 黏膜下结节，边界清，淡黄色，质地硬，可推动，表面黏膜完整

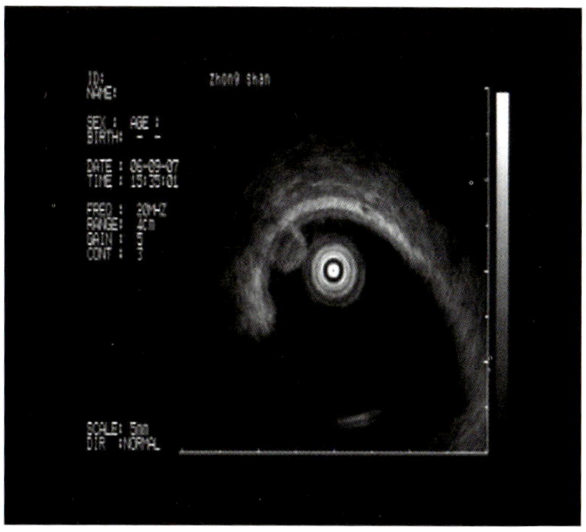

图 7-1-2　超声肠镜（3R 小探头）提示直肠距肛缘 5cm 处见一个黏膜肌层来源的结节，0.6cm×0.8cm，内部均匀低回声，边界清

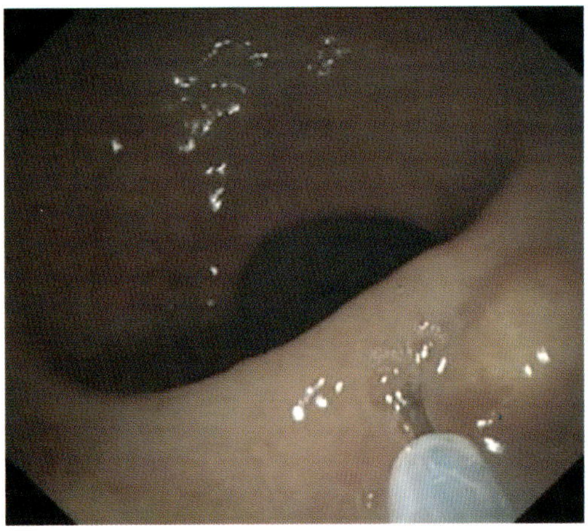

图 7-1-3 注射针进行黏膜下注射

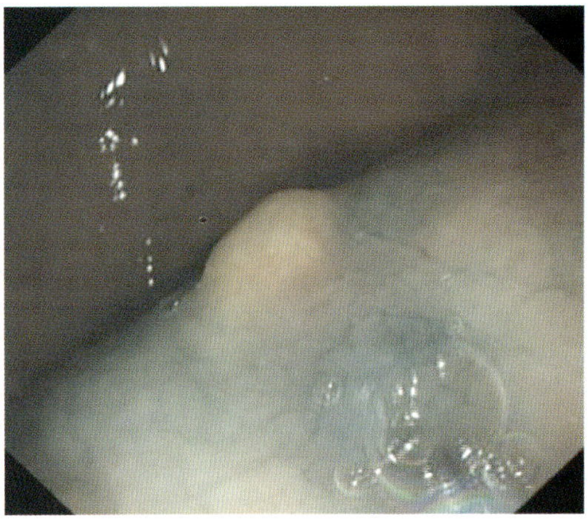

图 7-1-4 注射后病灶及周围黏膜抬举良好

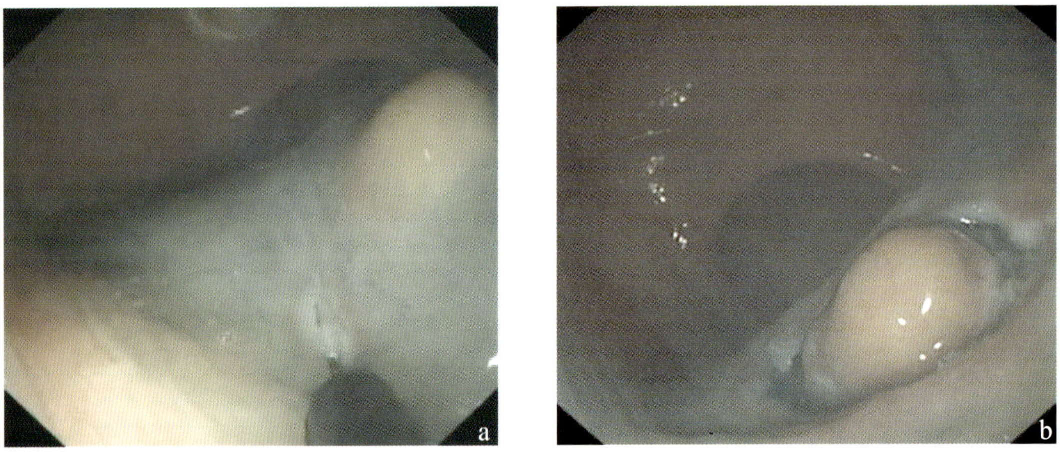

图 7-1-5 应用 Hook 刀逐步切开病灶边缘黏膜

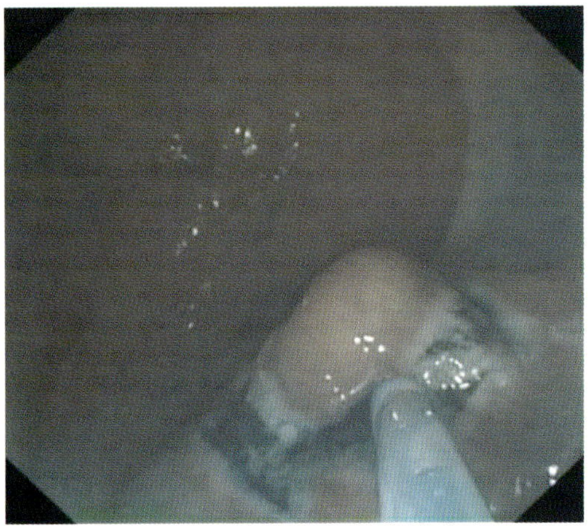

图 7-1-6 再次进行黏膜下注射，使病灶抬举，便于剥离

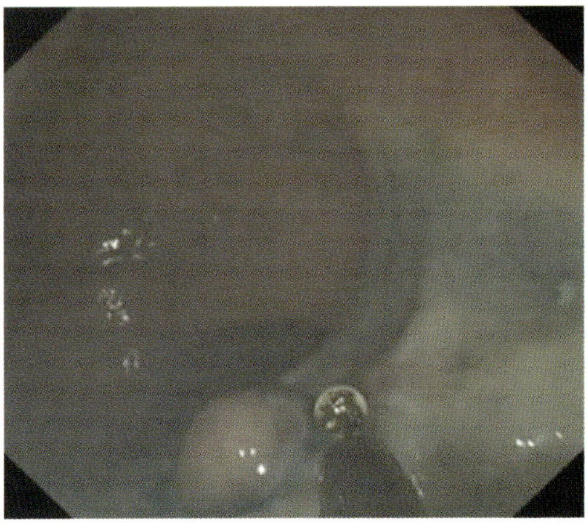

图 7-1-7 应用 IT 刀剥离病灶

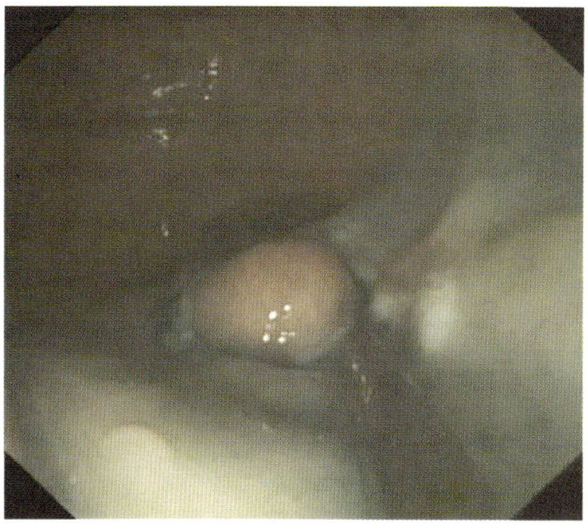
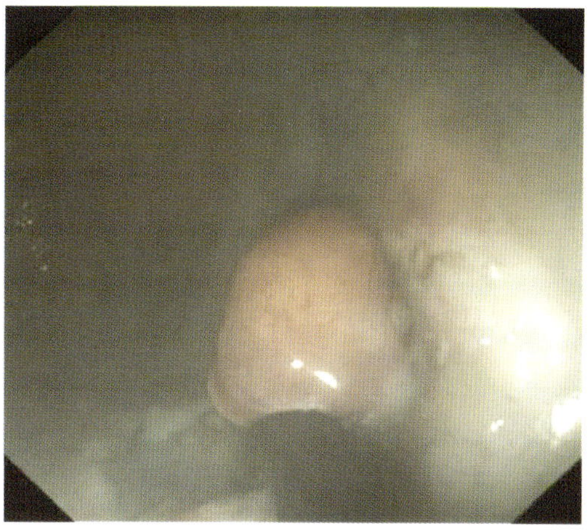

图 7-1-8　IT 刀刀头应从黏膜切开缘处伸入病灶与固有肌层之间，沿黏膜面的切线方向拉动刀头，逐步切断黏膜下层，剥离病灶

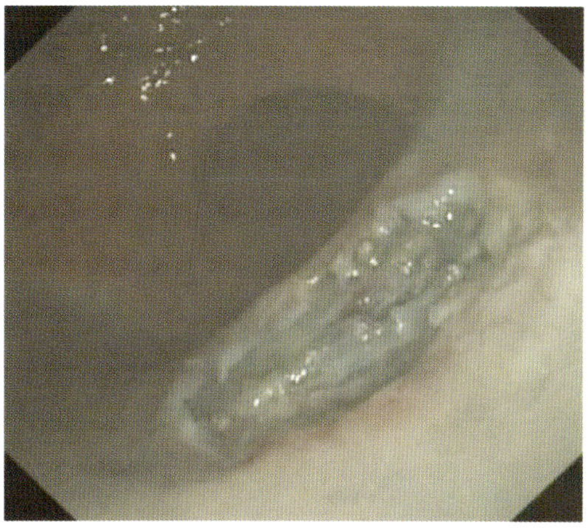

图 7-1-9　完整剥离病灶

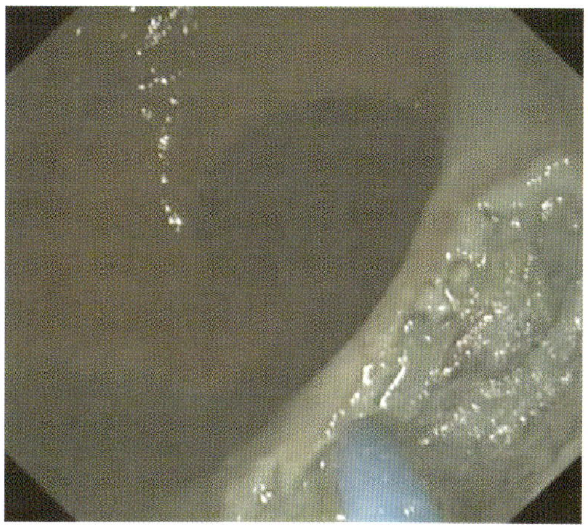

图 7-1-10　以 APC 处理创面活动性出血点和暴露的血管

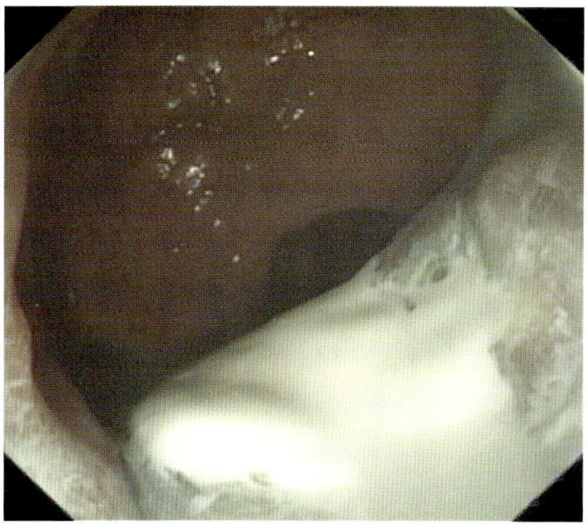

图 7-1-11　创面涂布复方角菜酸酯软膏，以利于创面愈合

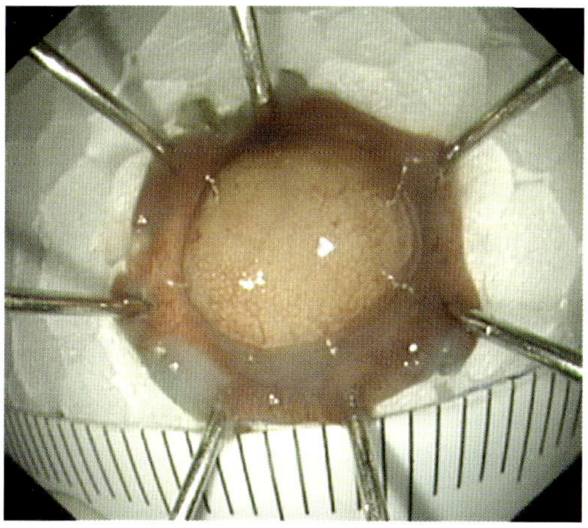

图 7-1-12　切除标本，可见病灶完整切除，大小约 0.6cm×0.8cm，切缘完整

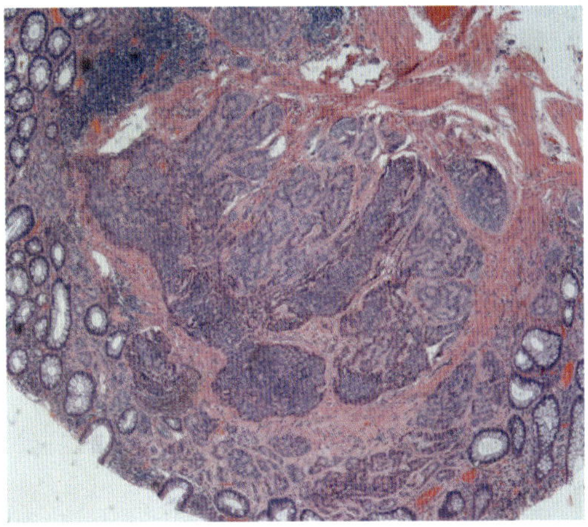

图 7-1-13 病理诊断：（直肠）符合直肠类癌，局限于黏膜固有肌层内，基底及四周切缘均无累及

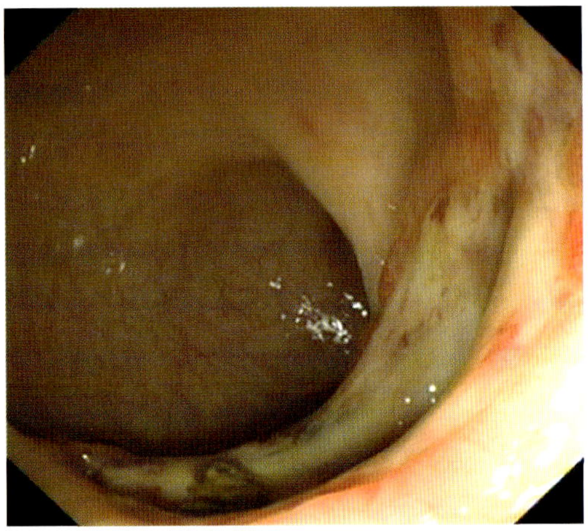

图 7-1-14 1 周后复查结肠镜，见创面形成巨大溃疡及周围黏膜的炎症反应，无明显活动性出血

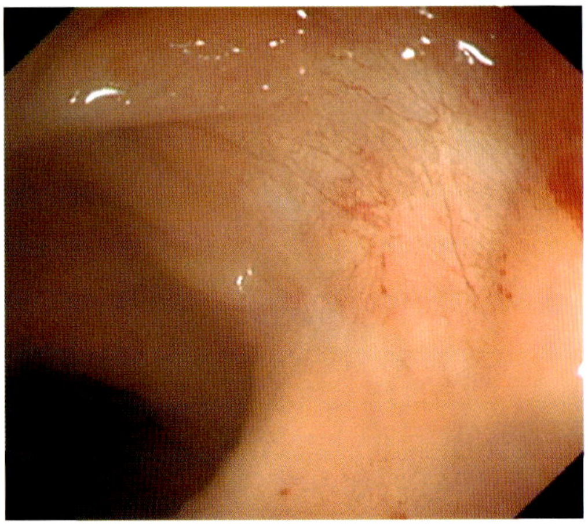

图 7-1-15 1 年后复查结肠镜，创面愈合良好，可见白色瘢痕样组织

【专家点评】

直肠类癌又称嗜银细胞瘤，发生于肠黏膜腺体的嗜银细胞，约占消化道类癌的 17% ~ 25%。因多从黏膜层的下部发生，早期即延伸至黏膜下，曾归属于黏膜下肿瘤，在肠镜下呈灰白色或黄色质地硬隆起型黏膜及黏膜下肿物。本病是一种少见的低度恶性肿瘤，多呈局部浸润性生长而少有转移，并能分泌 5- 羟色胺，从而引起类癌综合征，其典型症状为腹泻、潮红、气喘、发绀和右心瓣膜病。

直肠类癌多位于黏膜下层及黏膜深层，呈球形或扁豆形，体积较小，直径一般在 1.5cm 以下。内镜下表现为黏膜局部隆起，部分为淡黄色，表面黏膜完整、光滑，肿块质地硬。有些位于黏膜下层较小的类癌，内镜下不易观察，常在进行直肠指检时发现位于直肠黏膜下的质硬结节。超声肠镜对直肠类癌的诊断有一定的帮助，表现为形态规则的低回声结节，多位于黏膜肌层，边界清。临床上通过直肠指检，结合结肠镜和超声肠镜表现，一般不难诊断。

以往，对于直肠类癌的治疗，主张以手术治疗为主，对于直径 1.0cm 者可选择经肛门局部切除，直径>2cm 者建议扩大切除。值得注意的是类癌常同时或相继并发其他肿瘤，故内镜检查时不应满足于发现一种或一处肿瘤，而应在术前、术中仔细检查，术后定期复查、随访，以便及时诊治。

现代内镜治疗技术的发展，特别是 ESD 的问世，使更多的消化道病变可通过内镜切除。2006 年，我们中心应用 ESE 技术尝试切除直径<1cm 的直肠类癌获得成功，至今已进行直肠类癌 ESE 术一百余例，随访时间最长已达 5 年，肿块完整切除者无一例复发。可见 ESE 可成为直径< 1cm 的直肠类癌的首选治疗方法。

（陈巍峰）

第二节　直肠类癌术后迟发性出血的内镜止血术

【病史简介】

患者，女性，34 岁，主诉“直肠类癌 ESD 术后 7 天，突发大量鲜血便 1 天”。患者因“大便习惯改变”来我院就诊，肠镜检查于距肛缘 4cm 处发现一个 0.6cm × 0.6cm 黏膜下肿块，超声内镜提示黏膜下层低回声结节，临床诊断考虑为直肠类癌，于 1 周前收住入院行 ESD 术，术后患者一般情况可，无腹痛、便血等不适，术后 2 天顺利出院，手术标本病理报告提示为类癌。患者于术后 7 天解大便后突然出现大量便血，为鲜血，初起混有少量大便，后全为鲜血，患者自觉头晕、四肢无力，晕厥一次，速来我院就诊。体检：面色苍白，心率 125 次 / 分，血压 90/60mmHg，临床诊断急性下消化道出血，考虑 ESD 术后创面迟发性出血可能大。

【原 ESD 手术的简要过程】

见图 7-2-1 ～ 4。

【初步诊断】

急性下消化道出血，直肠类癌术后迟发性出血？

【内镜治疗方案】

急诊肠镜检查，查找活动性出血点，行内镜下止血术。

【内镜治疗器械】

结肠镜、热活检钳、止血夹等。

【治疗过程】

见图 7-2-5 ～ 9。

【术后诊断】

直肠类癌 ESD 术后迟发性出血。

【术后处理和随访】

适量静脉补液，补充血容量，适量应用止血药物。嘱患者忌酒、辛辣饮食，保持大便通畅，防止大便干结。患者经急诊内镜止血治疗后，未再出现鲜血便，恢复情况良好。随访至今，无局部复发及远处转移（图 7-2-10）。

【专家点评】

直肠是类癌的高发部位，也是 ESD 术后迟发性出血的好发部位。迟发性出血的原因尚未明确，目前认为与粪便刺激引起的炎症反应腐蚀黏膜下血管、粪块的机械性刺激摩擦等因素有关。迟发性出血一般发生在术后 2 ～ 14 天，以术后 2 ～ 7 天最为多见。

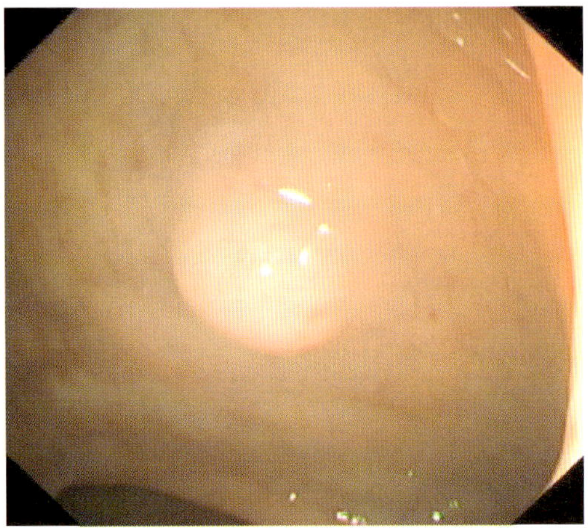

图 7-2-1　距肛缘4cm处可见0.6cm×0.6cm的隆起病灶，淡黄色，表面黏膜完整、光滑，质地硬

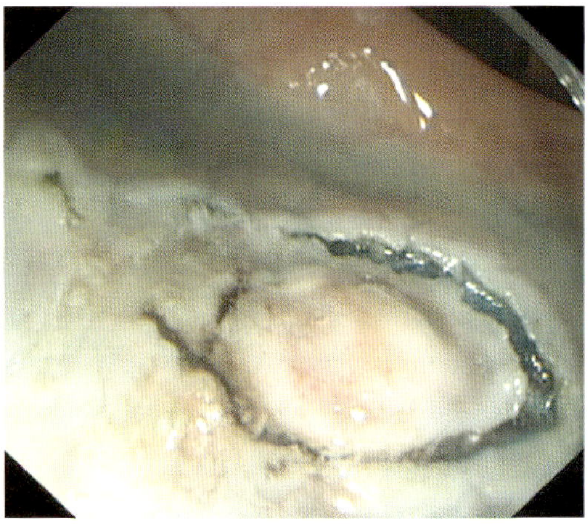

图 7-2-2　环形切开黏膜

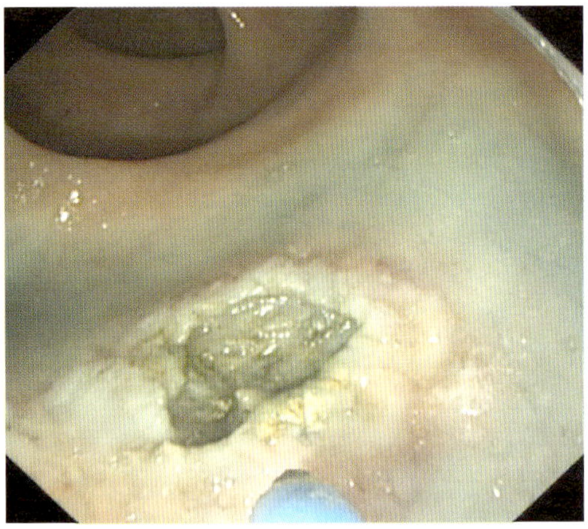

图 7-2-3　手术经APC处理后，无活动性出血及黏膜下血管暴露

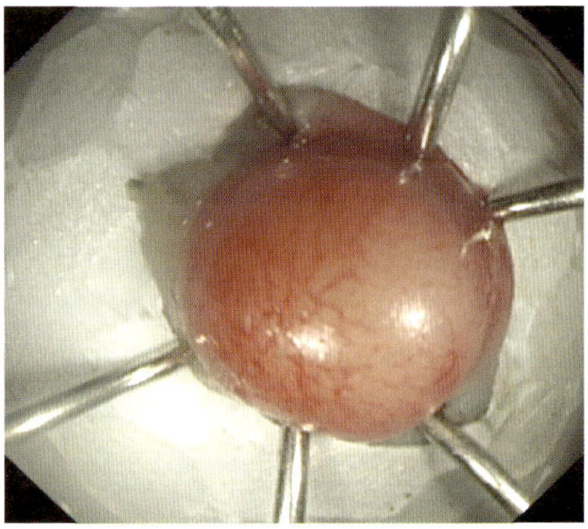

图 7-2-4　切除的标本

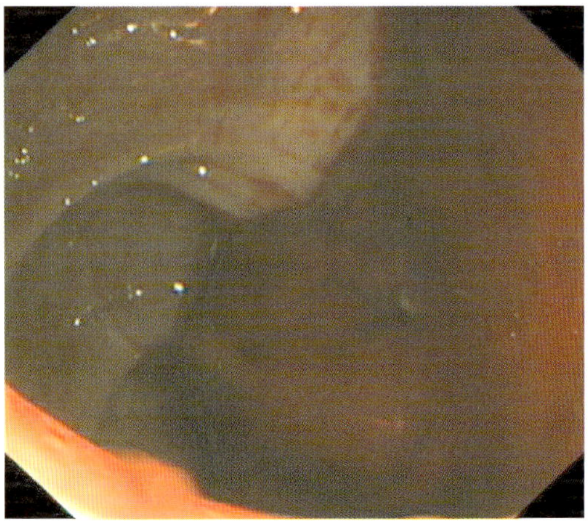

图 7-2-5　术后7天，直肠腔内大量鲜血及血凝块，ESD创面被血凝块遮盖，无法查找出血点

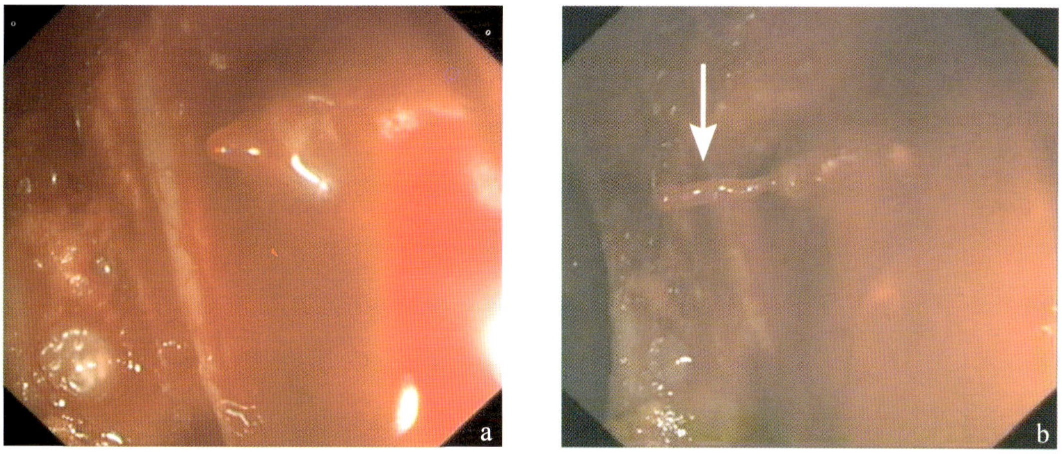

图 7-2-6　以网篮取出大量血凝块，再以无菌水反复冲洗，视野逐渐好转，于 ESD 创面发现一喷射性出血的小动脉，出血较汹涌（白色箭头所指为喷射性出血的血流）

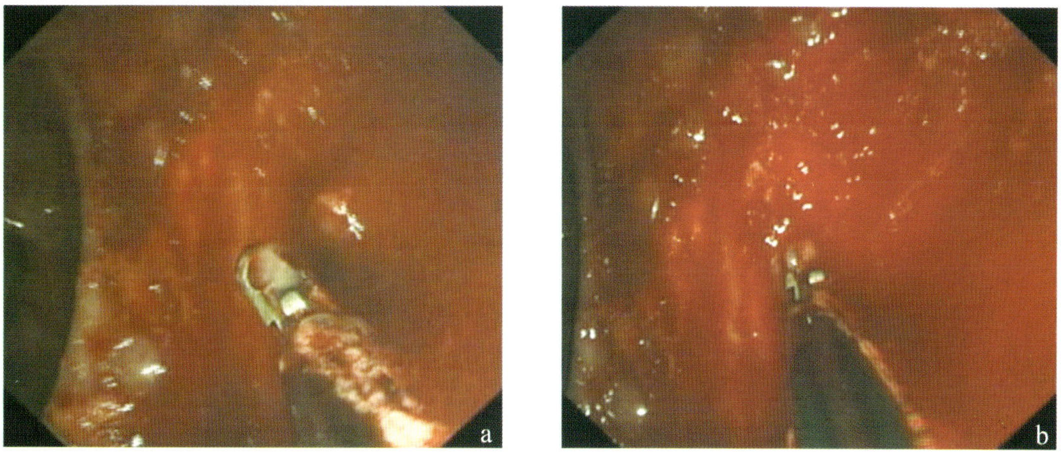

图 7-2-7　以热活检钳钳夹出血点，大功率电凝止血（因为病变部位位于直肠距肛缘 4cm 处，是腹膜返折以下的部位，故进行大功率电凝时不必担心造成肠壁穿透性热损伤而引起迟发性肠穿孔的可能）

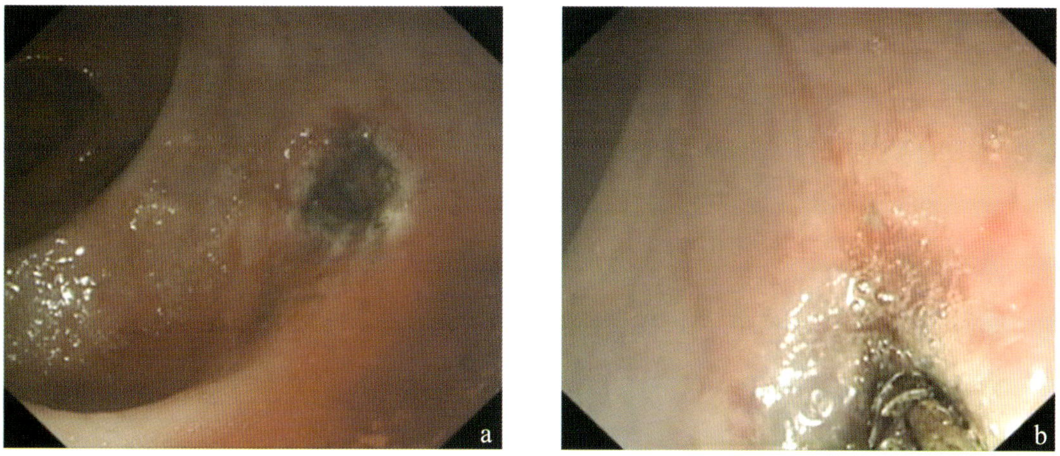

图 7-2-8　电凝止血后，用无菌水冲净创面，检查创面其他部位有无活动性出血，对于可疑出血部位或血管暴露部位，也使用热活检钳电凝，避免再出血可能

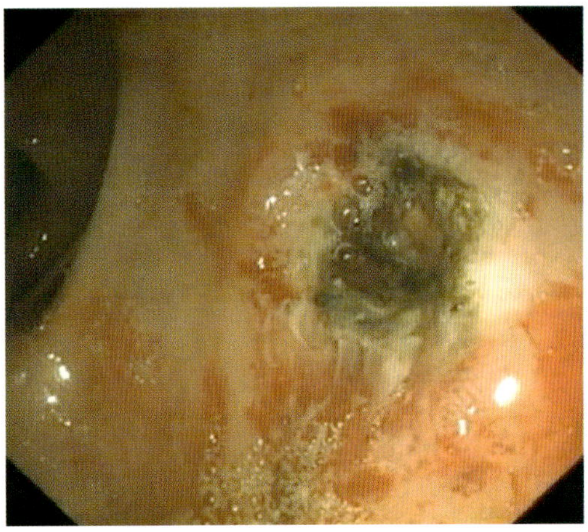

图 7-2-9 止血完毕后，再次检查创面，明确无活动性出血后于创面喷洒 8% 冰去甲肾上腺素溶液

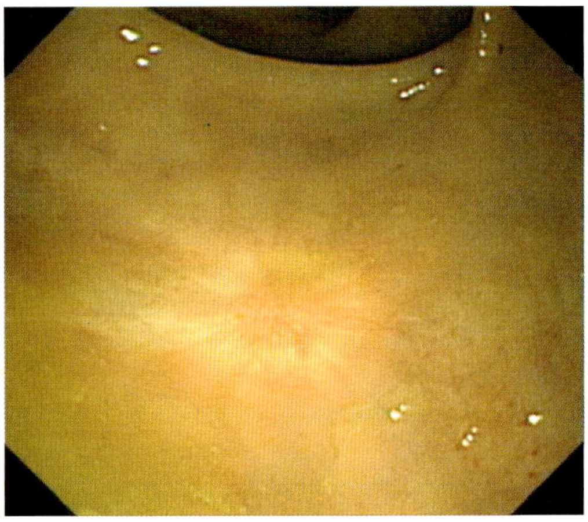

图 7-2-10 6 个月后复查，可见创面愈合良好，局部白色瘢痕形成，无复发

直肠 ESD 术后迟发性出血的诊断较容易，患者有 ESD 手术史，排干结大便后或是无诱因下出现大量鲜血便。多数患者仅表现为便血而来就诊，少数动脉性出血的患者，短时间内出血量大，可出现血容量不足乃至休克的临床表现。

临床处理仍首选急诊结肠镜，先清除肠腔内的积血和血凝块，建立良好的视野，仔细观察手术创面，查找活动性出血点，并进行相应的止血处理，如高频电凝、止血夹等，一般都能止血成功，对于反复内镜止血无效的患者，可选择进行经肛门镜缝扎手术，也可取得良好的止血效果。

本例患者迟发性出血发生在术后 7 天，为动脉性出血，出血量较大，患者有早期休克的表现，如延误治疗，后果可能更为严重。高频电凝是一种有效的止血方法，热活检钳钳夹出血点后电凝，可有效地凝固黏膜下小血管，而且病变位于腹膜返折以下部位，不必担心电凝的穿透性热效应引起肠穿孔。

（张轶群）

第三节 直肠巨大绒毛状腺瘤的黏膜下剥离术

【病史简介】

患者，男性，48 岁，因“体检肛指检查发现直肠巨大息肉”就诊。普外科肛指检查提示手指可及一个占肠腔 1/2 圈的广基扁平占位性病变，质地软，结肠镜检查提示距肛缘 5cm 处可见一个巨大扁平息肉，内镜诊断为侧向发育性肿瘤（图 7-3-1），活检后病理提示为绒毛状腺瘤。

【术前诊断】

直肠绒毛状腺瘤。

【内镜治疗方法】

ESD。

【内镜治疗器械】

结肠 ESD 治疗用器械。

【治疗过程】

见图 7-3-2 ～ 14。

【术后处理和随访】

术后 12 小时进食流质，24 小时后进食半流质，适量应用止血药，忌酒、辛辣饮食。观察腹部体征、排便情况及性状。术后患者恢复情况良好，无便血、腹痛等症状，术后 3 天出院。随访至今约 6 个月，无复发（图 7-3-15）。

【术后诊断】

直肠绒毛状管状腺瘤。

【专家点评】

大肠侧向发育性肿瘤（laterally spreading tumor, LST）的概念是由日本学者工藤进英于 1993 年提出的。这类病变主要沿黏膜面侧向表浅生长，而不是向肠壁深层垂直生长，但其表面的颗粒样特征并非该病变的唯一表面特征，近年

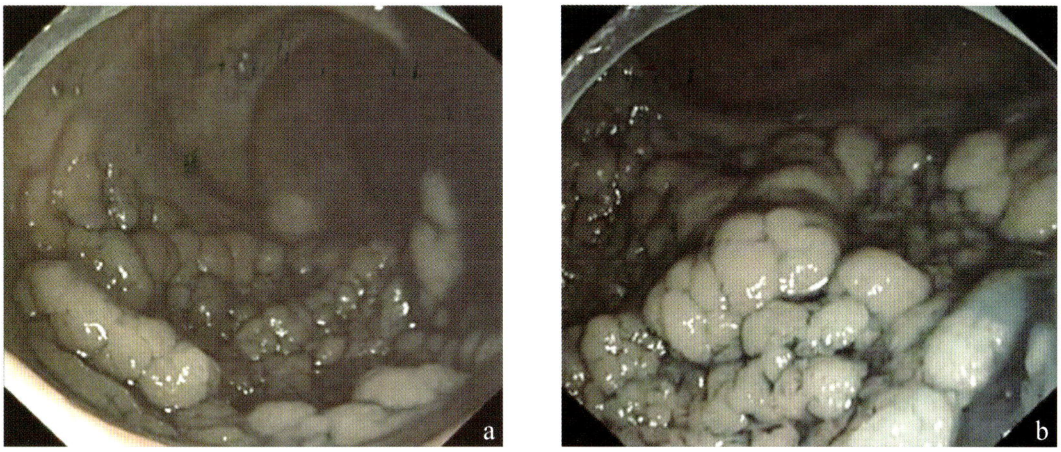

图 7-3-1 直肠距肛缘 5cm 处可见占直肠腔 1/2 圈的广基占位性病变，质地软，表面高低不平，大小约 5cm×7cm 大小。0.2% 的靛胭脂表面喷洒后，可见病灶表面呈现结节样，实际病灶约占肠腔 3/5 圈

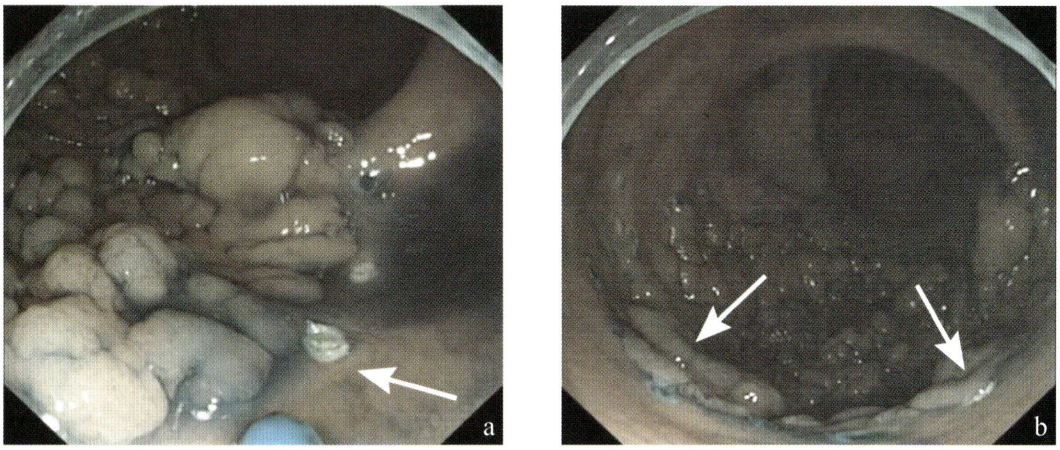

图 7-3-2 应用 APC 于病灶周围正常黏膜处进行标记（白色箭头处均为 APC 标记点），以便确定 ESD 切除范围

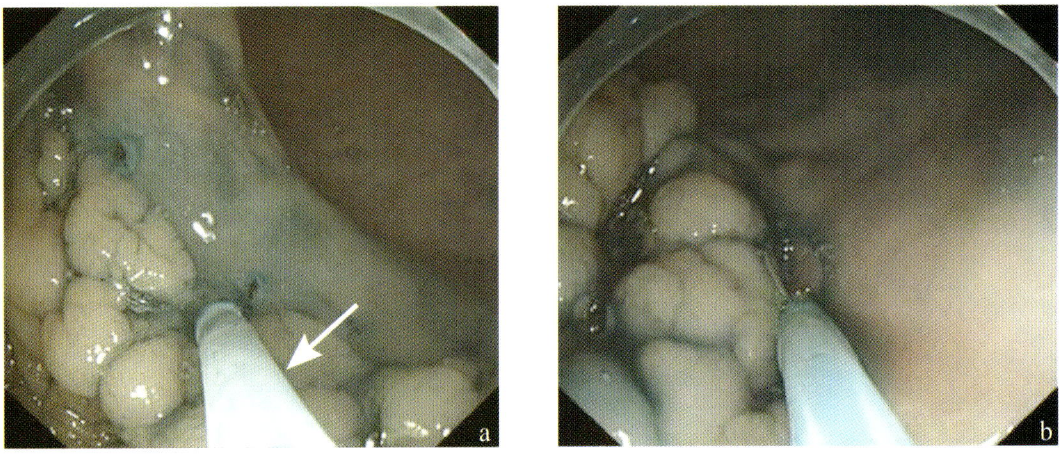

图 7-3-3　对病灶区及周围正常黏膜进行黏膜下注射（白色箭头所指为内镜下注射针），使病灶抬举，便于进行边缘切开和黏膜下剥离操作

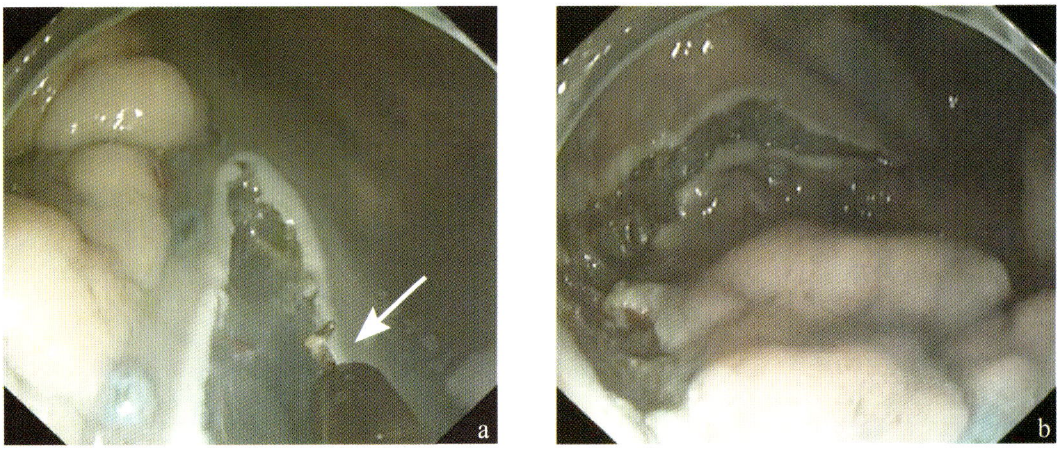

图 7-3-4　应用 Hook 刀（白色箭头所指），于病灶标记点外缘 2 ~ 5mm 处逐步环形切开边缘，在切开边缘的过程中，如遇到扩张的黏膜下层血管，应使用电凝将血管凝固，防止剥离过程中血管出血而影响手术视野

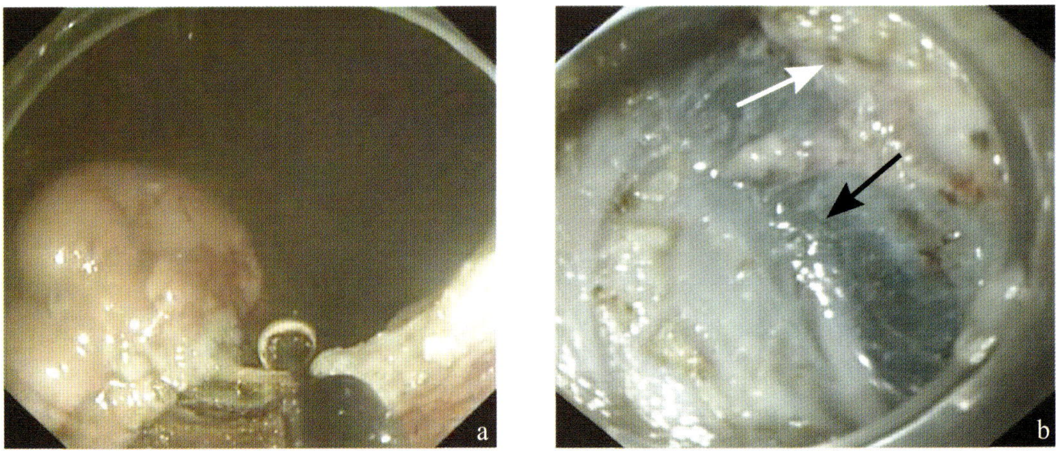

图 7-3-5　应用 IT 刀分离、切割黏膜下层，逐步将病灶剥离（白色箭头所指为剥离的黏膜层，黑色箭头所指的淡蓝色组织为黏膜下层）

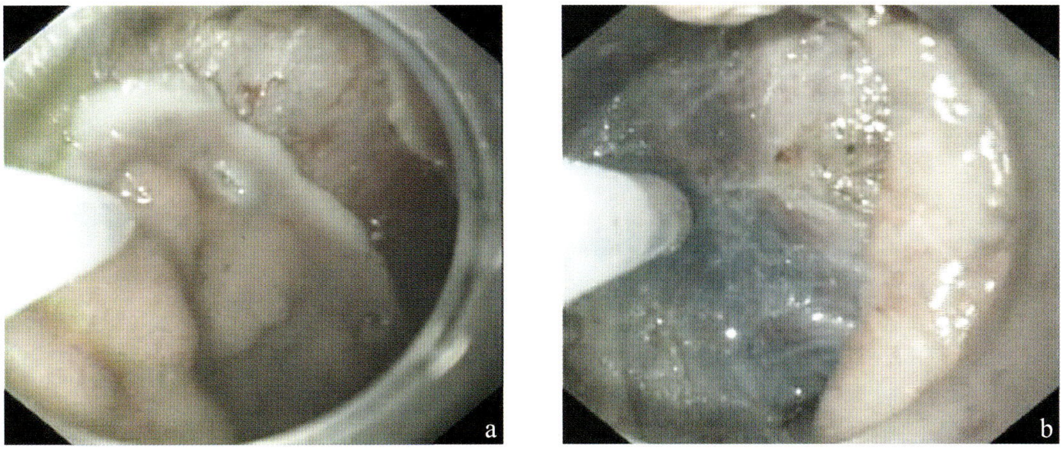

图 7-3-6 在剥离过程中，应反复进行黏膜下注射，以形成黏膜下水垫，利于手术操作，防止剥离过程中损伤固有肌层引起穿孔

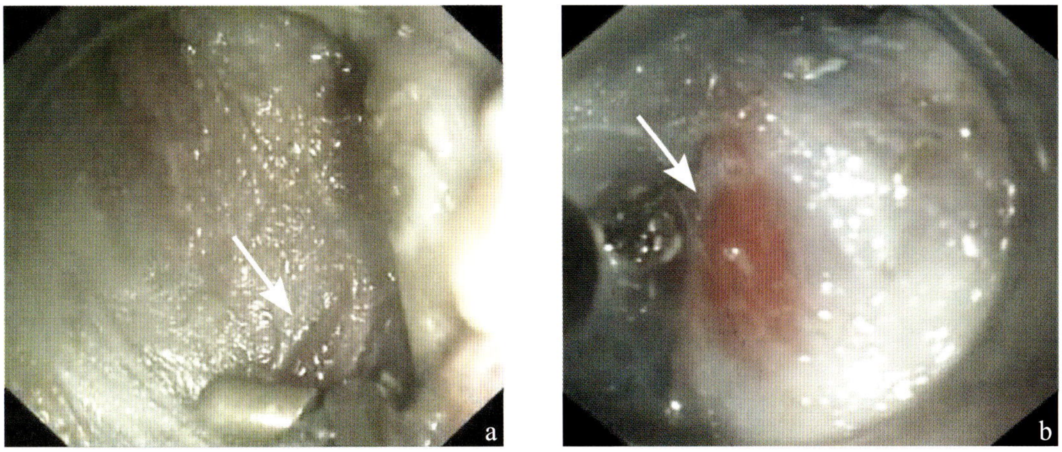

图 7-3-7 在剥离过程中，如遇到出血点或暴露的黏膜下血管或血管丛，应及时以热活检钳（a 图）或电切刀（b 图使用 IT 刀）电凝烧灼，防止术中和术后出血

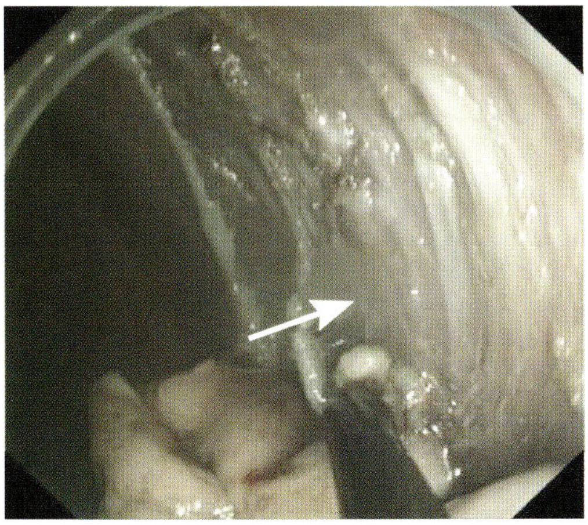

图 7-3-8 大部分病灶已经剥离，显露固有肌层组织（白色箭头所指）

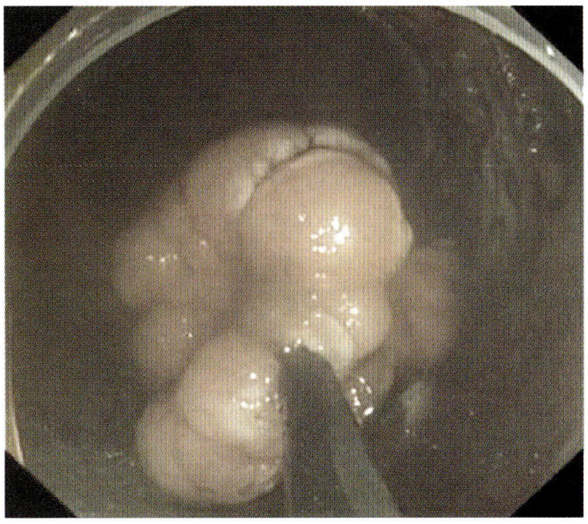

图 7-3-9 病灶已剥离

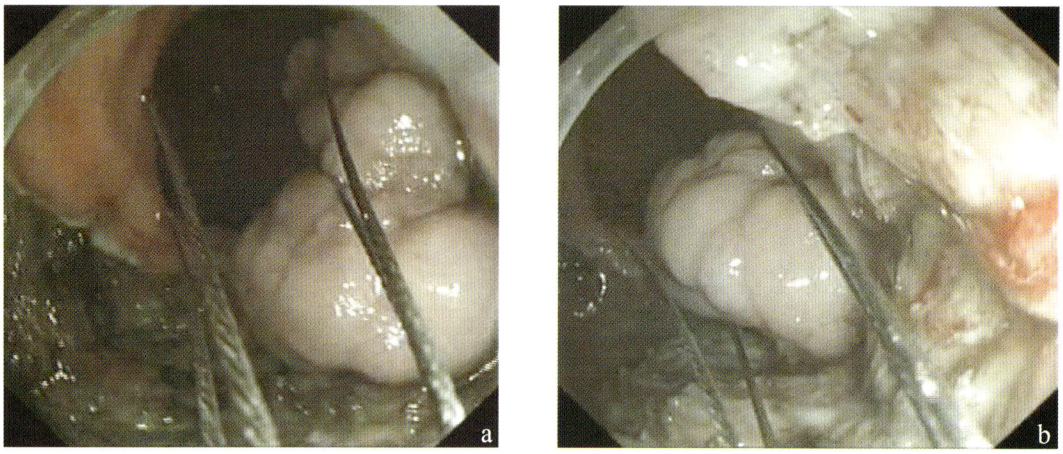

图 7-3-10 以网篮将病灶从直肠腔内取出

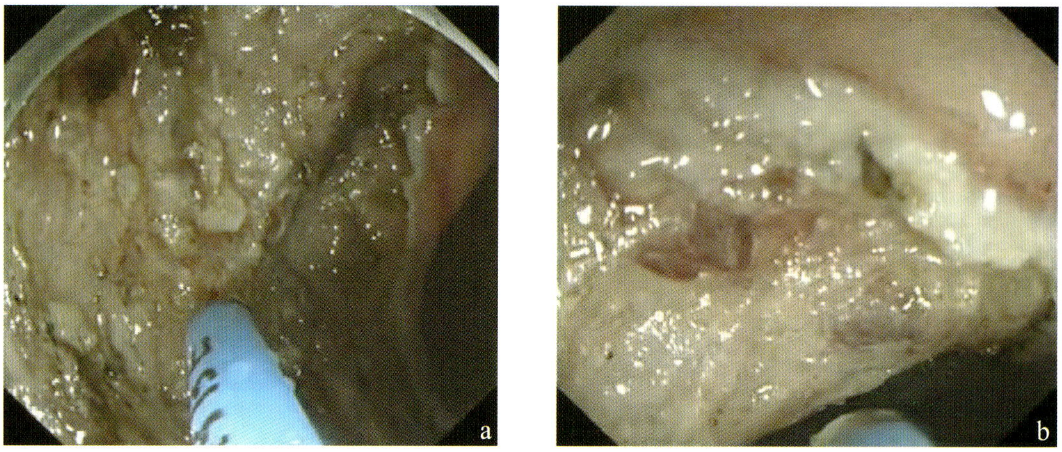

图 7-3-11 彻底检查手术创面，对创面内的活动性出血灶、裸露的血管等，以热活检钳、氩气刀等烧灼使其凝固，可以有效地防止术后迟发性出血

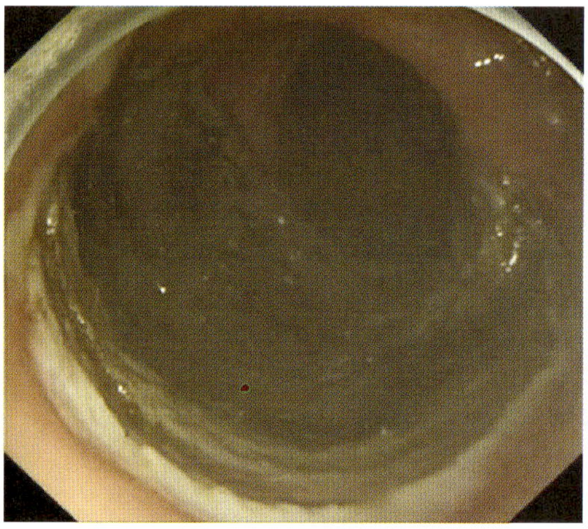

图 7-3-12 处理后的手术创面占直肠腔约 3/5 圈，创面可见固有肌层组织显露，无明显的活动性出血和穿孔

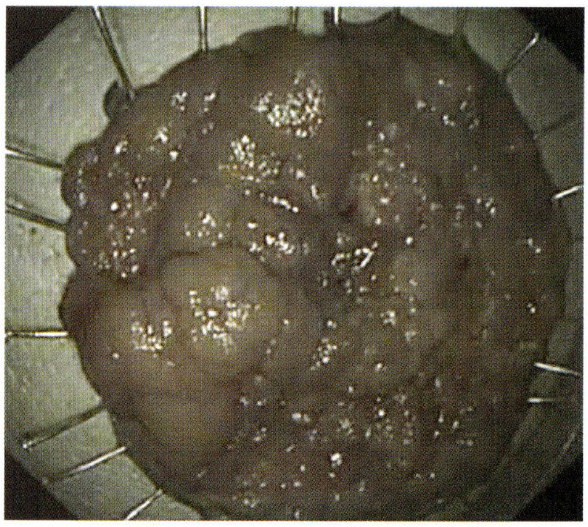

图 7-3-13 切除的标本经固定后，无破损，切缘完整，标本表面高低不平，约 8cm×9cm 大小

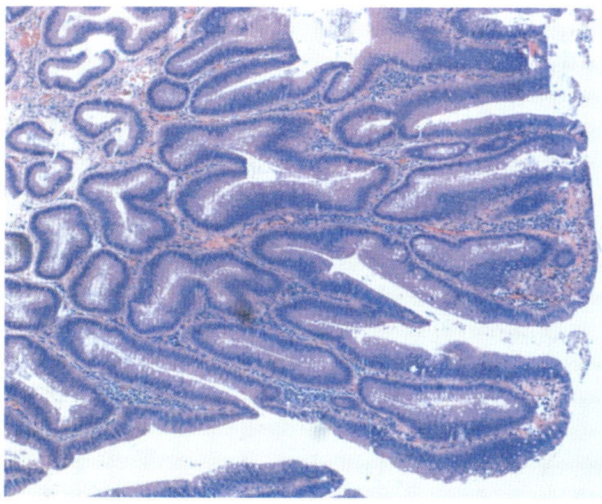

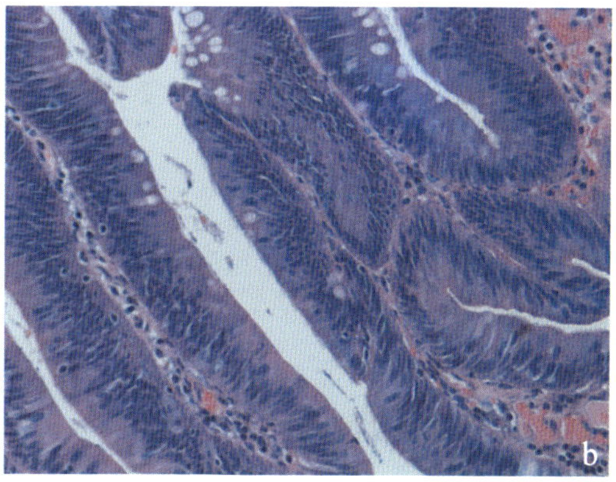

图 7-3-14 病理诊断:(直肠)绒毛状腺瘤伴腺上皮中度异型增生，四周及基底切缘未见累及

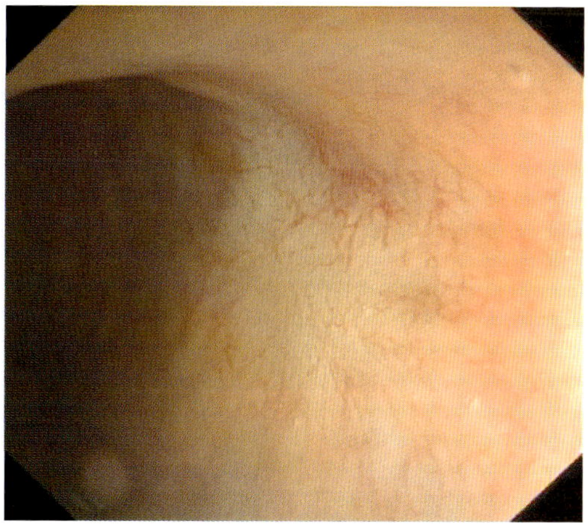

图 7-3-15 术后 6 个月复查肠镜，直肠 ESD 创面瘢痕形成，愈合良好

来尚发现有非颗粒型 LST 病变存在，包括扁平隆起型和假凹陷型，这两类病变表面平坦，无颗粒分布，但具备 LST 的其他特点。Kudo 于 1998 年重新总结了 LST 病变，将其定义为直径 10mm 以上的，呈侧向扩展而非垂直生长的一类表浅型病变，包括颗粒集簇样病变和非颗粒型病变。

LST 内镜下诊断比较困难，多需应用黏膜染色剂和放大内镜技术。对肠黏膜发红或粗糙、血管网不清或消失者必须进行黏膜染色，以发现病变。通过放大内镜对大肠腺管开口形态观察可大致预测病理组织学诊断及早期大肠癌的浸润深度，LST 腺管开口类型几乎均为Ⅲ L 型和Ⅳ型，Ⅲ S 型少见，如表现为Ⅴ型则应高度警惕黏膜下癌的发生，利用超声内镜检查可以判断肿瘤的浸润深度。

对于平坦型肿瘤或 LST，尤其是后者，尽管其直径较大，但恶性程度低，以往对于直径 ≤2cm 的病灶，多选用 EMR，对于 >2cm 的病变，采用 EPMR，后者将病灶分成多片切除，易引起病变残留，因标本破碎，手术切缘不易确定。ESD 的应用，大大提高了 LST 内镜治疗的疗效。ESD 可完整剥离病变及周围正常黏膜，进行大块完整切除，不易残留，可对标本进行彻底的病理学检查，是目前 LST 治疗的金标准。

（徐美东）

第四节 直肠侧向发育性肿瘤术后复发的黏膜下剥离术

【病史简介】

患者，男性，59岁，因“直肠绒毛状腺瘤EMR术后2年复发”就诊。患者1年前于外院肠镜检查，发现直肠距肛缘3cm处一个2.0cm×2.0cm广基息肉，行EMR切除，病理报告提示为绒毛状腺瘤，术后2年内患者未遵医嘱按时复查肠镜，常规体检时肛指检查于直肠距肛缘3cm处扪及一个直径3.0cm的质软、广基病变，我院肠镜提示距肛缘3cm处可见原EMR手术瘢痕，瘢痕处可见一个2.5cm×3.0cm扁平黏膜隆起，表面绒毛状，内镜诊断为“直肠绒毛状腺瘤EMR术后复发”（图7-4-1～3）。

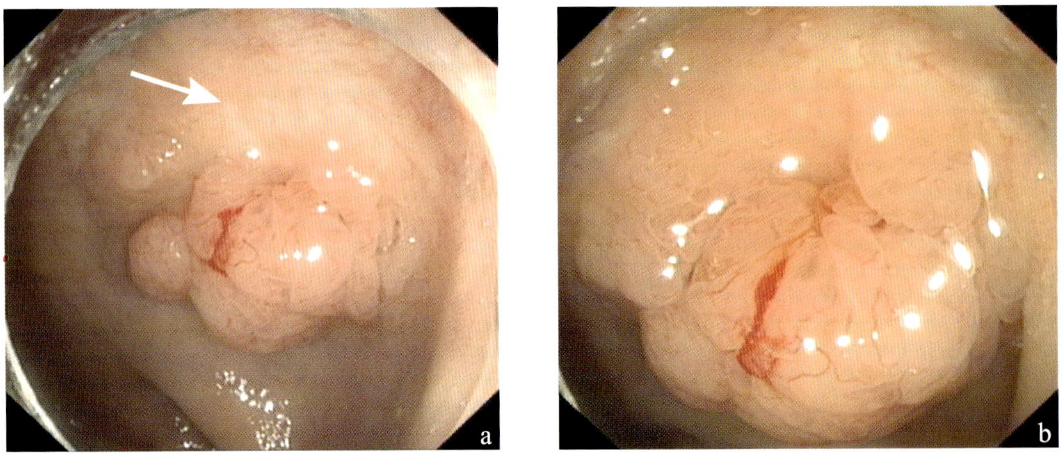

图7-4-1 肛缘3cm处可见原EMR手术瘢痕（白色箭头所指），瘢痕处可见一个2.5cm×3.0cm扁平黏膜隆起，表面绒毛状。

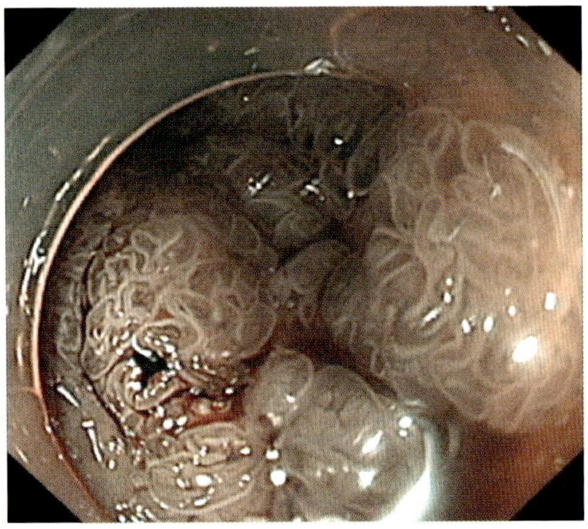

图7-4-2 NBI下可见病灶表面的腺管开口明显粗大，形态不规则，似脑回样

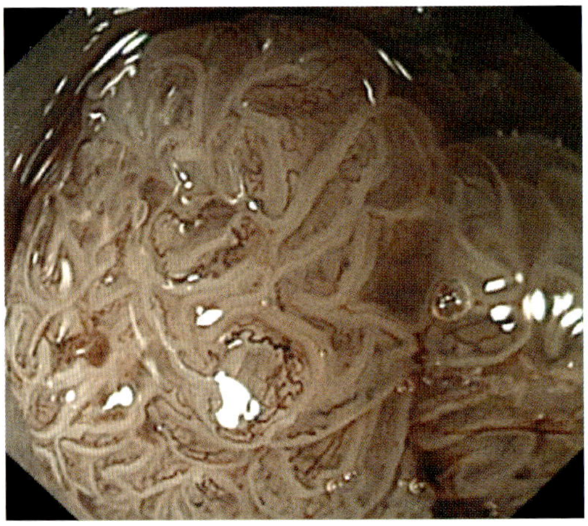

图7-4-3 NBI+放大内镜可见病灶腺管开口大小不一，形态不规则，可见较多扩张的微血管

【术前诊断】

直肠侧向发育性肿瘤 EMR 术后复发。

【内镜治疗方法】

ESD。

【内镜治疗器械】

ESD 器械。

【治疗过程】

见图 7-4-4 ～ 17。

【术后处理和随访】

患者术后恢复好，无腹痛、便血，术后 3 天出院，随访 2 年，无复发（图 7-4-18）。

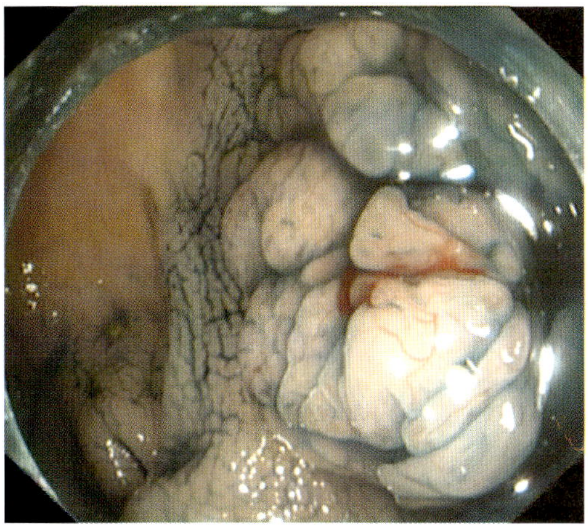

图 7-4-4　靛胭脂染色可见病灶与周围正常组织边界，病灶区淡染，腺管开口粗大且不规则

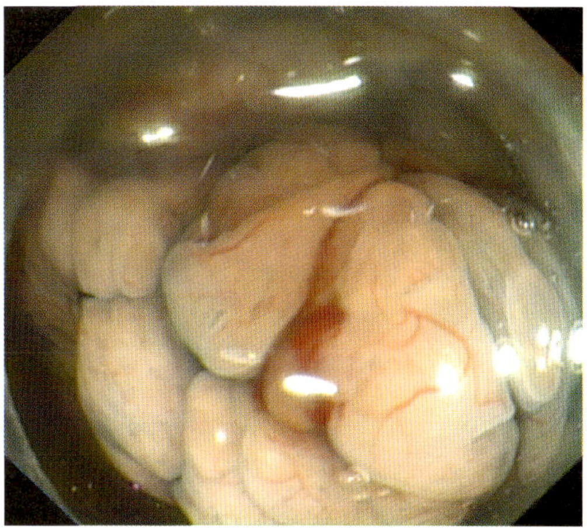

图 7-4-5　靛胭脂染色 + 放大内镜观察，可见病灶腺体明显粗大，表面可见微血管分布，形似脑回样改变

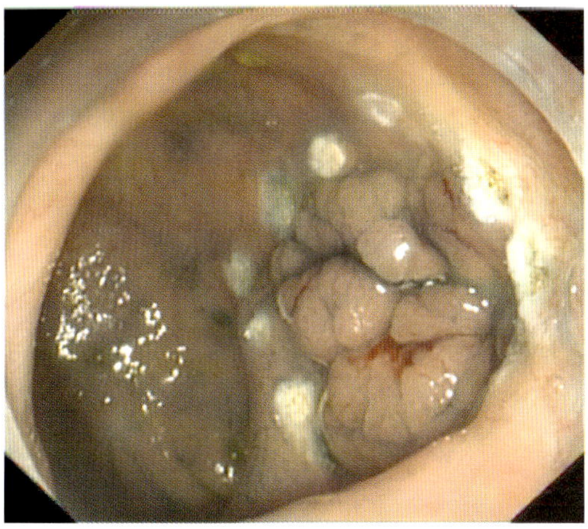

图 7-4-6　用 APC 于病灶边缘标记手术切缘

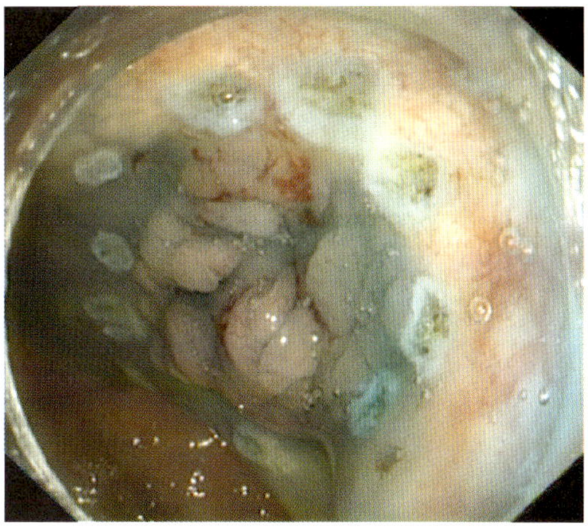

图 7-4-7　标记后以注射针进行黏膜下注射，病灶口侧抬举良好，肛侧瘢痕处抬举不良

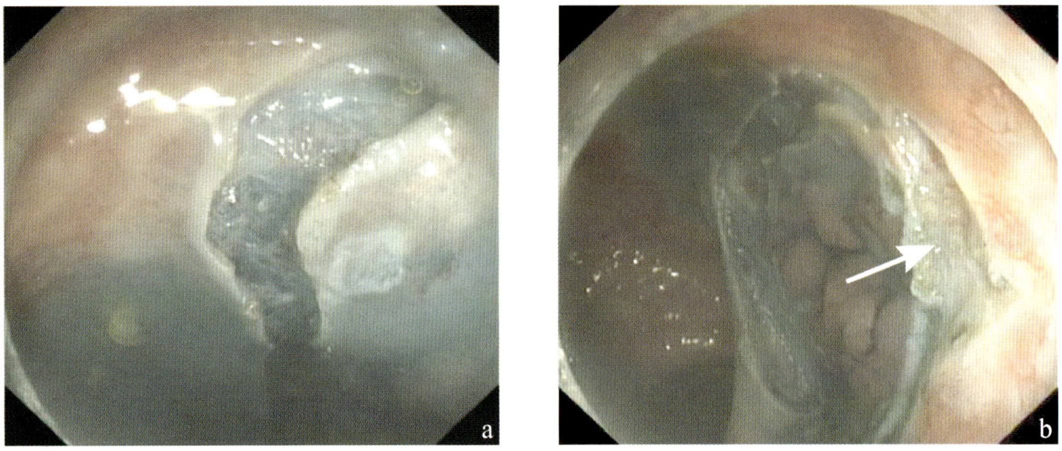

图 7-4-8　应用 Hook 刀沿标记点环形切开黏膜层，暴露黏膜下层。病灶肛侧黏膜层下大量瘢痕组织，结构层次不清（白色箭头所指为瘢痕组织）

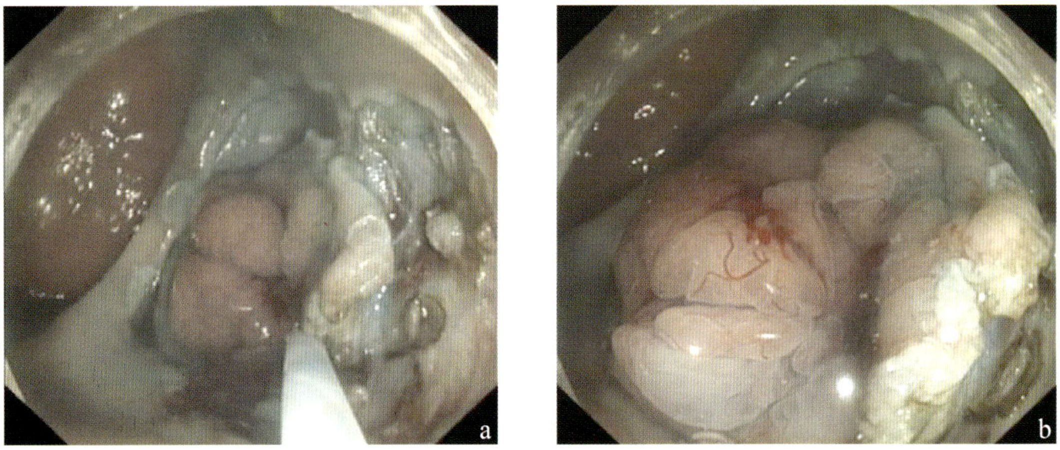

图 7-4-9　黏膜环形切开后，再次进行黏膜下注射，使黏膜下层形成水垫，便于病灶的剥离

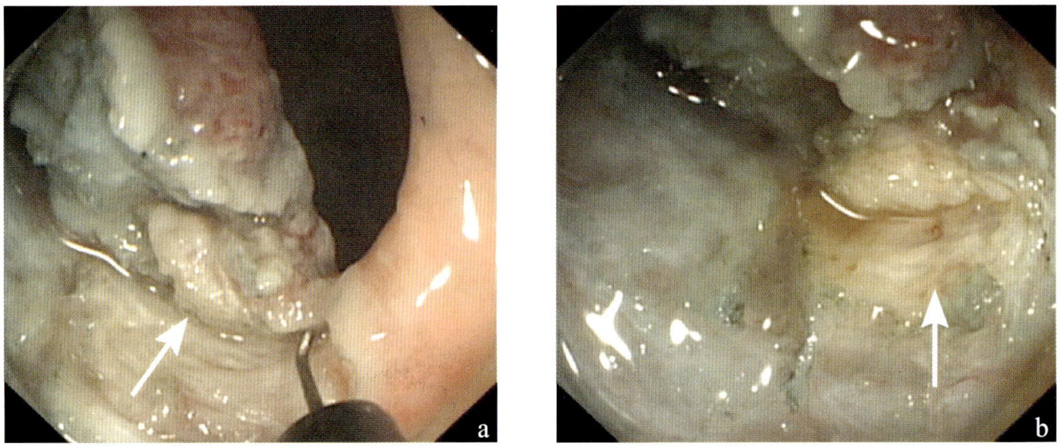

图 7-4-10　从肛侧向口侧剥离，肛侧黏膜层和黏膜下层为大量的瘢痕组织（白色箭头均为瘢痕组织），应用 Hook 刀可以较快地切开瘢痕，逐步将病灶剥离

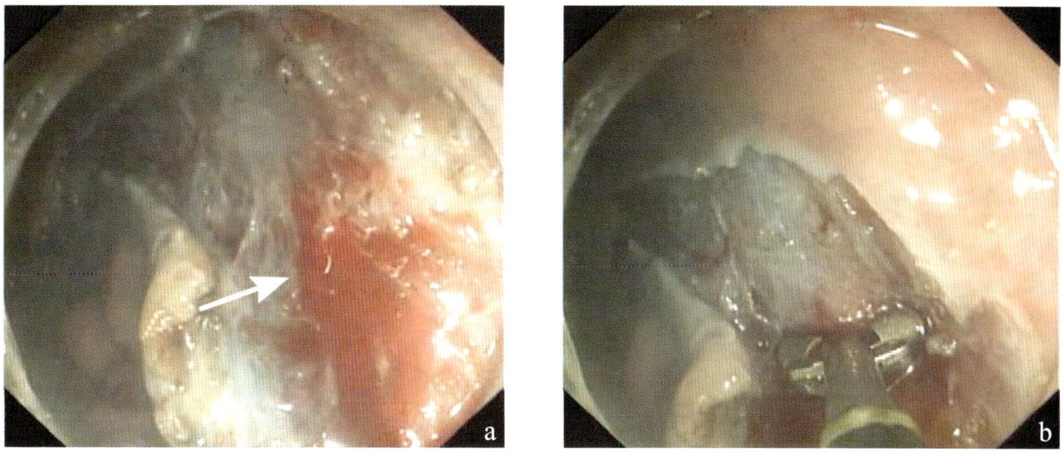

图 7-4-11　剥离过程中的创面活动性出血点（白色箭头所指），应及时以热活检钳电凝止血，以免大量的血液影响内镜视野

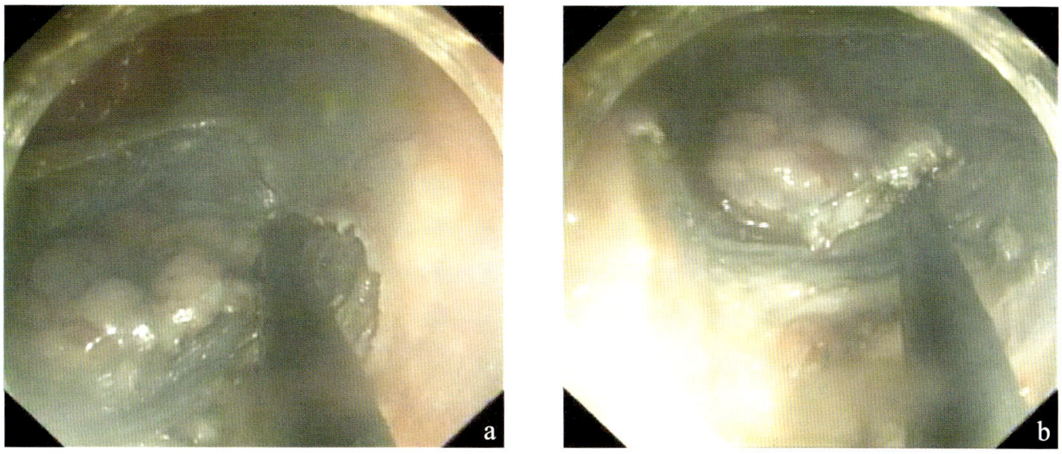

图 7-4-12　切开瘢痕后，以 IT 刀剥离病灶。IT 刀在使用时先将刀头自病灶边缘伸入黏膜下层（如 a 图），然后顺病灶切线方向将刀头拉向病灶对侧，形成对黏膜下组织的切割，如切割方向偏离病灶的切线方向，则有切断固有肌层引起穿孔的风险

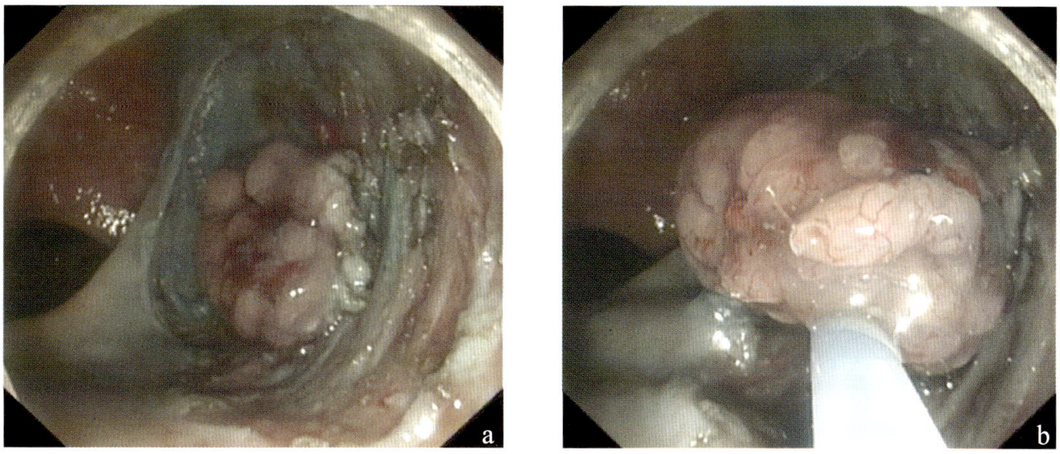

图 7-4-13　逐步由外周向中心剥离病灶，以圈套器切断少许剩余连接的黏膜下层组织

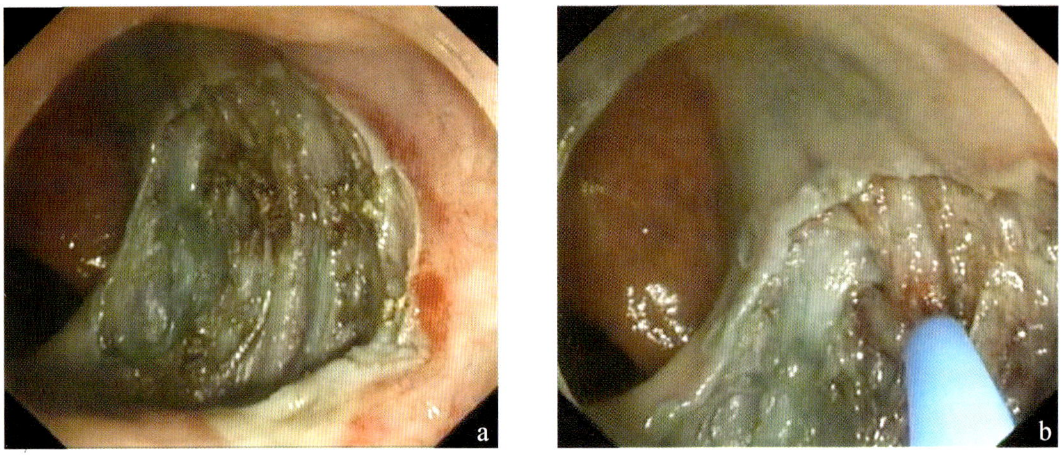

图 7-4-14　检查手术创面，对创面内的活动性出血灶、裸露的血管等，以热活检钳、氩气刀等烧灼使其凝固，防止术后迟发性出血

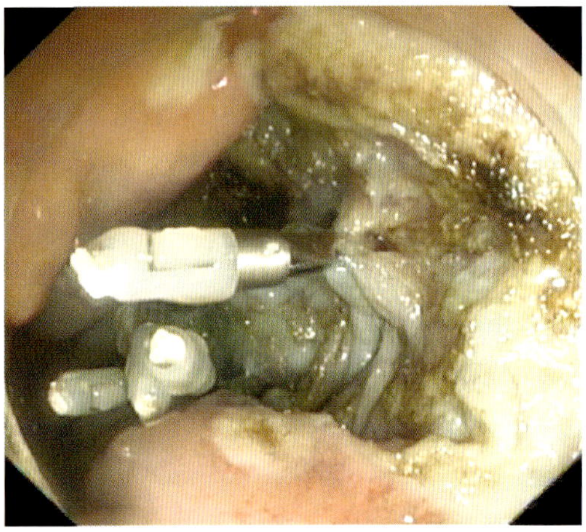

图 7-4-15　APC 处理手术创面，于固有肌层血管暴露处以金属夹预防性夹闭血管，防止术后迟发性出血

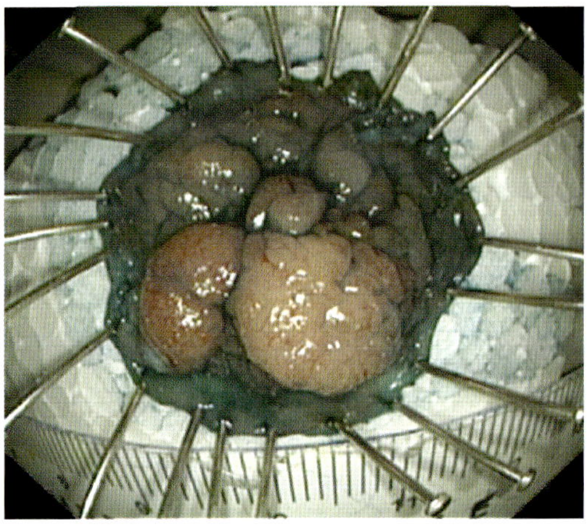

图 7-4-16　切除的标本无破损，切缘完整，约 3.5cm×4cm 大小

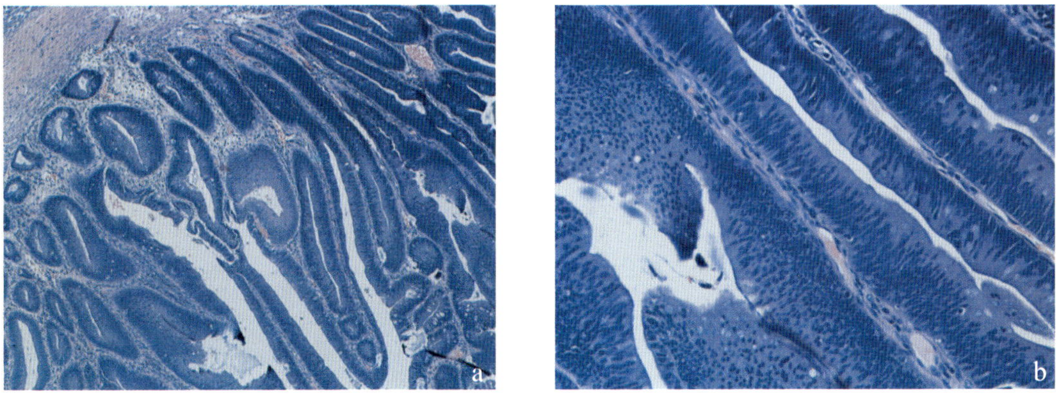

图 7-4-17　病理诊断：绒毛状管状腺瘤伴腺上皮中度异型增生，基底及四周切缘未见累及

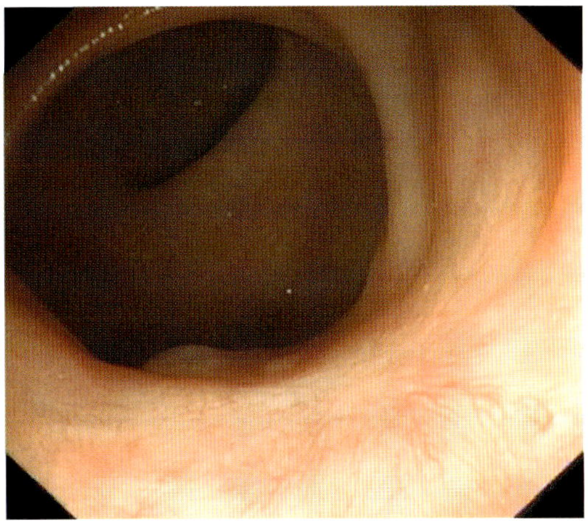

图 7-4-18　术后 2 年，直肠 ESD 区域可见较多瘢痕组织，无复发

【术后诊断】

直肠侧向发育性肿瘤，绒毛状管状腺瘤伴中度异型增生。

【专家点评】

在 ESD 问世以前，EMR 是治疗消化道 LST 的有效方法，对于直径≤2cm 的病灶，对病灶进行黏膜下注射后使用圈套器可完整切除，或通过透明帽加负压吸引的方法加以切除；而对于 >2cm 的病灶，一次性圈套切除难度较大，可采用分块切除的方法（EPMR）。EMR 和 EPMR 的缺点是难以保证病灶的切缘阴性，极易残留，特别是 EPMR，将病灶分成数块切除，不仅病灶切缘无法分辨，而且分块切除过程中极易有岛状的病变黏膜残留，术后复发率高，有学者报道 EPMR 术后复发率达 30% ～ 40%。

ESD 的应用，可以一次性、大块完整切除病变，切缘残留概率低，切除的病灶可进行详细、彻底的病理学检查。中山医院内镜中心的随访数据表明，对于黏膜病变，ESD 的手术切除率达 90.3%，复发率低于 3%，达到外科手术的疗效。

本例患者 2 年前因直肠绒毛状腺瘤接受 EMR 治疗，术后至今一直未随访肠镜，本次体检发现的病灶紧贴原 EMR 瘢痕区，应考虑为复发。因为有过 EMR 手术史，手术区大量瘢痕组织，黏膜层和黏膜下层紧密粘连，黏膜下注射抬举较差，无法再进行 EMR 术，故对该患者实施了 ESD 术，通过 Hook 刀分离瘢痕区，再完整剥除病灶。术后随访是 EMR 和 ESD 治疗的重要步骤，长期密切的随访，不仅可以明确创面的愈合情况，还可了解有无局部复发及消化道其他部位的新发病灶，以利于早期诊断、早期治疗。

（周平红）

第五节　盲肠脂肪瘤的黏膜下挖除术

【病史简介】

患者，女性，57 岁，因“体检肠镜检查发现盲肠黏膜下隆起 3 天”就诊。患者因健康体检来我院行结肠镜检查，发现盲肠 0.6cm × 1.0cm 黏膜下隆起，表面淡黄色，边界清，质地软（图 7-5-1），超声结肠镜检查提示盲肠有一个隆起性病变，内部为高回声，肿块后方声波衰减（图

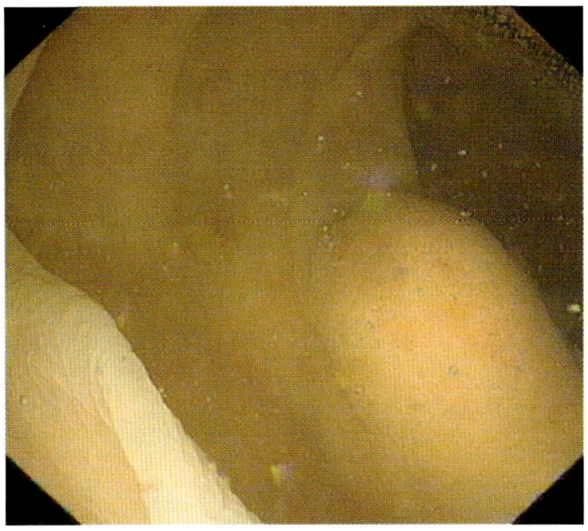

图 7-5-1　结肠镜检查至盲肠，发现一个 0.6cm× 1.0cm 黏膜下隆起，表面黏膜完整、光滑、淡黄色，边界清，质地软

7-5-2），内镜诊断考虑盲肠脂肪瘤可能大。

【术前诊断】

盲肠脂肪瘤。

【内镜治疗方案】

ESE。

【内镜治疗器械】

ESD 治疗器械。

【治疗过程】

见图 7-5-3 ～ 9。

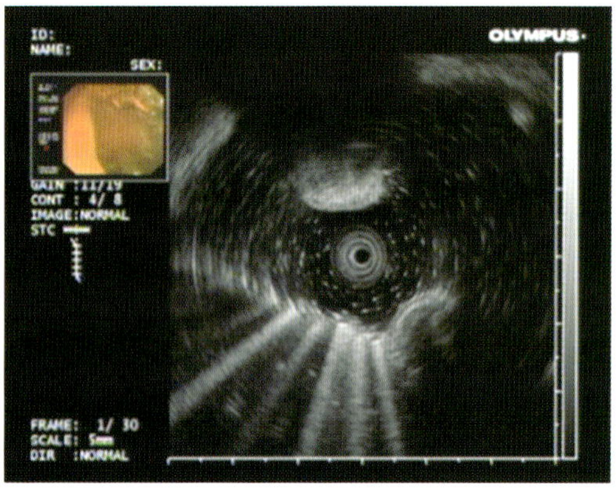

图 7-5-2 超声结肠镜检查，提示肿块位于黏膜下层，高回声，肿块后方声波衰减，符合脂肪瘤的超声图像

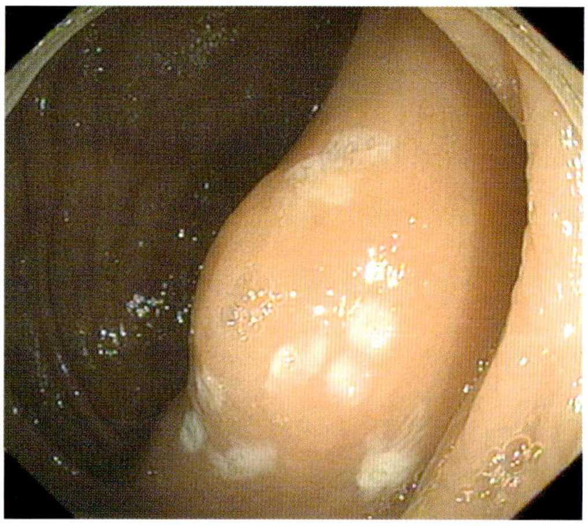

图 7-5-3 使用 APC 于肿块边缘进行标记，黏膜下肿瘤的边缘标记可紧贴肿块边缘，而不必像黏膜病变那样标记点必须距病灶 0.5cm 以上

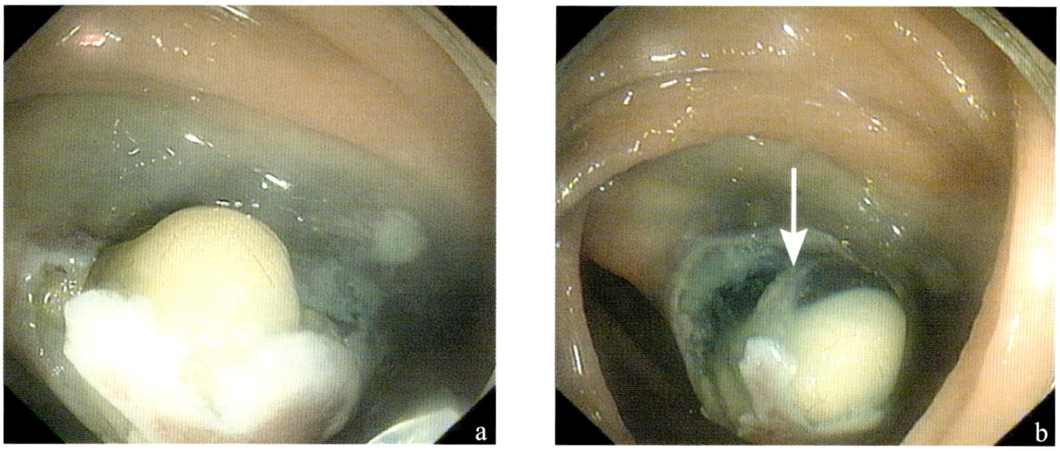

图 7-5-4 对病灶进行黏膜下注射后，以 Hook 刀逐步切开黏膜层，暴露位于黏膜下层的肿块，可见肿块淡黄色，质地软，边界清，有包膜，符合脂肪瘤的表现（白色箭头所指的蓝色组织为黏膜下层）

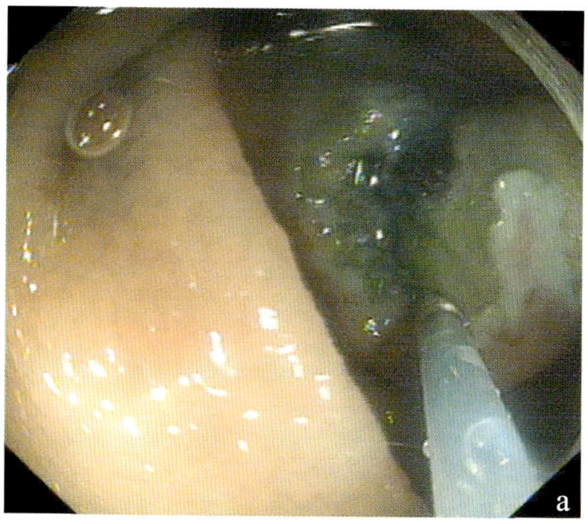

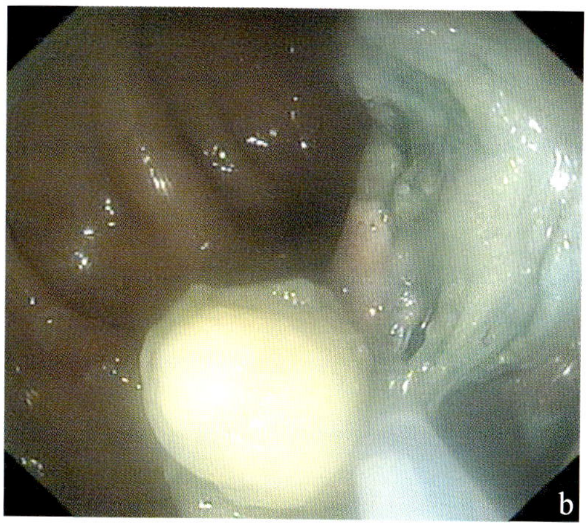

图 7-5-5 以 Hook 刀逐步分离黏膜下层，剥离肿块

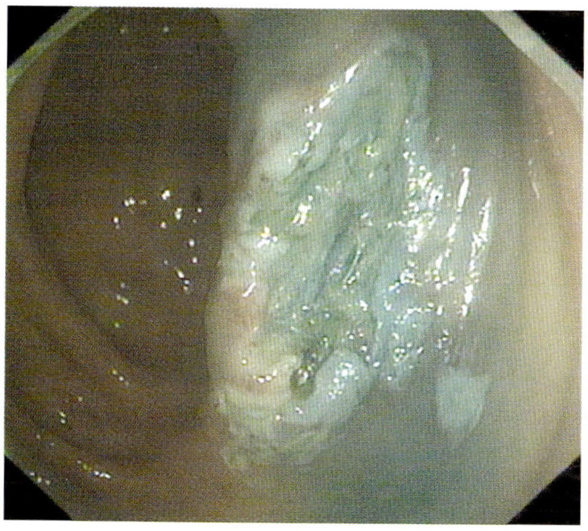

图 7-5-6 肿块完全剥离，检查创面可见固有肌层完整，无明显活动性出血及黏膜下血管显露

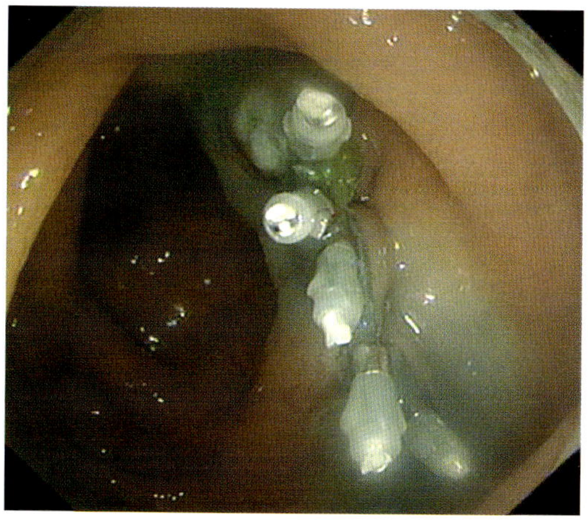

图 7-5-7 以金属夹线性缝合手术创面

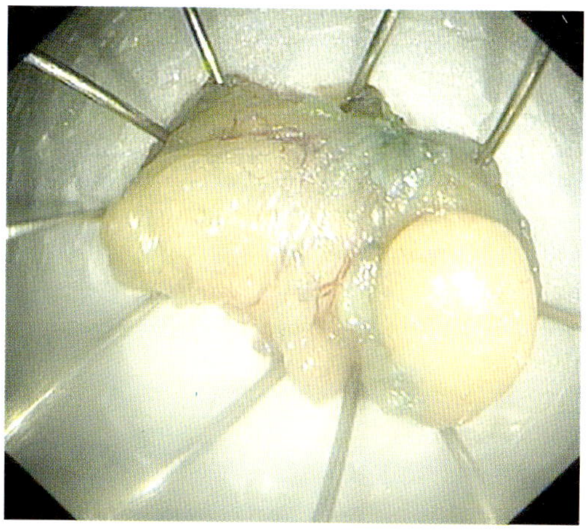

图 7-5-8 切除的标本呈分叶状，可见明显的脂肪颗粒

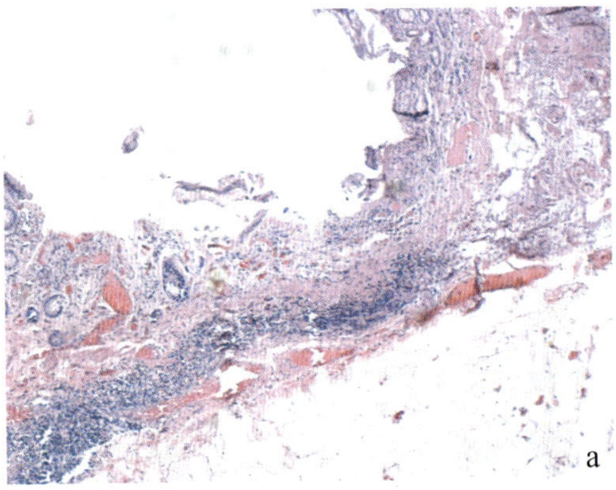

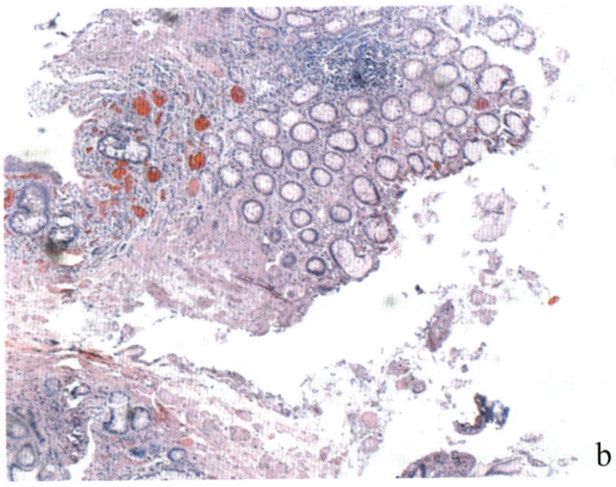

图 7-5-9 病理诊断：（回盲部）纤维脂肪增生结节

【术后处理和随访】

术后 12 小时后进食流质，适量补液，患者一般情况好，无腹痛、腹胀、发热。查体：无压痛、反跳痛，术后 24 小时进食半流质，术后 2 天出院，嘱忌酒、辛辣饮食。术后随访至今约 3 年，肠镜复查无复发征象（图 7-5-10）。

【术后诊断】

盲肠黏膜下层脂肪瘤。

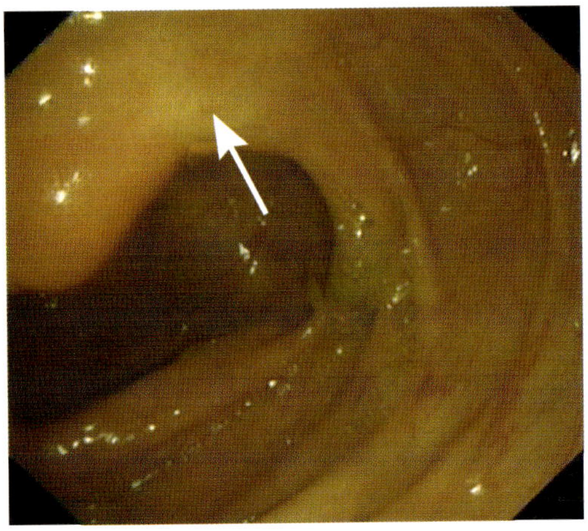

图 7-5-10 术后 3 年复查肠镜，可见手术部白色瘢痕形成，无复发征象

【专家点评】

结肠脂肪瘤好发于 50 ~ 69 岁，女性多于男性。患者多数无症状，较大的脂肪瘤可引起一系列的症状，如腹痛、便血、大便习性改变、肠套叠，少见情况下可触及肿块而被误诊为结肠肿瘤。

在内镜超声广泛应用于临床以前，结直肠脂肪瘤的术前诊断比较困难，对于浆膜下脂肪瘤的诊断尤为困难。结肠脂肪瘤在肠镜下表现为黄色质软的圆形肿块，较大的黏膜下脂肪瘤常常凸入肠腔，部分成为有蒂的瘤。活检时有时可见黄色物流出。病理可明确诊断，镜下可见成熟的脂肪细胞和纤维性间质。钡剂灌肠表现为光滑的肠腔内有蒂或广基肿块，具有形态不稳定的特征，充盈缺损可以在钡剂灌肠时随外压或排空而改变形态。结肠脂肪瘤常需要和结肠腺瘤、平滑肌瘤及结肠癌鉴别诊断。

国外报道，内镜下切除直径<3.0cm 的巨大脂肪瘤是安全、有效、可行的，这与我们的临床实践相符合。我们的经验是结肠脂肪瘤经超声肠镜的进一步确诊后，可行内镜下 EMR 或 ESE 手术切除，术后长期随访亦无复发及转移，内镜微创手术创伤小，避免了开腹手术，患者恢复快，缩短了住院时间，节约了医疗费用。如果脂肪瘤巨大、广基，与恶性肿瘤难以鉴别，或是肌壁间

肿瘤，或合并有肠出血、肠梗阻、肠套叠等时，应考虑开腹手术，手术方式可根据实际情况采用局部切除术（剥除术）或肠段切除肠吻合术等术式，手术中全面探查腹部情况，是否多发或合并其他恶性肿瘤，是否有肝、腹膜或腹腔其他脏器转移，如难以鉴别良恶性，可术中送快速冰冻切片，排除脂肪肉瘤的可能。

（钟芸诗）

第六节　左半结肠癌性梗阻的支架引流术

【病史简介】

患者，女性，65岁，因“反复大便带血8个多月，腹痛、腹胀，伴肛门停止排便、排气3天”就诊。患者于8个多月前出现大便带血，为暗红色，与大便混合，当时未重视，未就诊。本次入院前3天，患者突然出现腹痛、腹胀，肛门停止排便，起初仍有少量排气，后来排气也完全停止，患者既往无手术史。来院就诊，腹部X线平片提示左半结肠梗阻，结肠胀气扩张，小肠可见气液平面（图7-6-1、2）。腹部CT可见降结肠近脾曲部位软组织肿块，近端肠腔明显扩张。临床诊断考虑左半结肠恶性肿瘤致急性肠梗阻可能性大。

【术前诊断】

急性低位结肠梗阻，降结肠癌可能。

【内镜治疗方案】

通过结肠镜和X线监视下于结肠梗阻段放置金属支架，解除梗阻，待完成肠道准备后，行一期肿瘤切除＋肠吻合术，避免结肠造瘘，减轻患者的痛苦，提高患者的生活质量，节约医疗费

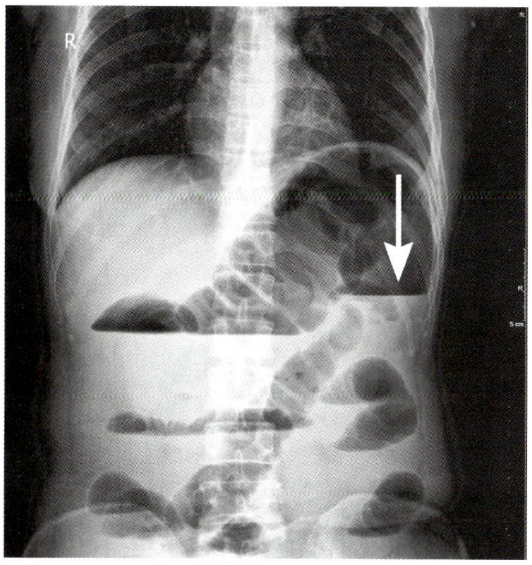

图7-6-1　立位腹部平片可见小肠、横结肠明显扩张，肠腔内积气、积液，可见多个液平面，结肠扩张部位至降结肠近脾曲处消失，远端肠腔未显影，提示梗阻部位可能位于此处（白色箭头所指）

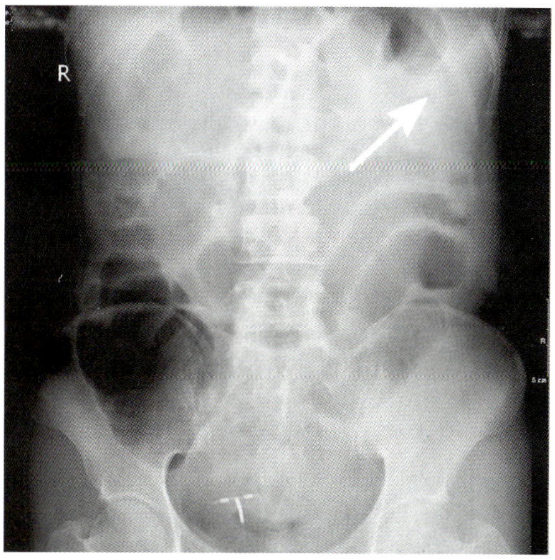

图7-6-2　卧位腹部平片，可见小肠、盲肠、升结肠、横结肠明显积气扩张，结肠脾曲以下肠管未显影（白色箭头所指）

用和缩短住院时间。

【内镜治疗器械】

结肠镜、导丝、造影管、肠道金属支架等。

【治疗过程】

见图 7-6-3 ~ 12。

【术后处理和随访】

待患者恢复肛门排气、排便后，进食流质，适当补液，维持水、电解平衡。术毕患者立即恢复肛门排气，排出大量糊状粪便，腹痛、腹胀明显缓解，进食流质饮食，无不适。术后 3 天，患者行腹部 CT 检查，提示肠梗阻征象消失，降结肠脾曲处可见肠壁增厚，内可见支架影（图 7-6-13）。术后 7 天，经充分肠道准备后，行降结肠癌根治 + 结肠一期吻合术，术后患者恢复情况好，顺利出院（图 7-6-14 ~ 16）。

【术后诊断】

降结肠腺癌伴急性肠梗阻。

【专家点评】

左半结肠恶性肿瘤所致的肠梗阻，是外科急诊的常见疾病。常规外科手术处理有两种方式，即一期切除或是二期切除。一期切除术后易发生吻合口漏。其主要原因可能为：① 急诊手术未行肠道准备，梗阻致肠腔粪便积聚，肠腔内致病菌数量与毒力剧增，极易污染而致吻合口漏，并可引起致命的粪性腹膜炎，病死率达 25% ~ 40%；② 术中灌洗导致手术时间延长，增加了污染的机会；③ 患者年老体弱，常伴有心、肺疾病及糖尿病，同时急性梗阻常易引起脱水、电解质紊乱、贫血、低蛋白血症等。故左半结肠急性梗阻，手术治疗术式一般采用一期切除肿瘤 + 结肠造瘘，二期手术还纳结肠造瘘口。

肠道支架在大肠癌梗阻治疗中的应用主要分为暂时过渡性放置和姑息性永久放置。其中姑息性治疗适用于结直肠肿瘤无法切除或腹腔内广泛转移或远处转移者、盆腔恶性肿瘤浸润结直肠导致梗阻者、重要脏器功能不全而不能耐受手术和拒绝手术治疗者，肠道支架可以解除梗阻，免去

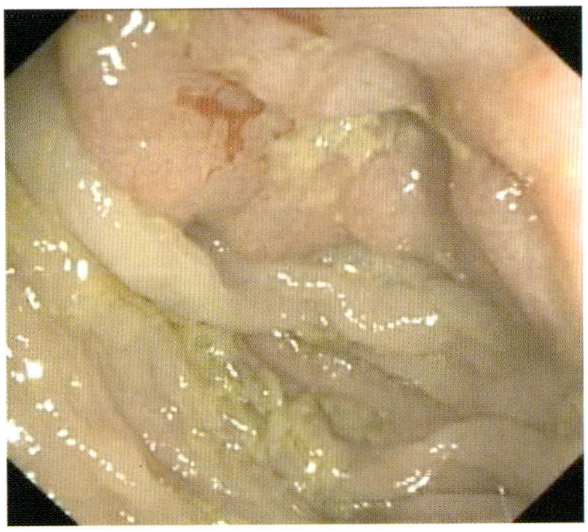

图 7-6-3 结肠镜循腔进镜至距肛缘 60cm，可见一圈肿块阻塞肠腔，结肠镜无法通过，肿块为不规则形，表面高低不平、糜烂、坏死，内镜诊断考虑为结肠癌

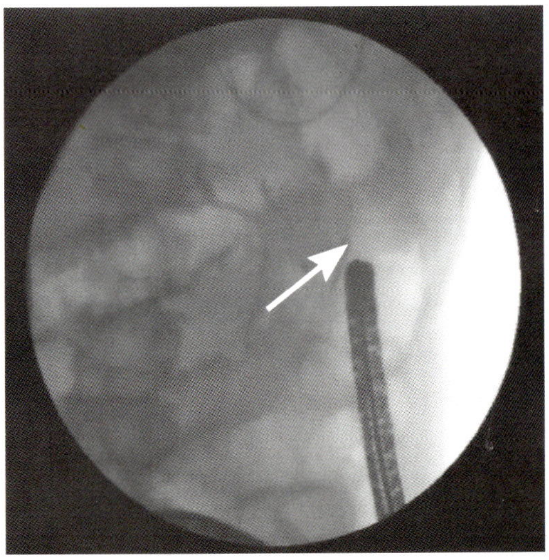

图 7-6-4 X 线透视下，可见结肠镜近端的软组织影即为结肠肿块（白色箭头所指），部位为降结肠近脾曲处

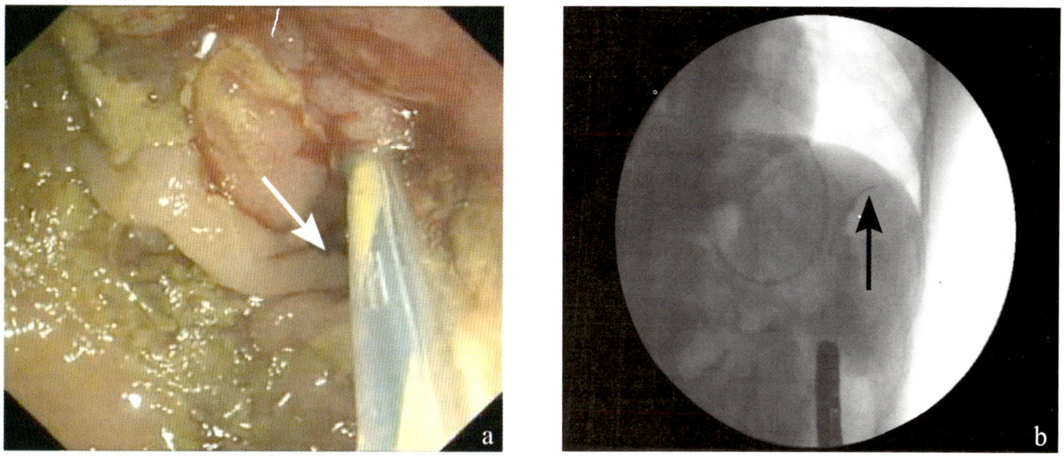

图 7-6-5　应用造影管（白色箭头所指）进行插管，在 X 线的监视下，引导导丝通过狭窄段，进入狭窄段近端肠腔（黑色箭头所指为已通过狭窄段并进入狭窄近端肠镜的导丝）

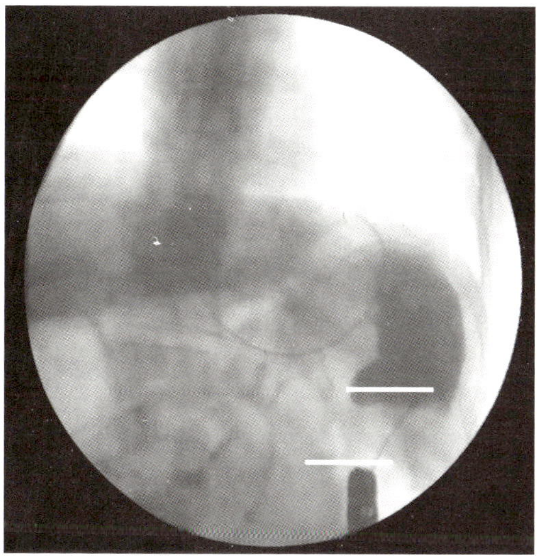

图 7-6-6　以导丝辅助造影管置于梗阻近端肠腔，并进行 X 线透视下造影，动态观察造影情况。① 造影剂显影形态与肠镜影一致，可确认导丝位于肠腔（有时插管时可形成假道，使导丝穿出肠腔而进入游离腹腔）；② 造影中显示的造影剂截断处与肠镜头端之间的距离即为肿瘤狭窄段的长度（如图中双白线所示），本例患者狭窄段长约 3 ~ 4cm，狭窄近端肠腔明显扩张

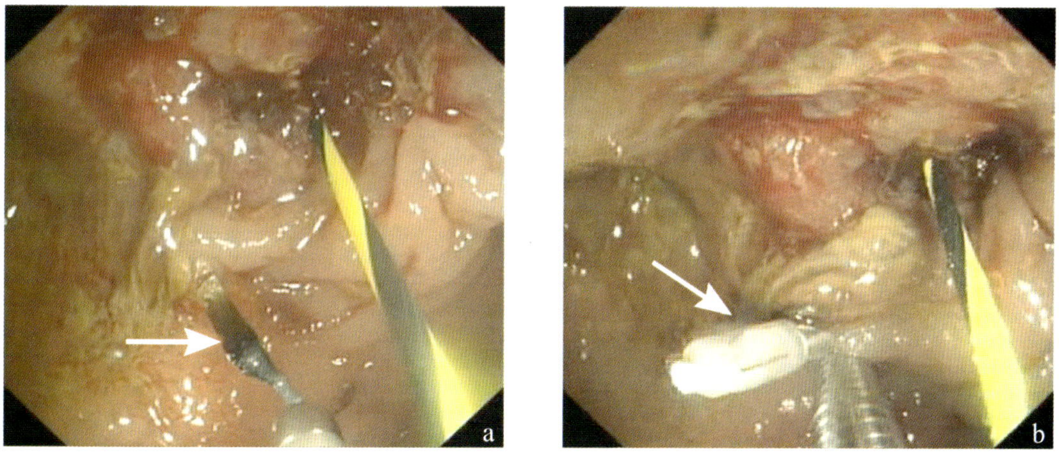

图 7-6-7　造影后，经造影管置入导丝，退出造影管，在肿瘤梗阻段远端留置金属夹 1 ~ 2 枚，作为 X 线透视下梗阻段下缘的标记点（白色箭头所指即为金属夹）

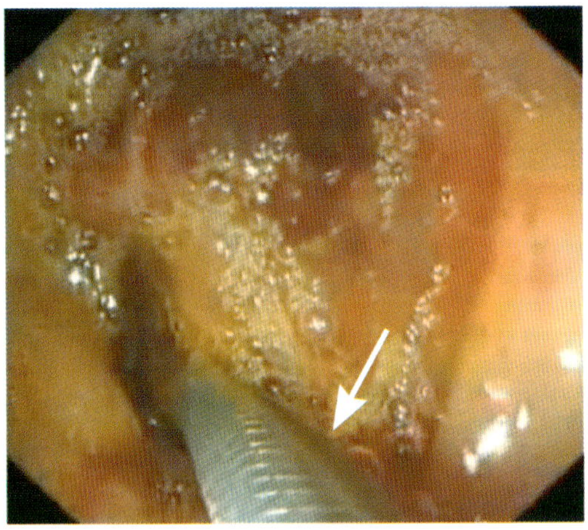

图 7-6-8　在肠镜和 X 线透视的联合监视下，顺导丝置入金属支架（南京微创公司，26mm×80mm）的推送器（白色箭头所指）

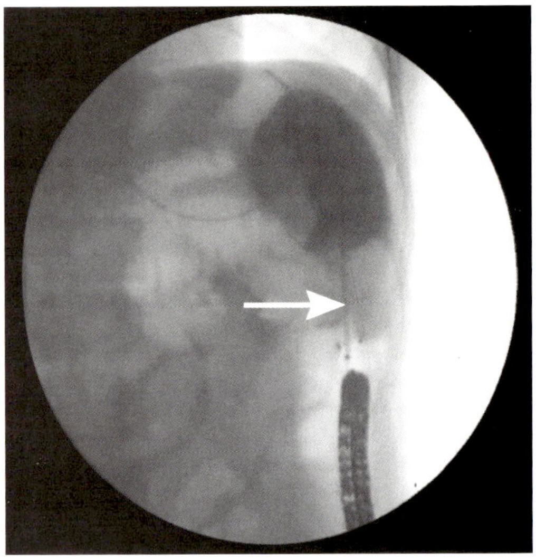

图 7-6-9　X 线透视下可见金属支架推送器（白色箭头所指）已穿过梗阻段，支架上缘已越过狭窄上缘 2cm 以上，推送器下缘旁两个黑点即为内镜下留置的金属夹标记物，推送器下缘在金属标记点的下方

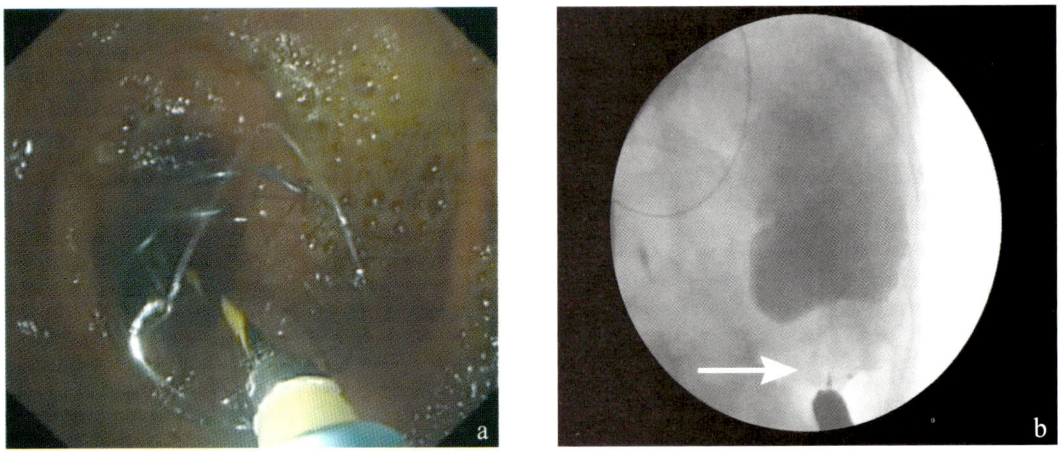

图 7-6-10　在内镜和 X 线透视共同监视下逐步释放支架，X 线透视下可见支架下端位于金属夹标记点以下

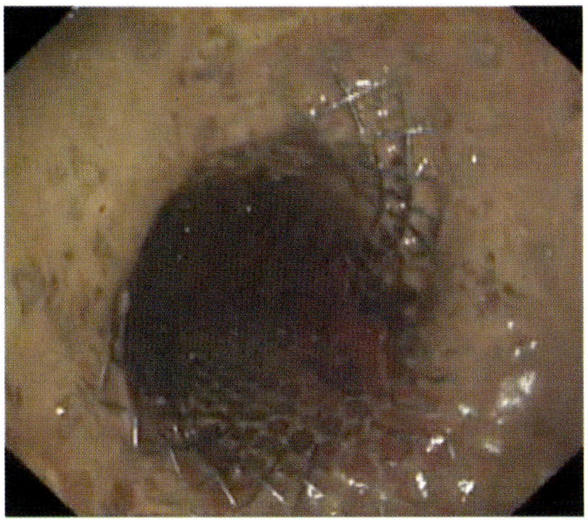

图 7-6-11　负压吸引后，可见大量粪便从支架内涌出，说明支架引流效果好

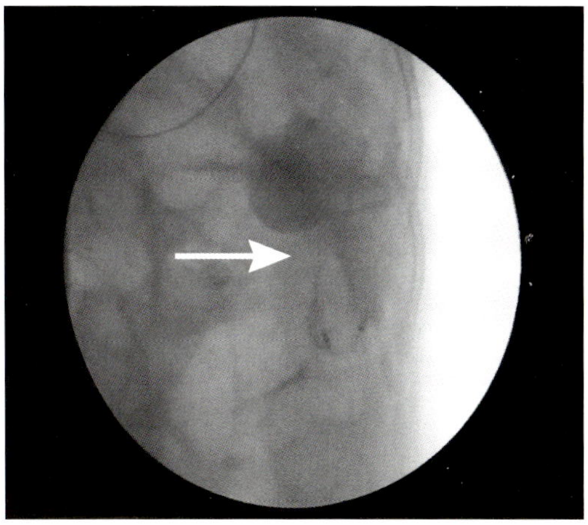

图 7-6-12　X 线透视下可见支架上缘和下缘均越过狭窄段，支撑效果好，支架最窄段即结肠梗阻部位（白色箭头所指）

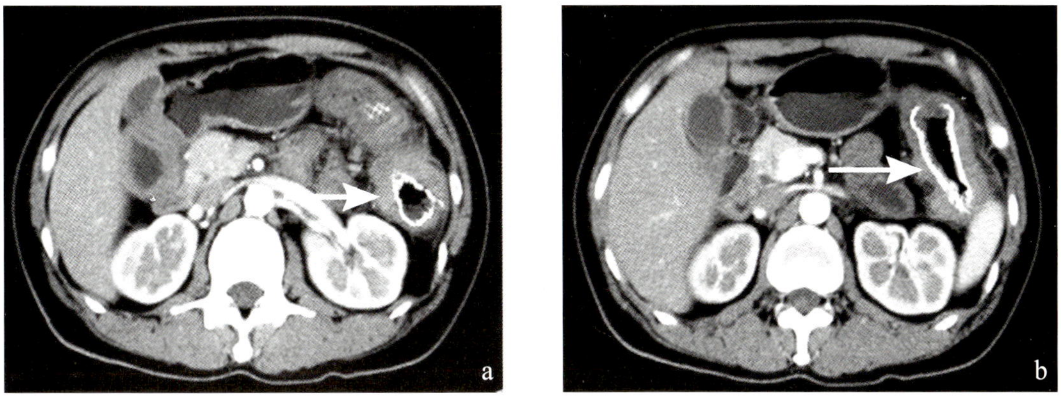

图 7-6-13　小肠、结肠无明显扩张，降结肠脾曲处可见肠壁增厚，内可见金属支架影（白色箭头所指）

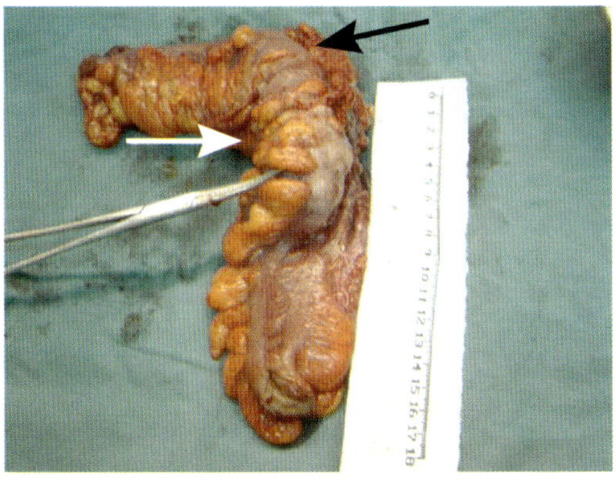

图 7-6-14　根治性左半结肠切除术后的标本，白色箭头所指的为肠腔内肿块狭窄部位，黑色箭头所指为结肠脾曲

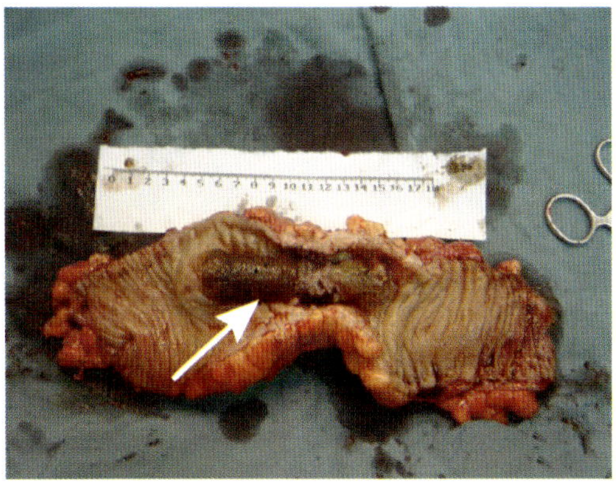

图 7-6-15　切开标本，可见肠腔内的支架（白色箭头所指），支架周围肠壁明显增厚、僵硬

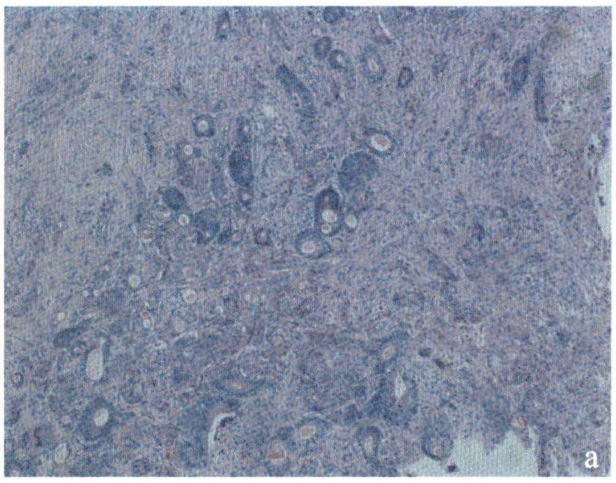

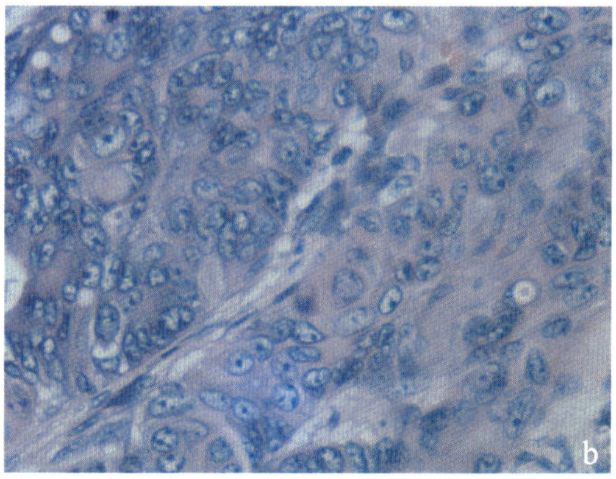

图 7-6-16 病理诊断:（结肠）溃疡型腺癌，分化Ⅱ～Ⅲ级，浸润全层及周围组织，两切缘未见癌累及

患者结肠造瘘之苦，提高其生活质量。

本例患者肠道支架为过渡性放置，替代结肠造瘘术，进行充分肠道减压，缓解梗阻症状。国外的资料表明，急性梗阻放置支架后再手术组的治疗结果与无梗阻单纯手术组在术后肛门排气时间、围术期并发症、病死率、住院时间等方面比较，差异无统计学意义。我们认为术前经内镜放置肠道支架减压后，使左侧大肠癌梗阻患者的肠道局部和全身病理生理状态恢复或接近无梗阻状态，再按单纯性大肠癌的一期切除吻合的手术方式处理，则有望降低急诊手术并发症和病死率。同时可使患者免除结肠造瘘之苦，减少一次手术创伤，减少住院时间，降低医疗费用。

大肠癌合并肠梗阻的手术原则是解除肠梗阻和行结直肠癌根治性切除。术前通过内镜放置肠道支架先解除肠道梗阻，再行一期肿瘤根治术和肠吻合术，安全有效，可作为左半结肠癌合并肠梗阻首选的治疗方法。

（徐美东）

第七节　乙状结肠扭转的内镜下复位术

【病史简介】

患者，男性，16 岁，因“因突发腹痛、腹胀，肛门停止排便、排气 1 天”来我院急诊就诊，既往有便秘病史和乙状结肠扭转病史，曾在我内镜中心进行内镜下复位治疗 1 次，缓解后行全结肠镜检查，未见明显占位性病变。患者来我院急诊行腹部 X 线平片摄片，提示乙状结肠扭转（图 7-7-1）。

【术前诊断】

低位结肠梗阻，乙状结肠扭转。

【内镜治疗方案】

拟行急诊肠镜下乙状结肠扭转复位术，以改善急性肠梗阻症状。

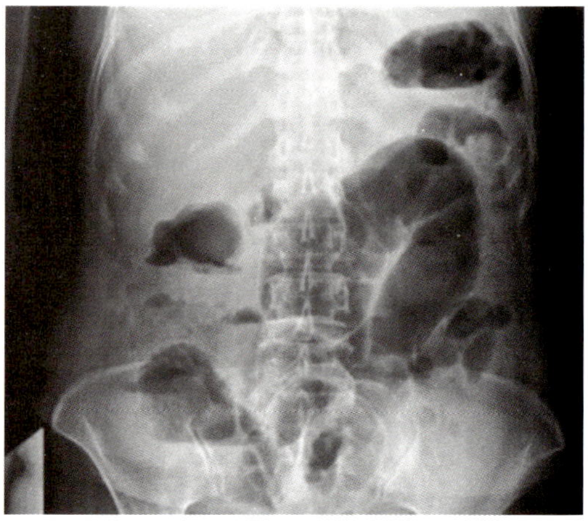

图 7-7-1 X 线腹部平片提示为乙状结肠扭转

【内镜治疗器械】

结肠镜。

【治疗过程】

见图 7-7-2 ～ 5。

【术后处理和随访】

观察腹部体征及排便、排气情况。适量补液，维持水、电解质平衡。患者于术后 1 年内仍有两次类似急性肠梗阻发作，均通过内镜下复位缓解，后经钡剂灌肠证实乙状结肠冗长，

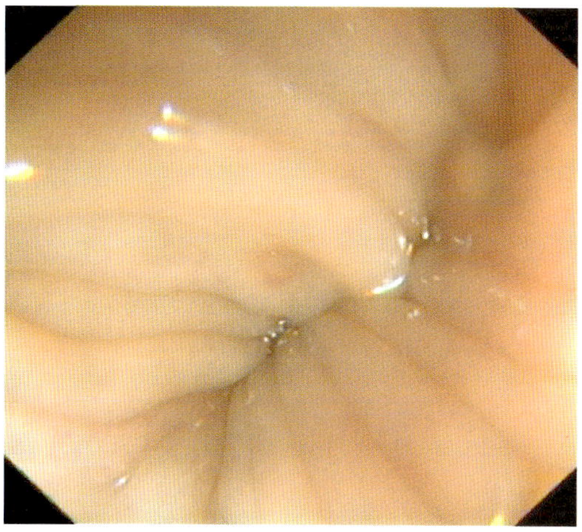

图 7-7-2 急诊结肠镜进入乙状结肠距肛缘 18cm，可见肠腔扭曲狭窄，肠黏膜纠集，肠腔内空虚，无粪便

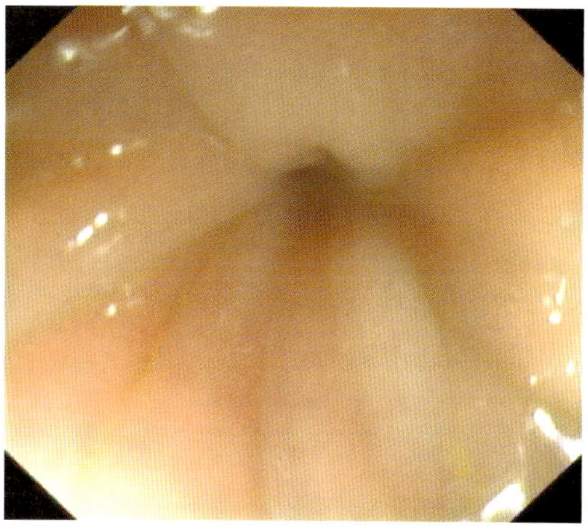

图 7-7-3 反复注气、吸气、松动扭转部肠管，同时反复用镜头向前轻轻推挤闭锁的肠腔并钩拉

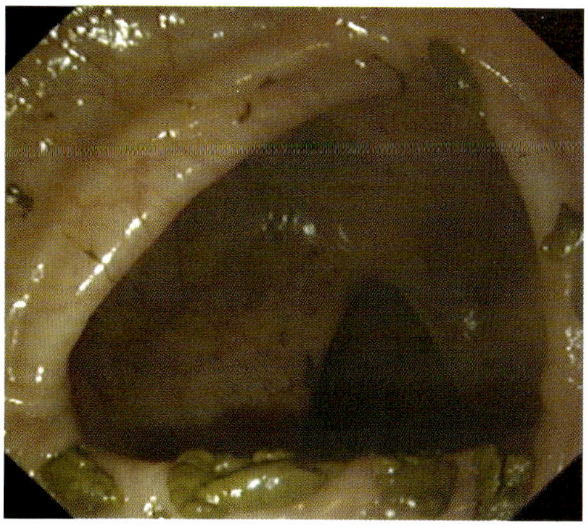

图 7-7-4 当镜头挤进闭锁部上端扩张的肠腔时，患者立刻感到腹部胀痛缓解。此处肠腔明显扩张、积气，肠腔内可见较多粪便，继续循腔进镜至距肛缘 30cm 后反其螺旋旋转镜身 180° 并拉直镜身

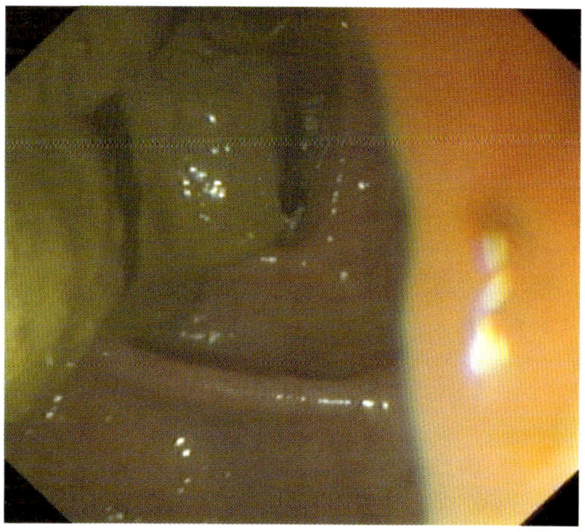

图 7-7-5 继续循腔，在进镜的过程中不断地吸气、注水，观察肠壁，排除结肠肿瘤、巨大息肉等可引起结肠扭转的疾病。结肠镜检查至横结肠，肠腔内大量粪便，无法进镜。退镜过程中，结肠镜至距肛缘 18cm 处时，未再见明显的肠腔扭曲狭窄段

收入外科行结肠部分切除术后未再有类似发作。

【术后诊断】

急性肠梗阻，乙状结肠扭转。

【专家点评】

乙状结肠扭转是引起老年肠梗阻的三大病因之一，多见于老年男性，近年来我国发病率有增长的趋势。发病原因有：① 乙状结肠及其系膜冗长；② 老年人结肠黏膜和肌层萎缩，结缔组织增多，而致大肠壁增厚，大肠长度延长；③ 乙状结肠内粪便大量积聚，特别是活动量小、排便能力差的老人，以及患有乙状结肠肿瘤、憩室、息肉、先天性巨结肠症等病变的患者，亦包括慢性便秘、长期服用缓泻剂，容易发展为无症状性假性巨结肠症者；④ 部分患者无明显诱因，扭转可能与肠动力改变有关。其他可能引起本病的疾病包括肠腔蛔虫团、肠肿瘤、肠粘连、美洲锥虫病、硬皮病、肠气囊症等，体位姿势的突然改变亦可引起本病。

腹痛、腹胀、便秘三联征是乙状结肠扭转的主要表现，按发病的缓急可分为急性暴发型和亚急性型，但实际上不少病例是不能截然分型的。临床上以亚急性型多见，通常为老年患者，起病较缓，腹痛较轻，有进行性腹胀，多有便秘，全身情况较好。62% ~ 90% 的患者 X 线腹部平片检查显示扩张、增大、无结肠袋形的乙状结肠，呈“马蹄铁”状，可见两个大液平面。

乙状结肠扭转的治疗必须达到解除梗阻、防止复发两个目的。以往治疗通常采用体外手法、灌肠法等复位，复位成功率不高，无效者只能手术治疗。随着结肠镜技术的发展，国内外学者不断采用结肠镜进行乙状结肠扭转复位。由于电子结肠镜具有良好的可曲性，视野清晰，操作易行，在肠镜头端加用透明先端帽，更有利于推开扭转收缩的肠壁，使操作更简便有效。因此乙状结肠扭转内镜复位成功率高，并发症少，避免了患者外科手术的痛苦。此法复位成功率 76% ~ 92%。但临床上疑有肠坏死或检查中发现有溃疡形成者不宜使用，以免复位时造成肠穿孔。

对于经非手术方法复位失败者；插镜时见肠腔内有血性粪水，或肠黏膜有坏死，或溃疡形成者；有腹膜炎或肠坏死征象者，应该及时手术治疗。

（时强　马丽黎）

第八节　吻合器痔上黏膜环切钉合术术后吻合口瘢痕性狭窄的内镜扩切术

【病史简介】

患者，男性，68 岁，因“吻合器痔上黏膜环切钉合术（procedure for prolapse and hemorrhoids，PPH）术后 6 个月反复排便困难 1 个月”就诊。患者于 6 个月前因重度痔疮行 PPH 术，于 1 个月前出现排便费力，大便干结尤为明显，来院就诊，肛指检查提示吻合口狭窄，仅容一指，行结肠镜检查，距肛缘 3cm 见吻合口狭窄，结肠镜勉强可通过，吻合口愈合情况良好（图 7-8-1）。

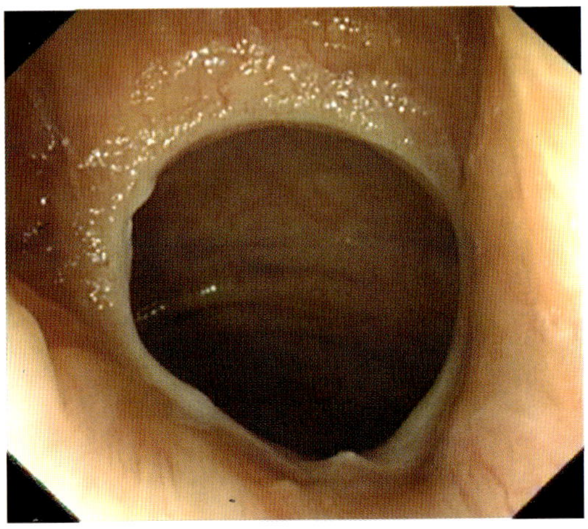

图 7-8-1　结肠镜下见直肠距肛缘 3cm 处吻合口狭窄，直径约 1.0cm，吻合口愈合良好，无明显充血、水肿等炎性反应，也无异常的新生物，故临床考虑为吻合口瘢痕收缩性狭窄

【术前诊断】

PPH 术后，吻合口狭窄。

【内镜治疗方案】

内镜下扩切术，切断瘢痕处的纤维环，达到扩大吻合口的目的。

【内镜治疗器械】

内镜用针形切开刀。

【治疗过程】

见图 7-8-2 ~ 6。

【术后处理和随访】

术后创面局部应用复方角菜酸酯软膏，应用缓泻剂，软化大便，保持大便通畅（图 7-8-7、8）。

【术后诊断】

PPH 术后吻合口狭窄。

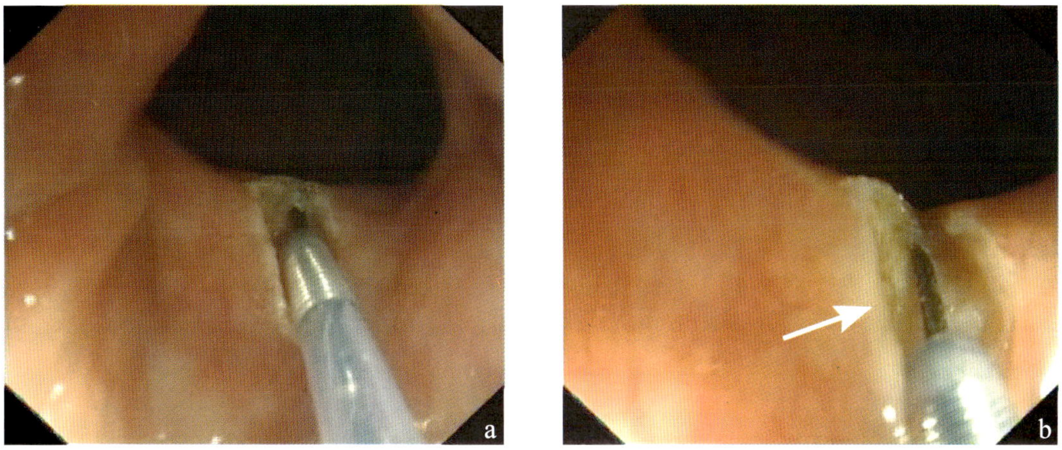

图 7-8-2　结肠镜下，将针形切开刀（白色箭头处为针形刀头）置于瘢痕环处，以垂直瘢痕环方向从口侧向肛侧切开纤维环

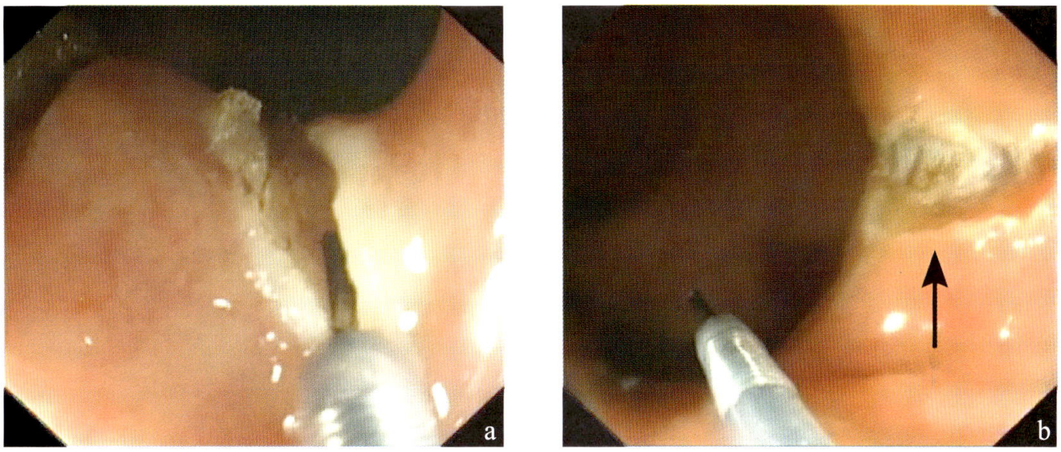

图 7-8-3　针形切开刀切开深度以全层切断瘢痕纤维环，直至暴露直肠的固有肌层为宜（黑色箭头处为直肠壁的固有肌层）

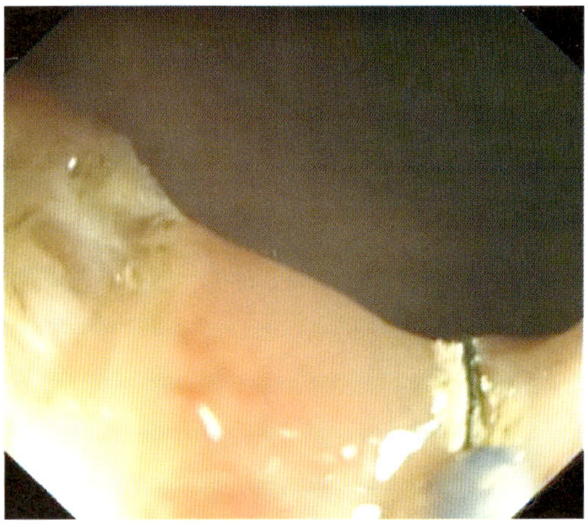

图 7-8-4 内镜下扩切应在瘢痕环处多点切开，防止术后狭窄复发

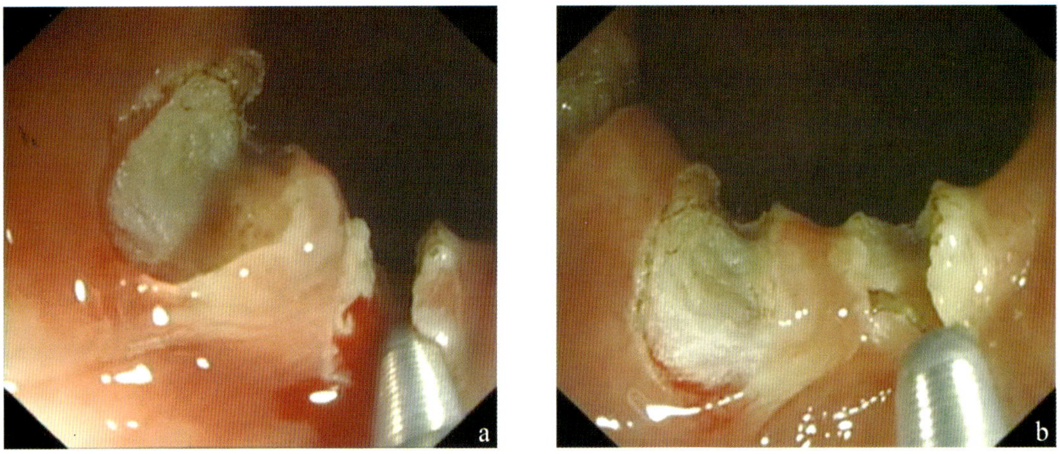

图 7-8-5 内镜下扩切过程中，可因切断吻合口或直肠黏膜下血管而引起出血，针形切开刀的电凝止血功能可有效地起到止血的作用

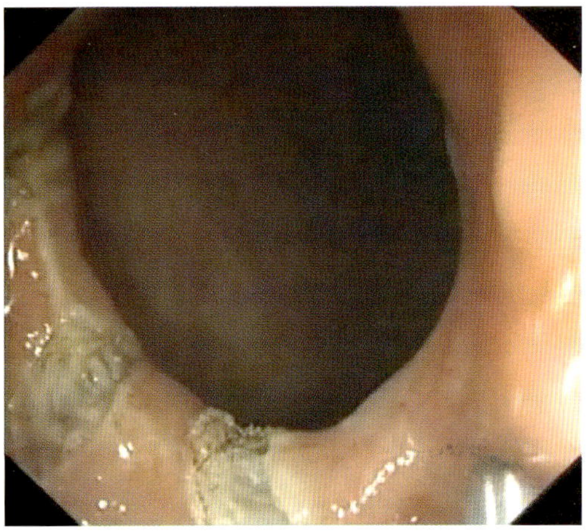

图 7-8-6 完成多点切开后，吻合口明显扩大，可容纳两指

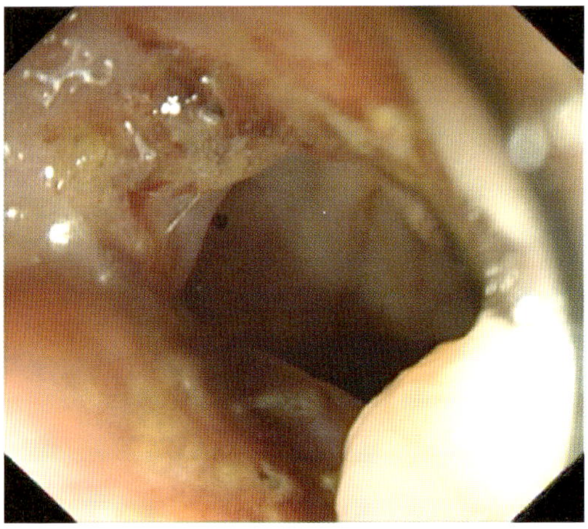

图 7-8-7 术后 1 周，患者排便困难明显缓解，结肠镜检查扩切术创面炎症反应明显

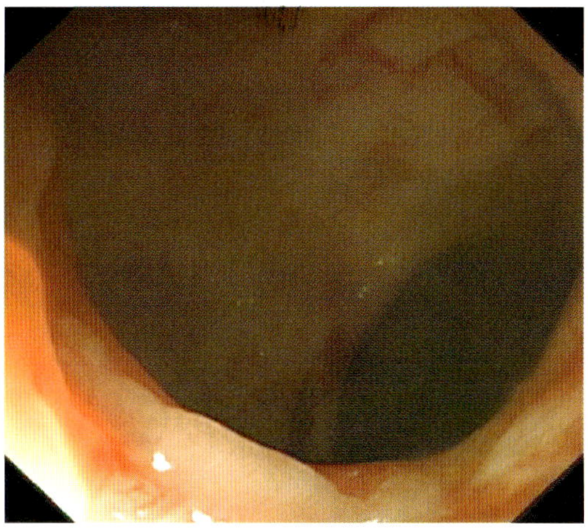

图 7-8-8　术后 3 个月复诊，患者排便通畅。肛指检查吻合口狭窄明显缓解，结肠镜检查吻合口较扩切术前明显增大，瘢痕愈合良好

【专家点评】

吻合口狭窄是 PPH 术后常见的并发症，国外文献报道，其发生率为 6% ～ 10%，大多数的狭窄程度较轻，患者无明显排便困难症状，仅在术后随访中被发现，少数严重患者有明显的排便困难症状。吻合口狭窄的原因尚未明确，目前认为与术后吻合口炎症反应及瘢痕收缩有关，尚无有效的预防方法。

诊断吻合口狭窄并不难。单纯的瘢痕性狭窄，患者有明显的排便困难症状，通过直肠指检和结肠镜检查即可获得诊断。以往外科对吻合口狭窄，特别是直肠癌经腹根治术（Dixon）后的吻合口狭窄，主要采用经肛门的直接扩张方法，扩张过程中患者比较痛苦，疗效欠佳。与 Dixon 术不同的是，PPH 术只切除患者直肠的部分黏膜层和黏膜下层，肌层完整，术后瘢痕形成主要局限于黏膜和黏膜下层，而 Dixon 术是直肠壁全层的瘢痕形成。PPH 术的这个特点，使瘢痕环切断术成为可能。结肠镜下进行该手术，视野好，操作方便，并且有相应的内镜器械和设备配套，操作只需在内镜中心进行，无需进手术室，无需进行椎管内麻醉和扩肛，简便易行。

（姚礼庆）

第九节　结肠黏膜下肿块的腹腔镜内镜联合手术

【病史简介】

患者，男性，22 岁，因下腹部隐痛不适 1 周来我院就诊。既往体健。行结肠镜检查，提示横结肠近肝处可见 2cm × 2cm 黏膜下球形隆起，表面黏膜完整（图 7-9-1）；超声肠镜检查提示肿块来源于固有肌层（图 7-9-2）。

【术前诊断】

结肠固有肌层肿块。

【内镜治疗方法】

LECS。

【特殊治疗器械】

ESD 专用器械、腹腔镜手术专用器械等。

【治疗过程】

见图 7-9-3 ～ 11。

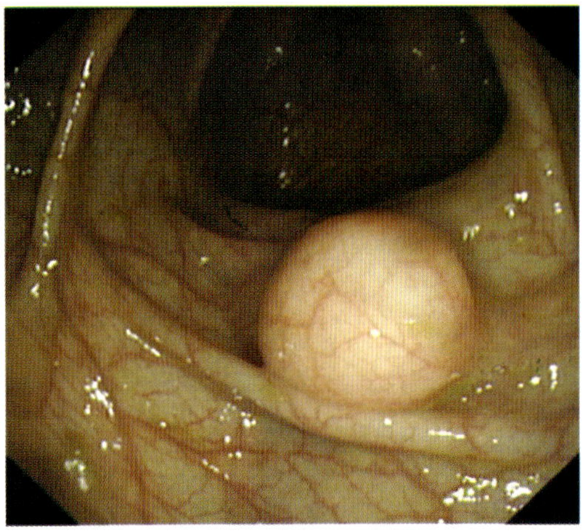

图 7-9-1 结肠镜检查提示横结肠近肝区处 2cm×2cm 黏膜下球形隆起，表面黏膜完整

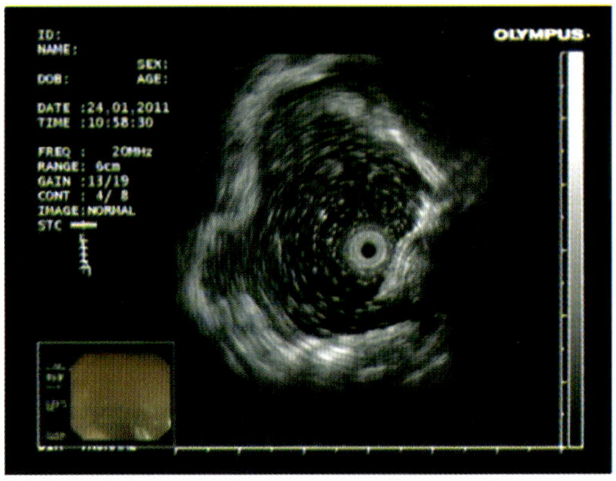

图 7-9-2 超声肠镜扫描提示肿块 2cm×2cm 大小，来源于固有肌层

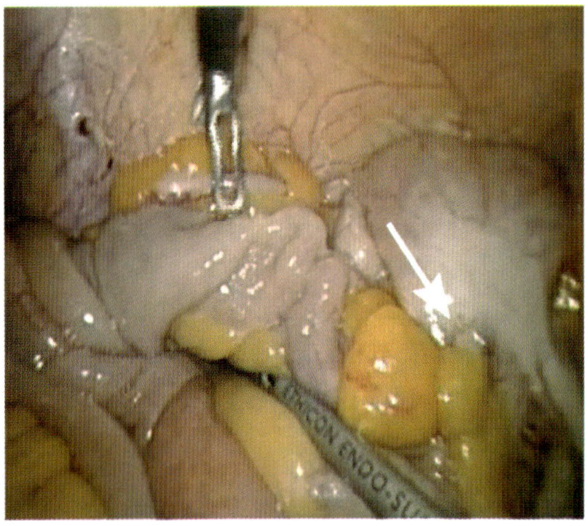

图 7-9-3 腹腔镜进腹后游离、暴露回盲部（白色箭头所指）

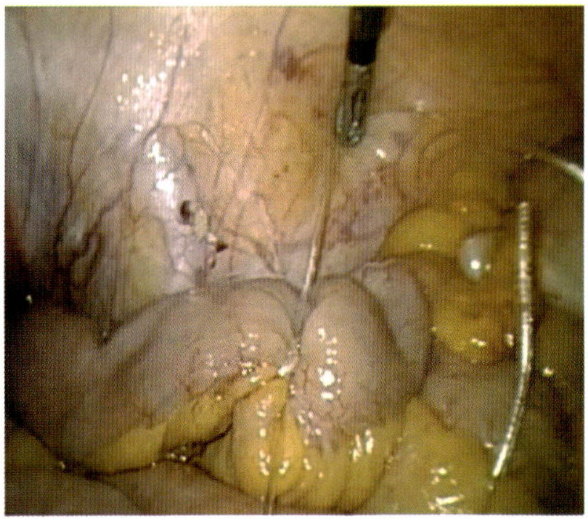

图 7-9-4 于回盲部近端 10 ~ 15cm 的末端回肠部位以塑料带结扎阻断末端回肠，防止在进行双镜治疗时过多的气体进入小肠引起小肠胀气而影响腹腔镜手术视野

【术后处理和随访】

术后予患者禁食、胃肠减压、应用抗生素、补液等治疗，患者恢复好，无腹痛、压痛、反跳痛等腹膜炎体征，术后 48 小时拔除胃肠减压管，进食流质饮食，无不适，术后 5 天顺利出院，随访至今约 1 年，一般情况良好。

【术后诊断】

结肠纤维瘤。

【专家点评】

钙化性纤维性肿瘤（calcifying fibrous tumor,

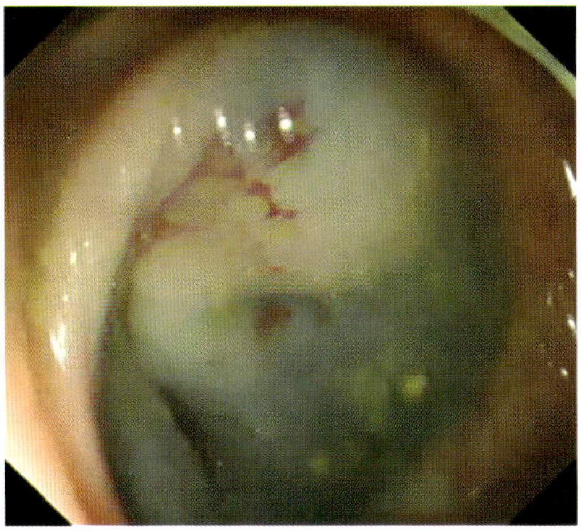

图 7-9-5 内镜下行黏膜下注射后，可见肿块周围黏膜“抬举征”良好，肿块抬举不明显，此征象亦提示肿块来源于固有肌层

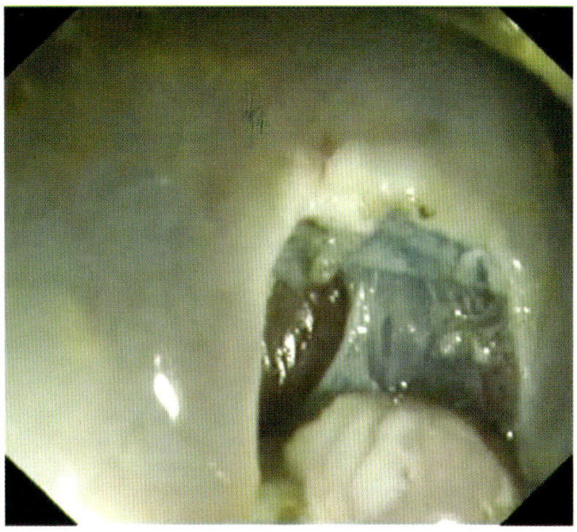

图 7-9-6 内镜下剥离肿块，可见肿块与浆膜紧贴，手术创面可见结肠肠壁全层缺损，可窥见肠腔外脏器

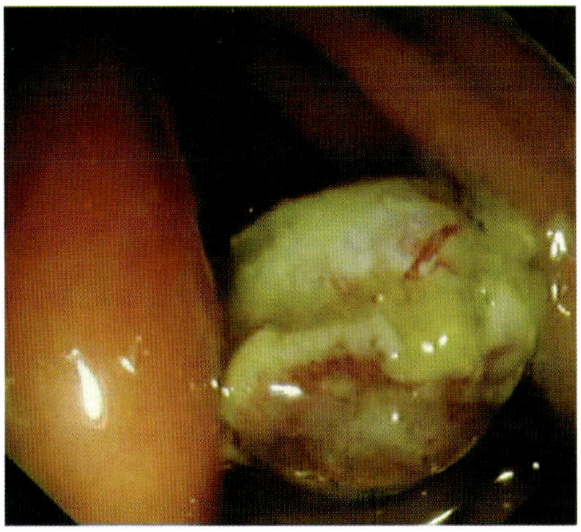

图 7-9-7 内镜下切除肿块，可见肿块与结肠浆膜面紧贴

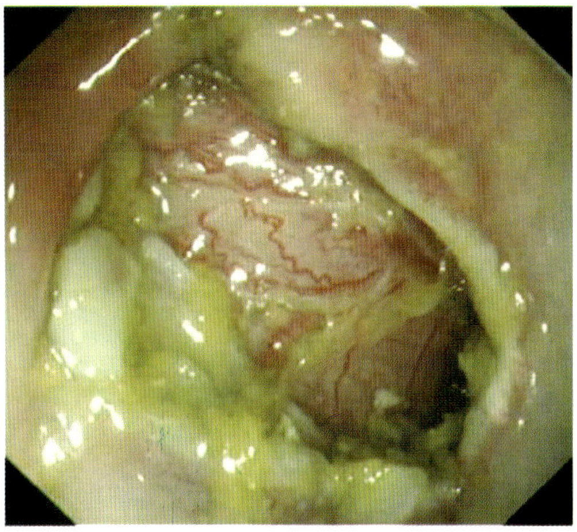

图 7-9-8 肿块切除后可见结肠壁全层缺损，腔外为十二指肠

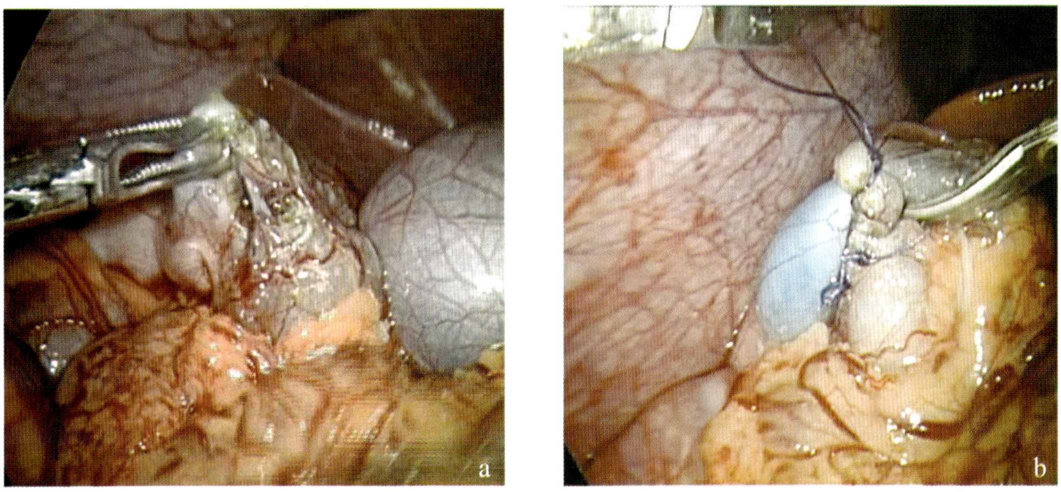

图 7-9-9 腹腔镜下缝合结肠壁缺损

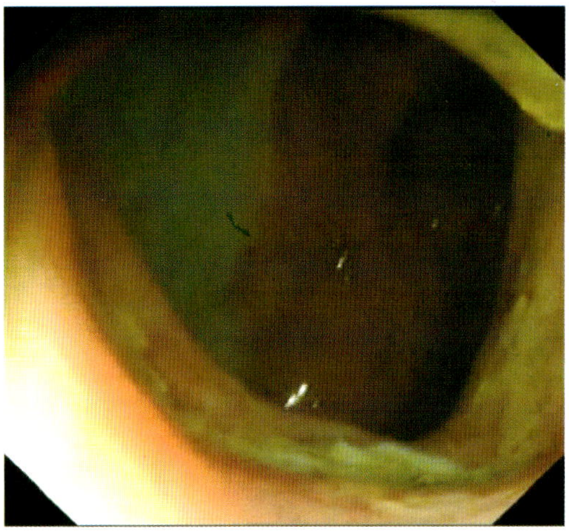

图 7-9-10 切除后内镜创面

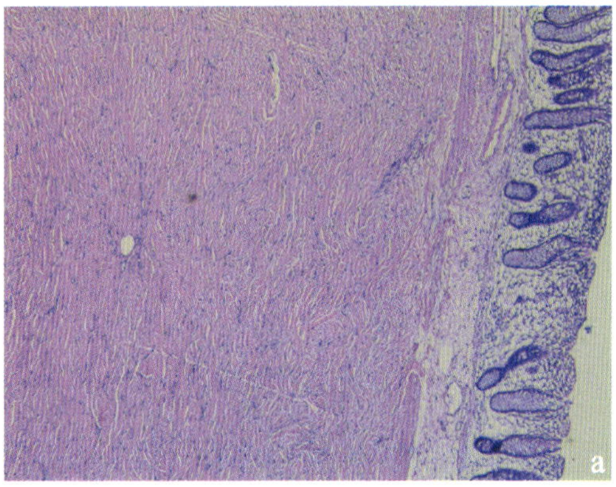

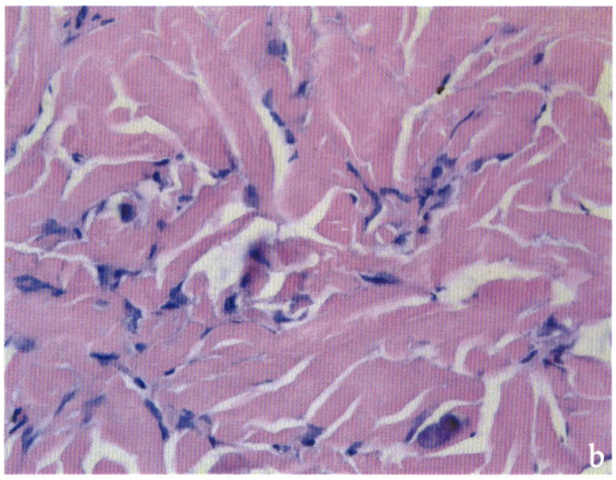

图 7-9-11 病理诊断：钙化性纤维性肿瘤

CFT）是一种少见的良性纤维性肿瘤，由 Rosenthal 和 Abdul-Karim 在 1988 年首次报道，命名为“伴有沙砾体结构的儿童纤维性肿瘤”。1993 年 Fetsch 等将其重新命名为钙化性纤维性假瘤（calcifying fibrous pseudotumor，CFP）。在世界卫生组织（2002）软组织和骨肿瘤病理学和遗传学分类中，将其列入成纤维细胞及肌纤维母细胞肿瘤的一个新类型，并称其为 CFT。CFT 主要表现为皮下、深部软组织内或内脏上的界线明显的结节。国内外文献中报道的发生于消化道的 CFP 一共只有数十例，多位于胃和小肠，未见原发于结肠的报道。复旦大学附属中山医院内镜中心于 2011 年 1 月完成 1 例结肠肿瘤的腹腔镜内镜联合治疗，手术后病理证实为 CFT。

CFT 常见于儿童和青年，男女发病率无差别，临床多表现为局部缓慢生长的无痛性肿块，或为偶然发现，或因其他疾病手术时或常规影像学检查发现，位于实质脏器者可有相应的症状，但缺乏特征性的临床表现。本例患者因下腹部隐痛不适来院就诊，肠镜检查发现为黏膜下肿瘤。

本例 CFT 起源于结肠固有肌层，作为结肠 SMT 的一种，主要与间质瘤、类癌、脂肪瘤、平滑肌瘤等相鉴别。上述各种 SMT 也均无特异性的临床表现，病理诊断是鉴别的金标准。CFT

组织病理学上表现为以大量胶原化的纤维组织内伴有钙化或沙砾体形成为特征，间质内伴有淋巴细胞、浆细胞浸润。免疫组化染色示病变内的梭形细胞主要表达 vimentin，此外还可表达 FⅧ a，少数病例还可表达 CD34，但 actin、desmin 和 ALK1 多为阴性。在病理诊断时注意与炎性肌纤维母细胞瘤（inflammatory myofibroblastic tumor，IMT）相鉴别。IMT 是一种具有低度恶性潜能的肿瘤性病变，也好发于儿童和青少年。组织学上 IMT 主要由增生的胖梭形成纤维细胞 / 肌纤维母细胞组成，排列成束状或漩涡状。有的病例可出现 IMT 与 CFT 混合的区域。有学者认为 IMT 是 CFT 的早期阶段，但二者的免疫表型不同，而且 IMT 晚期的胶原区域很少发生钙化，且不是沙砾体样。

局部完整切除被认为是 CFT 的根治性治疗方法，少数病例可发生局部复发，多与首次切除时残留有关。ESD 主要用于胃肠道黏膜层较大、平坦病变的一次性大块、完整切除。对于凸向黏膜下层生长的源于固有肌层的 SMT，应用 ESD 的手术器械和方法行 ESE 或 EFR 切除病变，取得了较好的治疗效果。但对于结肠来源于固有肌层的病变，单纯内镜切除术后有粪质外漏、伴发腹膜炎的可能，需要在腹腔镜辅助下完成操作。

中山医院内镜中心首先在国内开展了双镜联合治疗结直肠肿瘤，具体方法如下：①病例选择：来源于黏膜下层或固有肌层、直径在 2cm 以下、适合在内镜下切除的，但单纯内镜切除风险较大的患者。对于肿块直径在 2cm 以上的患者，直接选择外科手术。②患者体位：一般选择膀胱截石位。③首先行腹腔镜探查，主要有以下两个目的：第一，判断能否在浆膜面发现并切除肿瘤，并排除腔外来源压迫等可能。若在腹腔镜下能直接窥见肿瘤，则放弃内镜下切除，直接行腹腔镜下切除。第二，阻断末端回肠，防止内镜操作过程中过多的气体进入小肠。④内镜下切除要保证完整切除肿瘤，不考虑有无穿孔等情况。⑤待内镜完成切除后，再次腹腔镜探查，修补创面，并冲洗手术野，放置引流。引流是非常重要的，既可将腹腔内的渗液引出，也可观察有无瘘的发生。

对于本例患者，如无腹腔镜探查则无法在浆膜面发现肿瘤，单纯的腹腔镜手术较为困难，即使通过内镜定位后再行腹腔镜切除，由于切除的肠壁范围较大，单纯的缝合易造成狭窄或成角畸形，需要行结肠部分切除手术，创伤较大。而通过内镜切除后，行腹腔镜修补，实现了微创的目的。

（姚礼庆　钟芸诗）

缩略语中英文对照

ACST	acute cholangitis of severe type	重症急性胆管炎
AOSC	acute obstructive suppurative cholangitis	急性梗阻性化脓性胆管炎
APC	argon plasma coagulation	氩离子血浆凝固术
CFT	calcifying fibrous tumor	钙化性纤维性肿瘤
CFP	calcifying fibrous pseudotumor	钙化性纤维性假瘤
EFR	endoscopic full-thickness resection	内镜下消化道壁全层切除术
EGC	early gastric cancer	早期胃癌
ENBD	endoscopic nasobiliary drainage	内镜下鼻胆管外引流术
EPBD	endoscopic papillary balloon dilation	内镜下十二指肠乳头气囊扩张术
ERBD	endoscopic retrograde biliary drainage	内镜下胆管内引流术
EMR	endoscopic mucosal resection	内镜黏膜切除术
EPMR	endoscopic piecemeal mucosal resection	内镜黏膜分块切除术
ERCP	endoscopic retrograde cholangiopancreatography	经内镜逆行胆胰管造影
ESD	endoscopic submucosal dissection	内镜黏膜下剥离术
ESE	endoscopic submucosal excavation	内镜黏膜下挖除术
EST	endoscopic sphincterotomy	内镜乳头括约肌切开术
EUS	endoscopic ultrasonography	超声内镜检查
GEJ	gastroesophageal junction	胃食管连接部
IMT	inflammatory myofibroblastic tumor	炎性肌纤维母细胞瘤
IPCL	intrapapillary capillary loops	上皮乳头内毛细血管袢
LECS	laparoscopic endoscopic combined surgery	腹腔镜内镜联合手术
LST	laterally spreading tumor	侧向发育性肿瘤
MRCP	magnetic resonance cholangiopancreatography	磁共振胆胰管成像
NBI	narrow band image	窄带成像
PTCD	percutaneous transhepatic cholangial drainage	经皮肝穿刺胆道引流
PEG	percutaneous endoscopic gastrostomy	内镜下胃造瘘术
POEM	peroral endoscopic myotomy	经口内镜肌切开术
PPH	procedure for prolapse and hemorrhoids	吻合器痔上黏膜环切钉合术
SMT	submucosal tumor	黏膜下肿瘤
STER	submucosal tunneling endoscopic resection	经黏膜下隧道切除术